태아 · 영아와 함께하는

엄마 배 속에서 듣고 품속에서 듣는 그림책

오연주 • 심향분

창지사

사랑이 자장가

글 · 그림 해루 김의숙

자장자장 자장자장
잘 자거라 우리 아가

그네타고 둥실둥실
엄마 팔에 새근새근

자장자장 자장자장
잘 자거라 우리 아가

무지개 타고 붕가붕가
꽃구름 타고 살랑살랑

자장자장 자장자장
잘 자거라 우리 아가

엄마 품에 소록소록
아빠 품에 토닥토닥

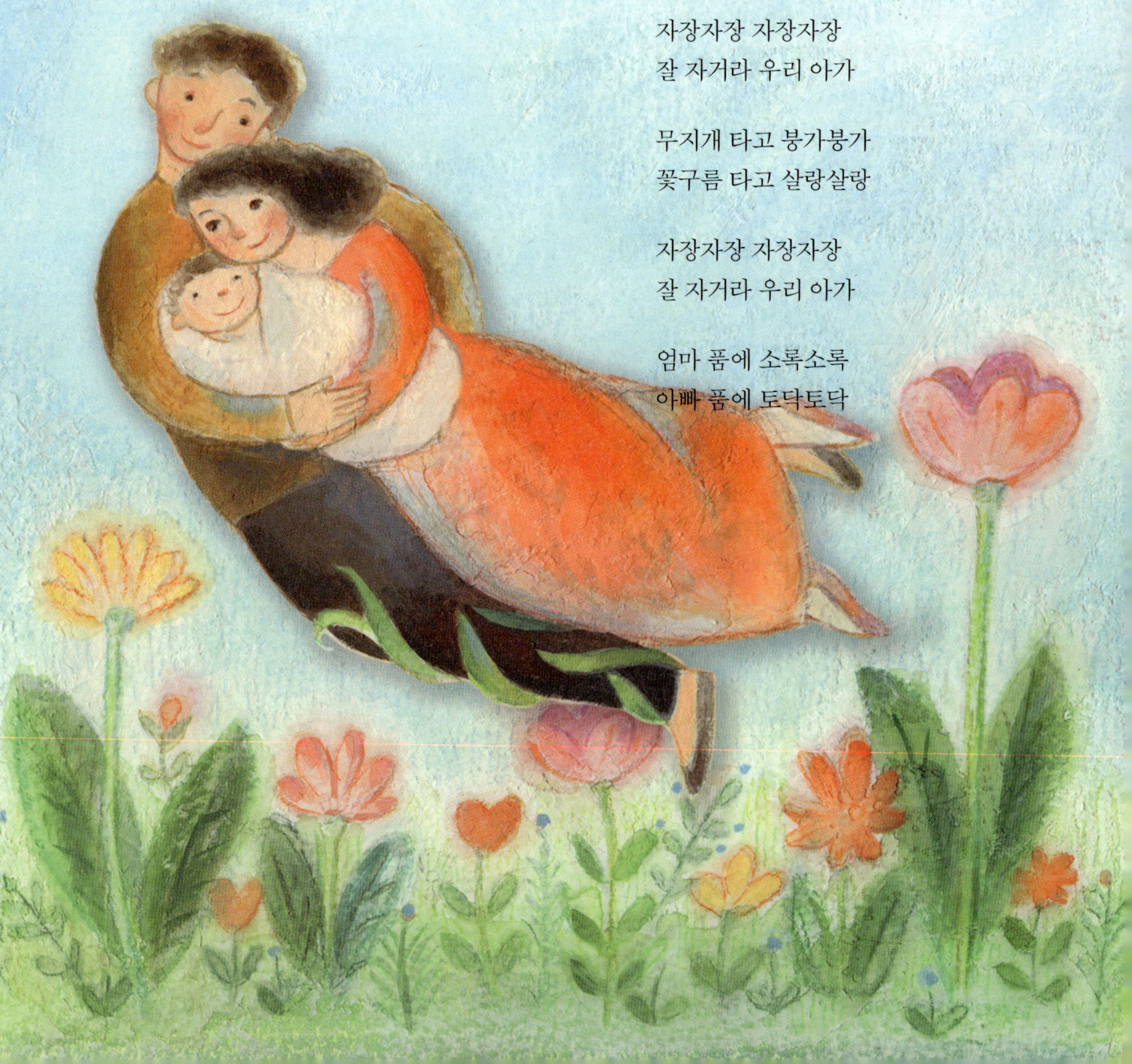

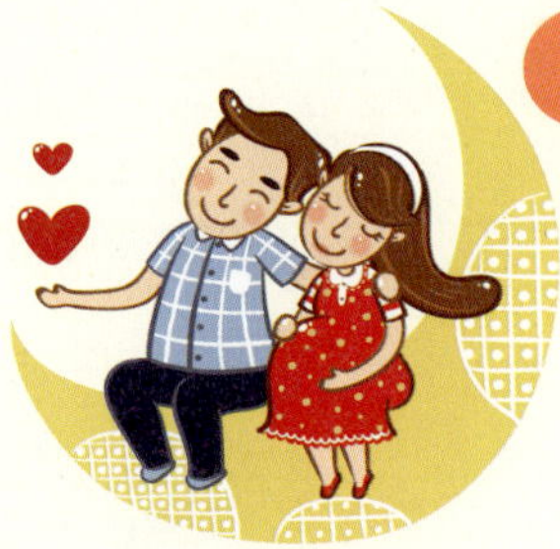

머리말

예로부터 우리나라는 태중에서의 경험을 소중히 여겨 태교를 중시하였다. 임신의 축복을 경험한 예비부모는 태아가 280일 동안 배 속에서부터 어머니를 통하여 좋은 경험을 하도록 하기 위해 그림책을 읽어 주면서 부모가 되는 설렘과 기다림의 시간을 갖는다.

인간은 다른 생물체와는 다르게 가장 무력하게 태어나고 또 생후 1년 동안 부모의 보살핌이 없으면 생존이 불가능하다. 그림책을 읽는 과정은 가족 구성원들이 태아를 향한 설렘과 기다림 그리고 기대감을 바탕으로 태아의 탄생 과정에 대한 마음 읽기를 경험하게 한다. 엄마 이외에 다른 가족 구성원들도 임신과 출산 과정을 함께 준비하고 새 생명을 태중에 품고 변화를 겪는 주체로서 엄마의 마음을 읽게 한다. 또한, 동생을 갖게 되는 형제의 입장을 들을 수도 있어서 임신과 출산 과정에 대한 그림책은 가족 구성원들에게 심리적 안정감을 제공한다.

영아는 태어나서 처음 접하는 영아그림책을 통하여 개인적인 성장과 사랑받고 있다는 믿음이 애착을 형성하고 애착의 형성은 앞으로 펼쳐질 자신과 세상에 대한 신뢰감을 형성한다. 영아는 그림책을 통하여 사물과 인물의 명칭과 자조기술, 생활습관, 가족관계 등에 대한 시각적 이미지를 접하게 되어 다양한 지식과 정보를 수집하고 구성해 나갈 수 있게 된다. 또한, 영아가 혼자 그림책을 읽을 때보다 어머니나 가족 등 읽어 주는 사람과의 활발한 상호작용을 함으로써 영아의 언어발달뿐만 아니라 정서적인 발달과 사회성을 키울 수 있다.

『엄마 배 속에서 듣고 품속에서 듣는 그림책』은 임신부와 영아를 둔 부모에게 그림책으로 쉽고 재미있게 실행할 수 있는 태교와 태교놀이, 영영아놀이, 영아놀이활동을 소개하여 임신과 초기양육의 즐거움을 경험하도록 하였으며, 미성숙한 아기를 키워야 하는 부모의 두려움과 걱정을 덜어 주고 양육 지식을 제공하고자 태아기, 신생아기, 영아기의 발달적 특징을 소개하였다. 또한, 그림책 읽기 발달을 촉진하는 다양한 방법을 소개하여 그림책부터 시작하여 책 읽기를 즐기는 독자로 성장할 수 있는 방법을 소개하였다.

이번 책을 집필하는 과정은 오랜 시간이 소요되었다. 7년 전 안양시건강가족다문화가족지원센터를 위탁 운영하면서 '행복한 가정을 위한 결혼면허교실', '임신부교실' 등을 통해 많은 임신부를 만날 수 있었다. 그들을 만나면서 태교 프로그램의 중요성에 대하여 생각하게 되었고, 2014년 한국연구재단에서 연구비를 지원받아 그림책과 동영상으로 하는 태교 프로그램을 개발하게 되었다. 연구와 책의 출판이 진행되는 집필 마무리 과정에서 영아그림책과 태교그림책이 절판되어 재수정하는 과정이 계속되어 출판이 지연되기도 했지만 돌이켜 생각해 보니 이런 기회를 통하여 태교그림책과 영아그림책에 빠진 즐겁고 행복한 시간이었다.

그림책 읽기 과정에 도움을 주신 김의숙 작가님, 실제 프로그램 적용에 도움을 주신 박향아 원장 선생님, 강진명 선생님께 감사의 인사를 드린다. 또한, 초음파 사진부터 신생아기, 영영아기, 영아기를 걸쳐 성장하는 아이들, 강동훈, 강희석, 김유진, 김효은, 제유정, 제연정, 심재경, 심재혁, 이주환의 사진을 찾고 바라보면서 행복했다. 잘 자라 주어서 고맙고 양육에 도움을 주신 분들께 고맙고 감사하다. 특히, 새 가정을 이룬 강동훈과 김민영에게 그림책을 읽는 예비 부모 독자가 되는 기쁨을 나누는 선물이 되었으면 좋겠다.

임신과 양육이 가장 큰 은혜이고 축복임을 경험하는 데 이 책이 기여하기를 희망한다.

2017년 겨울

오연주, 심향분

* 2014년 정부(교육과학기술부)의 재원으로
한국연구재단의 지원으로 연구되어짐(NRF-2014SIA2A01016090)

차례

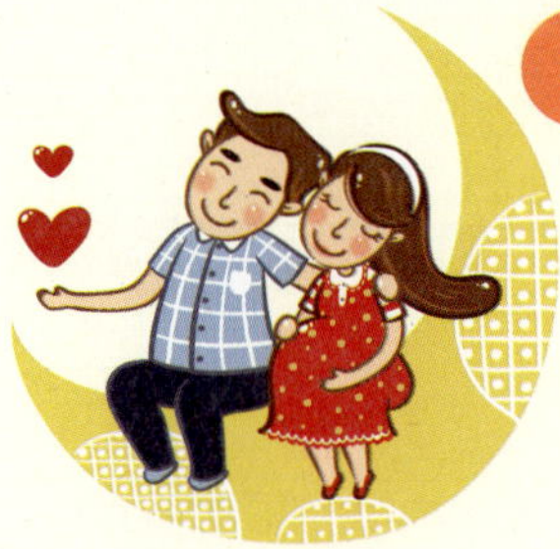

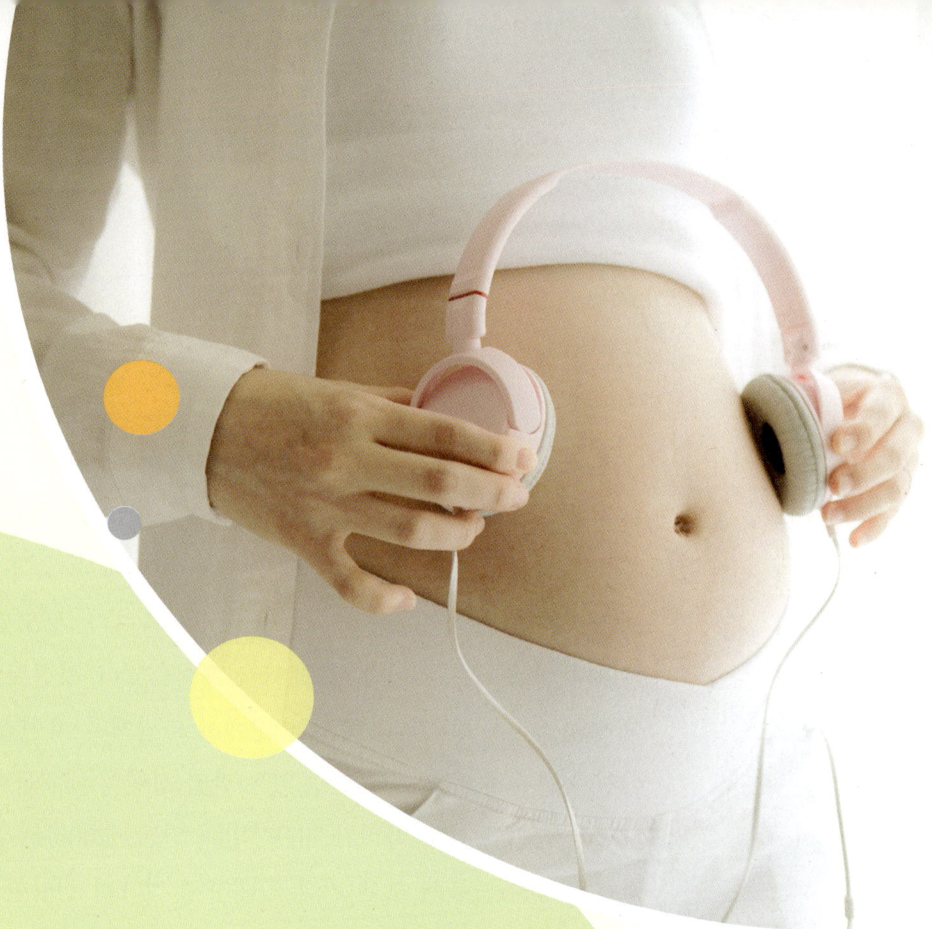

1

그림책과 태교

1. 그림책으로 다가가는 태교
2. 그림책으로 시작하는 성장

1 그림책으로 다가가는 태교[1)]

태교란 무엇인가. 태안에 생명이 들어오는 순간부터 아기의 몸과 마음이 건강하게 성장하여 이 세상에 나올 수 있도록 부모가 하는 교육이다. 한 명의 독립된 여성과 남성이 결혼으로 묶여 행한 부부로서의 역할에서 더 나아가 한 생명을 키워 내는 부모가 되는 첫걸음은 태교에서부터 시작한다. 부모됨은 저절로 형성되는 것이 아니며, 교육되는 것이다. 그래서 신체적으로나 정신적으로 변화를 겪는 모든 것이 당황스러울 수 있다. 이러한 면에서 그림책은 자연스럽게 부모가 된다는 것이 어떤 것인지 슬쩍 들여다볼 수 있는 간접 경험의 매개물이 된다.

엘라 마리와 엔조 마리가 지은 『알과 암탉』(2006)은 글 없는 그림책이다. 이 그림책은 암탉을 통해 오랜 기간 인내하며 기다려 건강한 아기를 출산한 이후 미약했던 아기를 건강하게 키워 독립적인 성인으로 자라날 수 있도록 가르치고 보호하는 어머니의 모습을 보여 주고 있다. 암탉은 알을 낳기 전에 먼저 자기 몸에서 깃털을 마구 뽑아낸다. 땅에 떨어진 것을 모으는 것이 아니라 몸에서 가장 좋은 깃털을 뽑아 아기를 위한 포근한 둥지를 만든다. 아기를 따뜻하고 깨끗한 환경에서 키우기 위한 엄마의 마음 때문일까? 암탉은 몸에서 털을 뽑는 아픔을 참아 낸다. 자궁 속 태아의 건강은 태아가 자궁 속에 있을 당시의 환경에 영향을 받는다고 한 것처럼 태아의 성장 터전인 태내 환경은 매우 중요하다. 암탉이 만든 둥지는 자궁과 같다. 그래서 암탉은 자신의 몸에서 뽑은 털로 소중하게 만든 둥지에 알을 낳고 품는다. 이때 알 속에서는 새 생명의 성장이 이루어지고 있다. 오랜 시간 동안 엄마는 아기가 건강하게 태어날 수 있도록 준비하고 기다린다. 아이의 올바른 성장을 위한 엄마의 노력은 임신 순간부터 시작되고 있는 것이다.

---

1) 본 글은 심향분 · 오연주(2016) 「그림책에 담긴 태교 내용에 관한 연구」의 일부 내용을 발췌하였다.

우리나라에서 태교의 역사는 길다. 200년 전으로 거슬러 올라가 전통적인 태교 지침서로 『태교신기』(1800)가 있다. 이 책에서는 태교의 목적, 원리, 의의, 방법, 효과 등을 포괄하여 서술하였다. 태아는 모체와 탯줄로 이어져 있으므로 임신 기간 중 산모가 보고, 듣고, 느끼고, 먹고, 생각하고, 행동하는 모든 것이 태아에게 직접적인 영향을 주며, 출생 후 아동의 성장 전반에도 영향을 준다고 하였다. 태어나는 순간부터 나이를 세는 서양과는 달리 태안의 시간도 한 인간으로 존중하여 태어나는 순간 한 살이 되는 우리나라의 문화는 태아가 태중에서 겪는 경험을 중요하게 생각하고 강조한다. 태교의 원리는 인간의 기질이 부모로부터 만들어짐을 전제로 하여 태내 환경 및 잉태 이전 환경의 중요성을 강조한다. 특히, 임부의 정서 조절의 중요성을 언급하면서, 태교 방법으로 바른 마음을 강조한다.

태아는 엄마의 배 속에서 280일 동안 어머니를 통해 보고, 듣고, 느끼고, 배우면서 무한한 가능성을 키워 나간다. 따라서 태교의 중요성이 거듭 강조되면서 음식 태교, 음악 태교, 태담 태교, 명상 태교 등 그 종류도 다양하게 제시된다. 음식 태교는 임부의 영양 관리를 강조하여 태아의 신체발달에 직접적인 영향을 미치며, 음악 태교는 임부의 정서를 편안하게 하여 태아의 정신과 신체를 편안하게 할 수 있다. 태담이나 명상 태교는 임부와 태아 사이의 유대 관계를 형성하며, 태아의 정서 및 지능발달에 중요한 역할을 한다(류영아, 2014; 진애라, 2014).

현대에는 태교그림책에 대한 관심이 높아지고 있다. 그림책은 아동문학의 독특한 장르로 시각적 텍스트를 다룬다(김영욱, 2010). 현대에는 그 독자층이 아동에게 국한되지 않고 성인에게까지 확대되고 있다. 내용 또한 폭넓은 독자들의 삶을 반영하며, 다양한 문화적 측면을 포용한다. 그림책은 글과 그림이라는 이중적인 언어의 결합을 통해 이야기를 전달한다는 독특성으로 인해 글로는 전달되지 않는 많은 의미가 그림을 통해 전달되는 강력한 힘을 발휘한다. 아기를 품은 엄마의 마음, 세상 밖으로 나갈 준비를 하는 태아의 마음뿐만 아니라 점점 성장하는 아기와 엄마의 마음도 고스란히 담아낸다. 그림책의 중요한 성인 독자인 예비 부모는 그림책을 통해 부모가 되는 설렘과 기대감, 기다림이라는 마음을 읽어볼 수 있다.

1) 임신의 설렘

임신을 하여 태안에 생명이 들어왔다는 소식과 함께 전해지는 그 기쁨은 이루 말할 수 없이 크다. 산드라 푸아로 쉐리프가 글을 쓰고 그림을 그린『예쁜 우리 아가』(2012)는 아기를 향한 엄마와 아빠의 마음을 따뜻하고 잔잔하게 보여 준다. 이야기는 엄마와 아빠가 서로 많이 사랑한 결과 네(아기)가 엄마에게 찾아왔다는 것으로 시작한다. 이내 엄마는 하루빨리 아기를 만나고 싶고, 만지고 싶고, 뽀뽀하고 싶고, 함께 놀이할 것을 상상하며 기뻐한다. 이처럼 아기를 갖게 되어 기쁘고 설레는 엄마의 마음이 커지는 동안 엄마의 배도 커간다는 것을 주황빛의 대지를 통해 보여 주며, 시간이 흐르면서 엄마의 아기를 향한 사랑하는 마음은 끊임없이 자라난다는 것을 여러 어미 동물과 새끼의 모습을 통해 보여 준다. 그리고 마지막 장면에서야 그 대지가 엄마의 배였다는 것을 알 수 있다. 이내 아기가 탄생하여 엄마와 아빠의 품으로 들어온다.

2) 아기에 대한 기대감

아기를 태안에 품고 아기가 세상 밖으로 나와 만나게 될 그 순간을 기다리는 엄마는 아기에게 어떤 세상을 보여 줄지 준비한다. 이 세상에는 아기에게 보여 줄 아름답고 대단한 것이 많다. 김근희가 글을 쓰고 그림을 그린『네 심장이 콩콩콩』(2017)에서 엄마는 어느 날 찾아온 아주 작은 아기가 느껴진다. 엄마가 듣는 새소리, 향긋한 풀잎 냄새, 새콤달콤한 사과 맛도 아기는 모두 엄마와 함께한다. 이렇듯 엄마의 배 속에서 아기는 자라난다. 그리고 밖으로 나가기를 기다린다. 엄마와 아빠도 이 세상 모든 것을 아기에게 보여 주고 싶다. 그래서 기대된다.

3) 아기와의 만남을 고대하며: 기다림

앞으로 태어날 아기는 임신한 엄마 혼자만의 일이 아니다. 온 가족이 저마다의 마음을 키우며 준비하고 함께 기다리는 과정이다. 존 버닝햄이 글을 쓰고 헬린 옥

슨버리가 그림을 그린 『동생이 태어날 거야』(2010)는 임신한 엄마와 미래의 동생을 기다리는 자녀를 보여 준다. 엄마는 차분하게 아이에게 동생이 태어날 것이라는 소식을 전한다. 이에 아이는 엄마와 함께 일상을 지내는 동안 동생이 언제 오는지 궁금해하고, 이름은 무엇으로 지을지 그리고 동생은 나중에 어떤 사람이 될지 상상하면서 동생을 향한 마음이 커가는 모습을 사랑스럽게 표현하고 있다.

4) 아기와의 만남: 부모됨

부모는 아기가 세상에 나오기 전부터 아기를 어떻게 키울지 준비한다. 그래서 엄마는 아이가 태어나는 순간부터 일상 속에서 구체적인 행동으로 드러낸다. 미스 반 하우트가 글을 쓰고 그림을 그린 『행복한 엄마 새』(2014)는 엄마 새를 통해 아이의 올바른 성장을 위한 엄마의 노력이 어떠한지를 보여 준다. 임신을 준비하고, 알을 낳고, 품으며 기다리는 과정에서의 엄마의 마음을 중심으로 이야기가 전개되며, 엄마 새는 아기 새를 품으며 아기의 미래를 준비한다. 그리고 아기 새 스스로 알을 깨고 나오는 순간을 지켜본다. 엄마 새는 절대로 성급하게 알을 깨지 않고 새끼가 스스로 나올 수 있기를 기다린다. 그리고 그토록 기대하던 순간인 아이와의 만남은 "우아!"라는 탄성과 함께 이루어진다. 축복 된 탄생이 있은 후 엄마는 할 일이 더 많다. 연약하기 그지없는 아기 새는 어미 새의 보살핌으로 건강하게 성장한다. 아무것도 할 수 없는 아기에게 먹이를 물어다 주고 몸을 스스로 가눌 수 있을 만큼 성장하게 만든다. 그리고 스스로 사냥할 수 있도록 아기를 가르치고 세상 밖으로 안내한다. 아기의 성장은 먹이를 주는 것만으로 이루어지지 않는다. 아기의 성장 과정에는 다양한 어려움이 뒤따른다. 그럴 때마다 엄마 새는 아기 새를 다독이며, 때로는 훈육하면서 신체적인 것뿐만 아니라 정서적인 지원을 아끼지 않는다. 이 모든 과정이 교육이다. 부모는 임신하는 순간부터 아이의 미래에 대해 기대하고 준비하는 마음으로 보고 듣는 많은 경험에 신경을 쓴다. 따라서 교육의 연속선상에 놓여 있는 태교의 중요성은 실로 크다.

일반적인 태교 내용은 엄마의 건강이 곧 아기의 건강이라는 생각으로 엄마가 잘 먹고 정기적으로 건강을 확인하여 신체적으로 건강한 아기가 태어날 수 있도록 준비하는 과정으로만 생각할 수 있다. 그러나 신체적 건강을 돌보는 일상생활 태교 외에 정서적 차원에서 간과하기 쉬운 태아와의 교감은 그 무엇보다 중요하다. 따라서 그림책을 통해 임신하여 느끼는 '설렘', 태아가 태어나 어떤 사람이 될까 하는 아기를 향한 '기대감', 태아를 빨리 만나고 싶은 마음을 그린 '기다림', 그리고 아이가 건강하게 태어날 수 있도록 '부모로서의 준비' 과정을 다루는 내용을 보는 것은 중요한 간접 경험으로서의 한 방법이다. 임신부에게는 자신의 마음을 들여다보고 마음속에서 일어나는 심리적인 변화를 살필 수 있는 기회가 필요하다는 면에서 그림책의 활용은 정서적 태교에 도움이 된다.

태교는 임신의 주체인 어머니뿐만 아니라 모든 가족 구성원이 힘을 다하는 태중 아기를 위한 교육이다. 그림책에서 태교는 부모됨을 준비하는 과정, 임신의 주체인 엄마의 마음, 교육의 연속선상에서 출발점이라는 의미를 갖고 있는 내용으로 잘 나타나 있다. 따라서 그림책을 읽는 과정은 태교를 실행하는 구체적인 행동적 방법이기보다는 심리적인 것으로서 가족 구성원들이 태아의 탄생 과정에 대해 느끼는 마음 읽기 방법으로서의 의미가 있다. 태아를 향한 설렘과 기다림 그리고 기대감을 바탕으로 부모됨을 준비되는 측면에서 이야기의 시점은 엄마인 경우가 많다. 이를 통해 새 생명을 태중에 품고 변화를 겪는 주체로서 엄마의 마음을 읽을 수 있다. 그러나 아기를 기다리는 마음은 엄마 이외의 다른 가족 구성원도 갖는 것이며, 임신과 출산 과정은 함께 준비해야 하는 것이다. 이러한 면에서 동생을 갖게 되는 형제의 입장을 들을 수 있다는 것은 임신과 출산 과정에 대한 또 다른 관점을 갖게 하는 경험이다.

2 그림책으로 시작하는 성장

영아가 태어나서 최초로 만나게 되는 책으로서 영아그림책은 특별한 의미를 지니고 영아의 성장발달을 돕는다. 또한, 영아가 공감할 수 있는 그들의 삶을 반영하고 있을 뿐만 아니라 양육자인 엄마나 아빠와의 관계를 증진시키는 매개물 역할을 한다. 그래서 영아의 개인적인 성장뿐만 아니라 사랑받고 있다는 믿음인 애착의 형성은 앞으로 갖게 되는 자신에 대한 신뢰뿐만 아니라 세상에 대한 신뢰감을 갖게 하는 것으로 그 중요성은 여러 번 강조해도 지나치지 않다. 이는 자녀 아기와 부모가 가지는 긍정적인 관계가 지속됨으로써 형성되는 것으로 그림책 읽기 과정에서 촉진시킬 수 있다.

1) 영아그림책의 고유성

영아를 위해 만든 그림책은 글과 그림의 관계성 측면에서 일반 아동을 대상으로 하는 그림책과는 구별되는 특성을 지닌다. 보드북, 헝겊책, 비닐책 등 재료의 다양성으로 오감을 충족시켜 주고 있으며, 팝업책, 조작책 등 형식에 있어서도 독특한 외향적 특징이 있다. 언어적으로도 표현적 단어의 사용, 리듬감 있는 문장, 반복적 구성, 과거나 미래보다는 현재의 '지금, 여기' 상황 묘사 등으로 글 텍스트의 차별적 특성을 지닌다. 그리고 한 장면 내에서 시점의 다양화, 배경 묘사의 최소화, 단순화된 그림 양식, 그림 텍스트의 특징도 일반 아동을 대상으로 하는 그림책과는 구별적이다.

영아를 위한 그림책에서 다루고 있는 주제는 영아 주변 사물과 인물의 명칭, 자조기술, 생활습관, 가족관계 혹은 간단한 개념들이다. 따라서 그림작가에 의해 보여지는 시각적 이미지는 영아가 접하게 되는 최초의 주변 세계에 대한 이미지이다. 이를 통해 영아는 자신을 둘러싼 세계에 대한 다양한 지식과 정보를 수집하고 구성해 나갈 수 있는 소통적 기회를 제공받는다.

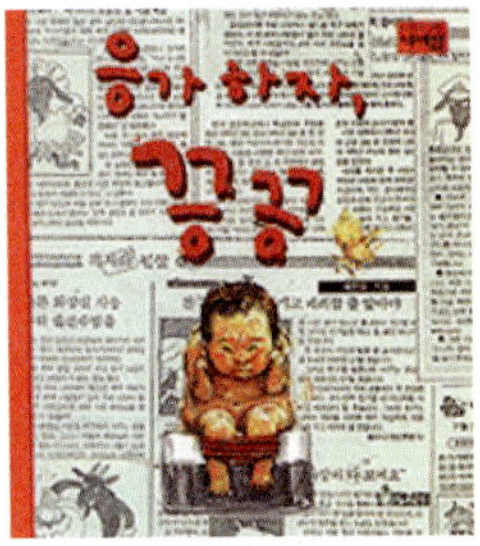

최민오 지음 /
보림출판사(2004)

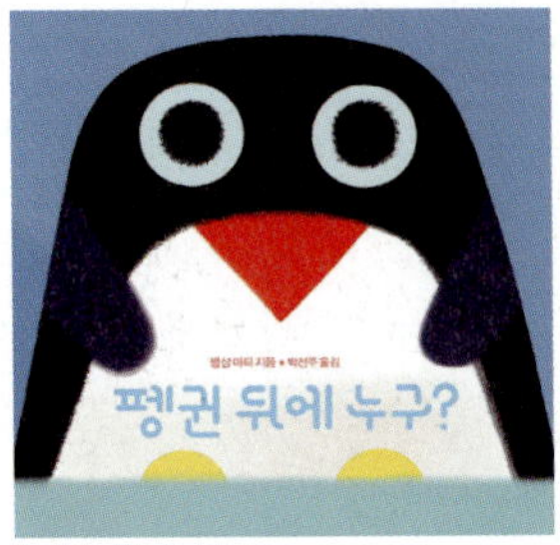

뱅상 마티 지음 / 박선주 옮김 /
보림출판사(2017)

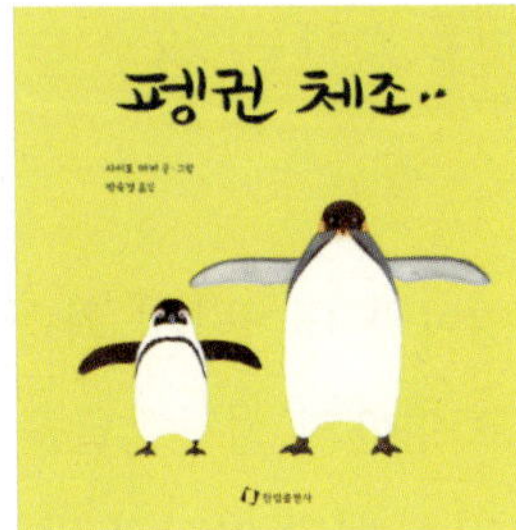

사이토 마키 지음 / 박숙경 옮김 /
한림출판사(2017)

최민오가 글을 쓰고 그림을 그린 『응가 하자, 끙끙』(2004)은 배변훈련하는 아기의 마음을 반영한 것으로 변기통에 똥 싸는 것을 성공한 모든 동물이 아기가 변기에 똥 싸는 것을 응원하는 모습이 사랑스럽게 표현되어 있다. 변기를 이용해 스스로 배변을 해야 하는 것은 아기가 태어나 스스로 해내야 하는 첫 번째 과업이라는 중요한 의미가 있어서 그림책에 흔히 나오는 주제이다. 뱅상 마티가 글을 쓰고 그림을 그린 『펭귄 뒤에 누구?』(2017)는 책장을 넘기면 나오는 동물들이 아기 독자와 책 속 동물들이 숨바꼭질하는 놀이와도 같다. 까꿍 놀이는 아기의 인지적 발달을 보여 주는 대상영속성이 형성되는 과정에서 나타나는 중요 놀이이다. 이러한 면에서 까꿍 놀이가 연상되는 장치의 그림책을 쉽게 발견할 수 있다. 그리고 우리는 아기의 건강한 신체적 성장발달을 돕기 위해 마사지를 해 주거나 몸을 움직일 수 있도록 한다. 몸을 자유롭게 움직일 수 있도록 돕는 것은 아기의 생활 속 중요한 놀이이다. 사이토 마키가 글을 쓰고 그림을 그린 『펭귄 체조』(2017)는 엄마 펭귄의 행동을 따라 하는 아기 펭귄의 모습을 볼 수 있다. 숨쉬기, 목 늘리기, 혹은 몸 움츠리기 등의 간단한 동작은 우리 아기가 따라 하기 쉬운 흥미로운 몸동작 놀이 그림책이다.

2) 영아의 그림책 읽기 과정

영아의 발달단계적 특성으로 인해 그들의 그림책 읽기 과정은 일반적인 그림책 읽기 과정과는 구별된다. 영아는 그림책을 책으로 인식하기보다는 소유의 대상인 하나의 놀잇감으로 인식한다. 그리고 혼자 읽지 못 하기 때문에 영아는 성인이 읽어 주는 그림책을 귀로 듣고 눈으로는 그림을 보는 그림책 읽기를 경험하게 되는데(최예린, 2010), 시각적인 그림텍스트에 민감한 반응을 보이는 영아는 그림에 특히 높은 관심을 보인다. 그림은 현실을 인지한 영아의 표상이며, 그림에 대한 이해는 중요한 영아기 발달의 측면이며, 복잡한 인지과정으로서(신혜은, 2005) 그림을 본다는 것은 그림이라는 대상을 의미로 변형시키는 해석 행위이다. 이미지란 촉각, 운동감각, 텍스처, 말, 음악, 소리 등과 연계되어 있어서 영아의 그림 읽기 과정은 다감각적이며, 복합적인 경험과정이다(안인기, 2011). 따라서 오감각적 특성을 지닌 영아그림책의 특성과 시각중심적 사고 패턴을 지닌 영아의 특성이 만나 감각적이고 탐색적인 읽기가 이루어진다. 그리고 영아그림책은 영아가 혼자 읽기보다는 읽어 주는 어머니와 같은 성인 독자를 내포하고 있어서 입말체로 되어 있으며, 이러한 글을 읽어 주는 것을 듣는 경험 속에서 영아는 그림책을 읽어 주는 어머니와 활발한 상호작용을 하게 된다. 함께 읽는 경험은 영아가 언어발달을 위한 다양한 단어를 들을 수 있는 기회이기도 하지만 함께 읽는 성인과 정서적인 관계를 형성해 주는 맥락(신혜은, 2005)으로서 중요성을 갖는다.

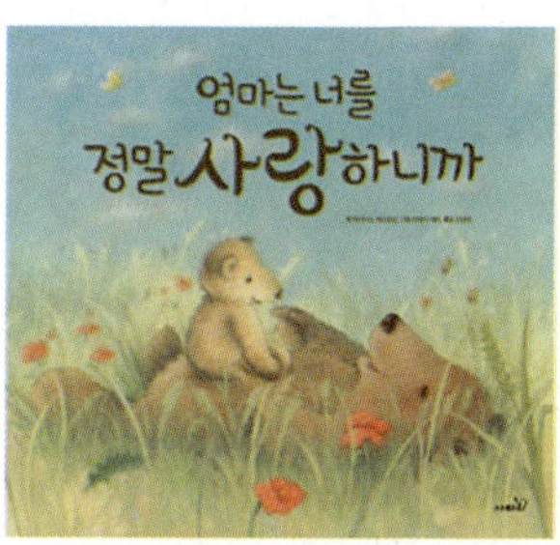

데이비드 베드포트 지음 / 레베카 헤리 그림 / 신현미 옮김 / 사파리(2016)

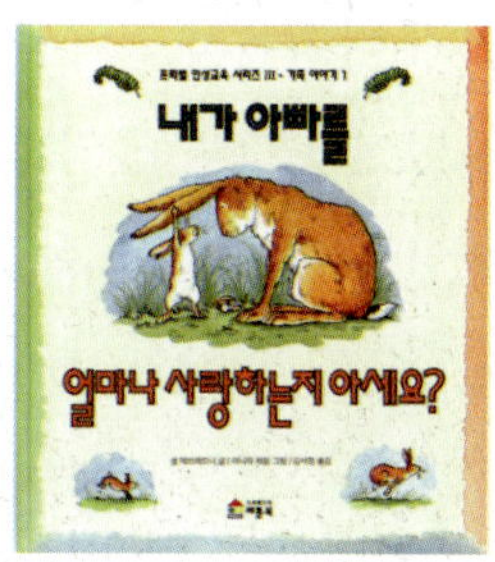

샘 맥브래트니 지음 / 아니타 제람 그림 / 김서정 옮김 / 한국프뢰벨(1997)

데이비드 베드포드가 글을 쓰고 레베카 헤리가 그림을 그린 『엄마는 너를 정말 사랑하니까』(2016)는 잠 못 이루고 엄마의 사랑을 느끼고 싶은 아기를 위해 부드럽게 안아 주며 하루 읽었던 이야기를 떠올리며 아기를 향한 엄마의 사랑을 보여 준다. 엄마와 아기의 대화는 그림책을 읽는 영아와 엄마의 대화로 자연스럽게 이어진다. 샘 맥브래트니가 글을 쓰고 아니타 제람이 그림을 그린 『내가 아빠를 얼마나 사랑하는지 아세요?』(1997)는 아기와 아빠의 사랑을 보여 준다. 이 그림책 역시 아기는 그림책을 읽어 주는 양육자와 아기 토끼처럼 서로의 사랑을 표현할 수 있다. 이처럼 영아의 그림책 읽기 과정은 정적이기보다는 온몸의 감각을 모두 활용하고 그림책을 읽어 주는 양육자와 끊임없이 눈을 마주치며 좋은 감정을 주고받는 동적 과정이다.

부모는 일상의 매순간마다 자녀에게 자아정체성을 발달시키는 데 공헌하는 메시지를 보낸다. 그래서 영아와 가장 중요한 정서적 유대관계를 맺을 수 있는 사람으로 어머니의 역할이 강조되어 왔다. 그러나 현대에는 자녀 양육에 아버지의 참여가 증가함에 따라 아버지 교육의 필요성과 영아와 아버지 간에 이루어지는 상호작용의 질적인 중요성도 강조된다. 영아를 존중하고 영아의 강점을 살려줄 수 있는 반응적인 성인-영아 관계는 영아의 발달을 증진시키는 데 필수적이어서 영아기 놀이성에 결정적인 요인으로 언어적 상호작용을 언급되는바 부모와 자녀 간 언어적 소통 가능성을 높일 수 있는 맥락적 기회가 필요하며, 이때 그림책 읽기는 효과적인 맥락으로 손꼽힌다.

그림책 읽기 과정에서 엄마의 상호작용 방식은 영아의 성숙에 영향을 준다는 의견이 지배적이어서 그림책 읽기 과정은 엄마와 영아의 관계에서의 정서적인 차원으로 긍정적인 관계 형성의 가능성을 높인다고 보고 있다. 즉, 영아의 그림책 읽기 과정에서의 성인과 영아의 의사소통이 쉽게 일어난다는 측면은 중요한 의미를 갖는다.

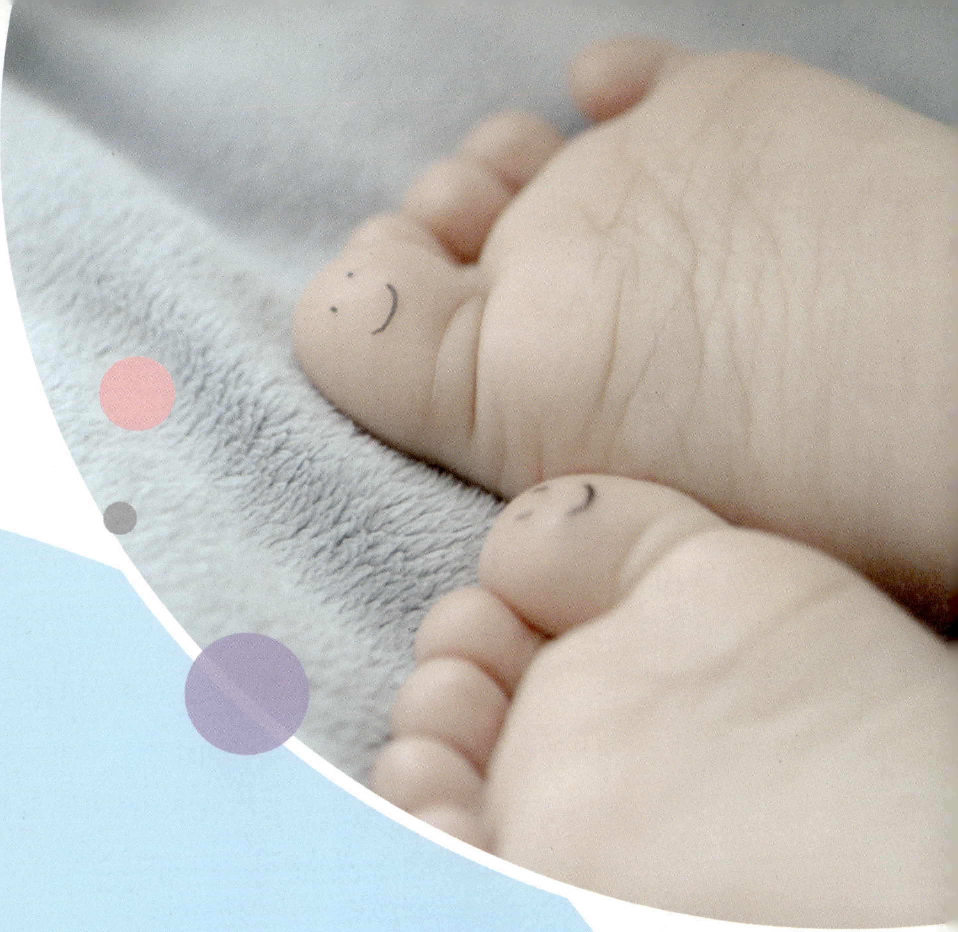

2

발달적 특징

1. 태아기
2. 신생아기
3. 영아기
4. 그림책 읽기 관련 행동

1 태아기

1) 태아의 성장

정자와 난자가 만나 형성된 수정란은 배란기, 배아기, 태아기의 세 단계를 거치며, 세포에 불과했던 것이 280일이라는 짧은 기간 동안 존엄한 생명으로 성장하는 놀라운 발달이 이루어진다.

(1) 배란기(germinal period): 수정 후 10~14일

정자와 난자가 만나는 결합을 수정이라 하고 수정으로 형성된 새로운 개체를 수정란이라고 한다. 수정 후 하루 혹은 이틀 뒤에 자궁 속에 정착하는데, 이를 착상이라고 한다. 난자 배출 후 착상까지는 10~13일 정도 걸린다. 배란기는 생명의 시작을 알리는 중요한 시기이다.

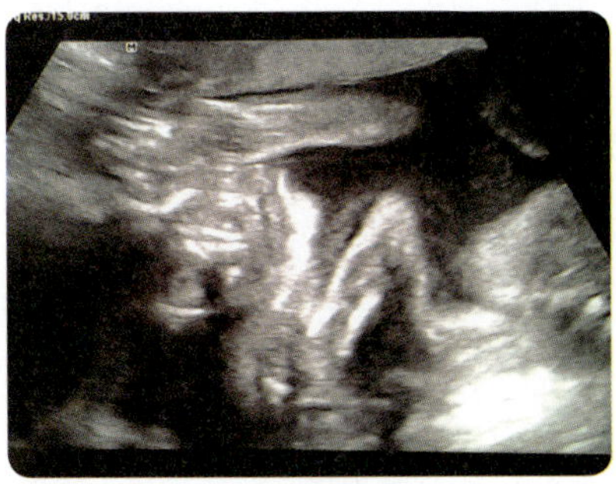

배란기

(2) 배아기(embryonic period): 수정 후 2주부터 8주

이 시기는 세포에 불과했던 것이 한 생명력을 지닌 존재로서 그 기본틀이 형성되는 시기이다. 신체의 주요 기관과 조직이 형성되고 분화된다. 배아의 내배엽은 소화기관과 호흡기관으로, 중배엽은 순환기관, 뼈, 근육, 생식기관으로, 외배엽은 신경조직, 감각기관, 머리, 손, 손톱 등으로 발달한다. 기관 및 조직 중에서 가장 먼저 발달하는 부분은 머리이다. 그리고 이 생명의 존재를 힘차게 뛰는 심장 소리로 확인할 수 있어서 엄마와 아빠가 되었다는 것을 실감할 수 있는 시기이다.

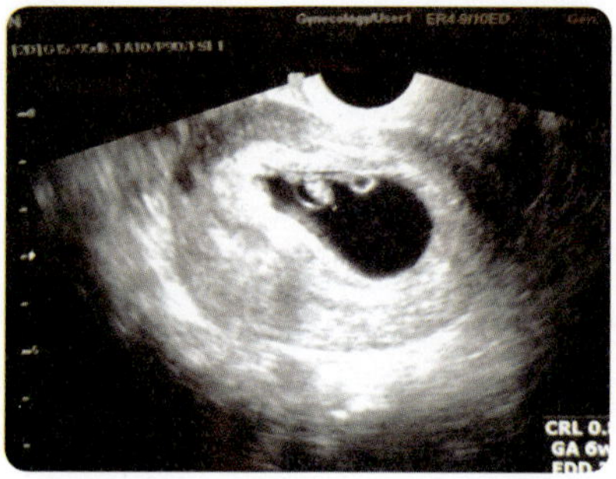

배아기

(3) 태아기(fetal period): 수정연령 9주부터 출생(38주)까지

이제는 엄연한 한 생명으로 존중받고 '태아'라는 호칭으로 불린다. 태아는 급속한 성장을 이루어 수정 후 5개월째에는 출생 신장의 반 정도 크기가 된다. 23주가 되면 신생아처럼 잠을 자고 깨며, 수면을 위해 편안한 자세를 취하고 24주가 되면 눈을 감고 뜨며, 엄지손가락을 빨기도 한다. 각 장기가 자라고 기능적으로 완성되는 시기이다. 손톱만큼 작은 생명이 양적으로나 질적으로 급격한 성장이 이루어지는 시기인 만큼 산모는 몸과 마음을 다해 태아를 키우게 된다.

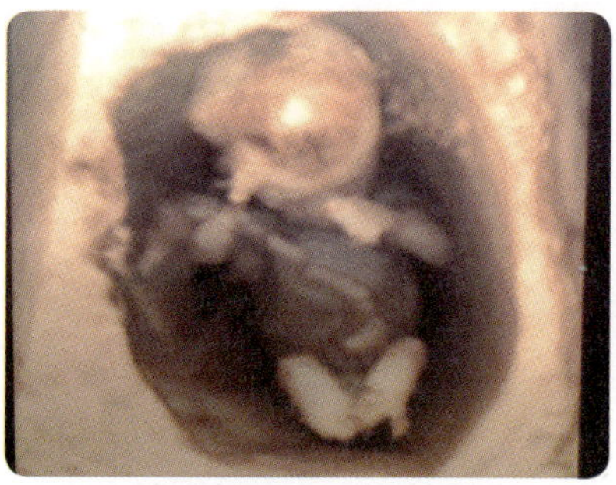

태아기

■ 배아의 성장과 발달

	내용
10~13일	• 착상된 수정란이 외배엽, 중배엽, 내배엽으로 분리
2주	• 태반의 발달 시작
3주	• 심장이 생기고 3주 말경에 박동 시작
4주	• 사지의 분별 • 눈, 귀 및 소화기관의 형성 • 정맥과 동맥의 완성 • 척추의 생성 및 신경계 형성
5주	• 배꼽의 형성 • 허파가 될 기관지 부분의 생성
6주	• 머리의 크기가 가장 큼 • 외이의 형성
7주	• 얼굴과 목의 형성 • 눈꺼풀의 형성 • 위의 완전한 형태와 위치를 잡음 • 근육이 빠르게 분화 • 신경의 발달
8주	• 확연한 손가락 및 발가락, 귀와 턱의 형성 • 머리가 전체의 반을 차지 • 8주 말경 태아의 움직임 시작 • 입 주위 자극에 반응 • 성기의 출현
10주	• 장기가 신체 내의 적절한 위치에 자리 잡음
12주	• 남성과 여성의 외적 성기 구분이 가능 • 피가 골수에서 형성되기 시작 • 눈이 완성됨
4개월 말	• 태아가 인간의 모습에 가까워짐 • 머리카락이 나기 시작 • 몸이 머리보다 크다 • 여아의 경우 자궁과 질이 구분됨 • 남아의 경우 음낭이 될 기관이 자리를 잡음 • 뼈의 대부분이 명확해지고 관절이 나타남 • 두뇌가 두 개의 반구로 분할됨 • 삼키고 빠는 등의 반사활동이 관찰됨 • 임부는 태동을 느낌
5개월 말	• 뇌의 반구에서 새로운 분화가 발생 • 모든 신경세포가 나타남
6개월 말	• 피부는 태지로 덮여 있음 • 이 시기에 출산하여도 처치를 받으면 생존이 가능
7개월 말	• 허파와 중앙신경계의 발달로 숨을 쉴 수 있음 • 피부 주름이 펴지면서 상당한 양의 지방의 형성 • 감은 눈을 뜨고 빛에 반응
8개월 말	• 태아의 피부가 펴지고 팔다리가 통통해짐
9개월 말	• 몸무게는 증가하나 출산이 다가올수록 성장이 늦어짐 • 태아가 내려앉음

출처: J. LaPres, B. Kersten, & Y. Tang. (2014). Gunstream's Anatomy & Physiology (6th Ed). / 안효섭 · 신희영 (2016). 홍창의 소아과학 (제11판). 서울: 미래엔.

2) 출산

태안에서 아기의 성장이 잘 이루어졌다면, 기다리고 기다리던 엄마 아빠와 아기와의 만남이 이루어지기 위해서 고통스럽지만 놀라운 출산의 관문을 넘어야 한다. 출산 2주 전경에 태아의 위치는 골반부로 하강하며, 이에 따라 아랫배가 부르게 된다. 대개 분만은 수정 후 266일에 일어나지만, 정확한 수정 시점을 알기 어려우므로 마지막 월경 시작일을 기준으로 280일 후를 분만 예정일로 삼는다. 쉽게 계산하면 마지막 월경 시작일로부터 월에는 9를 더하거나 3을 빼고, 일에 7을 더한다. 이렇게 계산한 분만 예정일을 전후로 2주일, 즉 총 4주 사이의 분만을 정상으로 간주한다.

분만이 다가오면 산모에게는 여러 가지 증상이 나타난다. 자궁이 점진적으로 수축하며, 불규칙적이고 가벼운 진통과 요통이 발생한다. 분비물이 증가하며, 태아의 위치가 골반으로 내려가면서 방광이 눌려 잦은 요의를 느낀다. 이러한 증상들이 나타나고 약 1주일 뒤 분만이 시작된다.

분만은 크게 개구기, 출산기, 후산기의 세 단계로 나눈다(대한산부인과학회, 2015; Cunningham, F. Gary, et al., 2014).

(1) 1단계: 개구기

태아가 이 세상 밖으로 나올 수 있도록 문이 열리는 시기이다. 진통이 시작되며, 자궁구가 10~12cm 정도로 열린다. 자궁 입구 근처의 난막이 탈락하면서 피가 많은 점액이 배출되며, 자궁 수축이 시작되어 진통이 나타난다. 초기에는 짧고 약하고 긴 간격을 두고 발생하며, 점차 통증의 강도가 심해지고 시간이 길어지며, 그 간격이 좁아진다. 난막이 터지면서 양수가 나오는 파수 과정이 일어난다. 이 단계는 초산부는 10~12시간 정도, 경산부는 5~6시간 정도가 보통이다.

(2) 2단계: 출산기

엄마의 자궁문이 열려 태아의 머리가 보이기 시작하면 분만이 시작된다. 그러나 만약 다리부터 나온다면 산모와 아기 모두 위험할 수 있는 응급 상황이다. 머리가 제일 먼저 나오고 뒤이어 양쪽 어깨가 차례대로 그리고 몸 전체가 엄마의 몸 밖으로 나오게 된다. 초산부는 이 단계에서 약 1~2시간 정도가 소요되며, 경산부는 이의 반 정도 소요된다.

아기의 머리가 분만되면 제일 먼저 아기의 입과 식도에 있는 양수를 제거해 준다. 그리고 몸 전체가 나오면 탯줄을 자르고 아기는 엄마와 완벽히 분리된다. 이때 분만 방법에 따라 탯줄을 자르기 전에 아기를 엄마의 가슴에 올려 엄마의 심장 소리와 첫 목소리를 듣게 함으로써 엄마와 아기와의 첫 만남이 조금 일찍 이루어지기도 한다.

(3) 3단계: 후산기

태아의 출산이 무사히 이루어진 후 자궁의 수축과 함께 태반이 자궁벽에서 떨어져 난막과 함께 체외로 배출된다. 태아의 성장을 도왔던 자궁 내 모든 것이 배출되어 엄마의 자궁이 깨끗이 비워지는 과정이다. 주로 5~15분 정도 소요된다.

2 신생아기(Neonatal period)

제태 22주부터 생후 1주까지를 출생 전후기(perinatal period)라고 하는데, 이는 사망 또는 장기 예후의 관점에서 중요한 시기이다. 생후 4주간을 신생아기라고 한다.

신생아는 출생 후 며칠간은 출생 시에 비해 체중이 5~10% 정도 줄어든다. 이는 수분이 몸에서 증발하고, 대소변으로 배출되는 양이 섭취하는 양보다 많기 때문이다. 이러한 체중 감소는 모유를 잘 먹으면 일주일에서 열흘 사이에 회복된다. 출생 시의 키는 약 50cm이다.

신생아는 신체 크기에 비해 머리 부분이 비대하여 신장의 25% 정도를 차지하기도 하며, 머리둘레가 가슴둘레보다 넓다. 이 시기에는 생애에 가장 급격하게 일어나는 두뇌발달이 시작된다. 출생 직후에 출생아의 두뇌 무게는 어른의 25% 정도인 300~400g이지만 급격하게 두뇌 중량이 증가하며, 생후 6개월에는 거의 50%, 2살에는 75%가 되어 양적 · 질적 발달이 이루어진다.

이러한 발달의 시작 지점에 있는 신생아는 호흡, 맥박, 체온, 수면과 같은 생리적 기능과 감각기능에서 독특성을 지닌다.

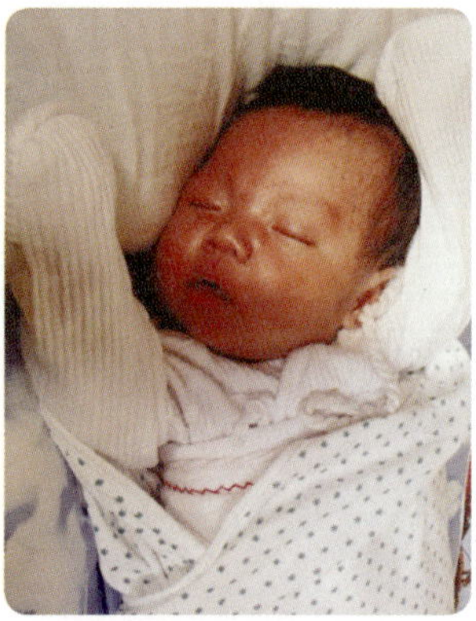
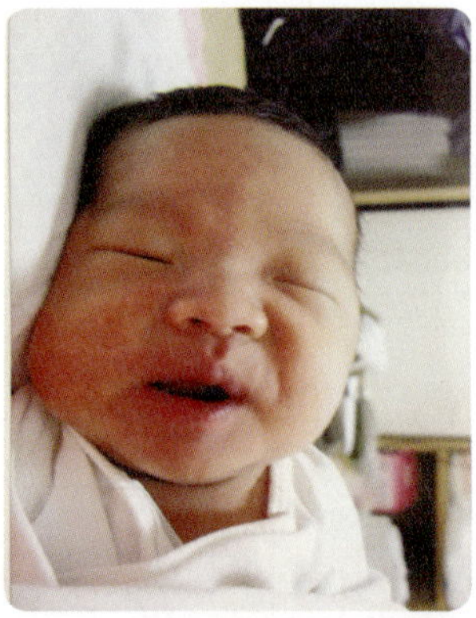
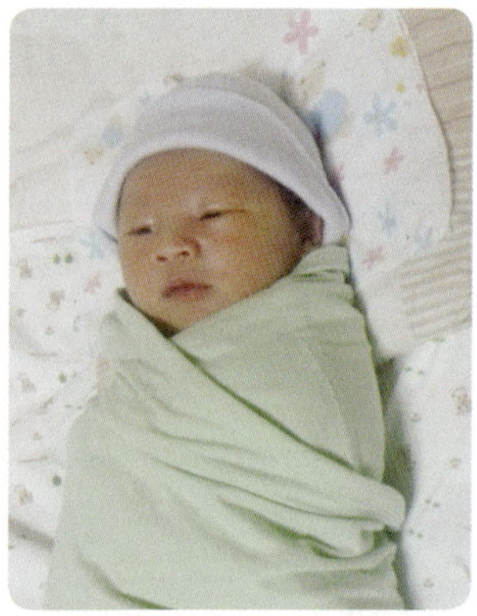
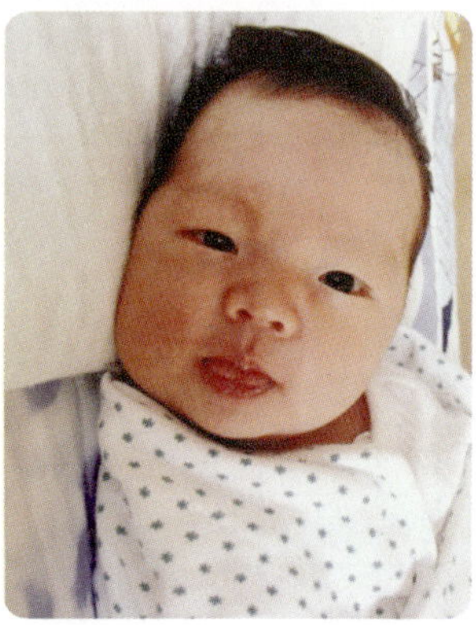
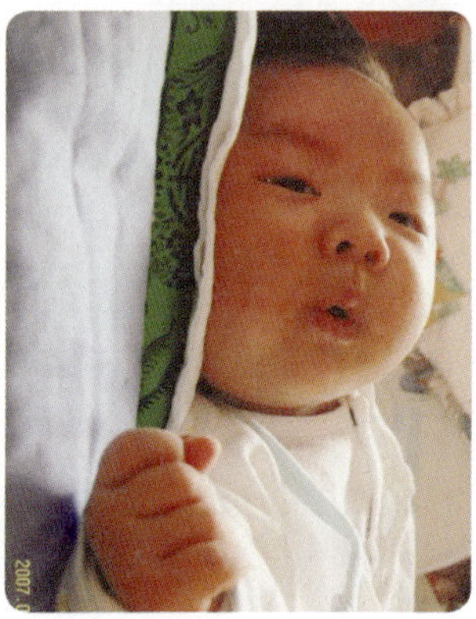
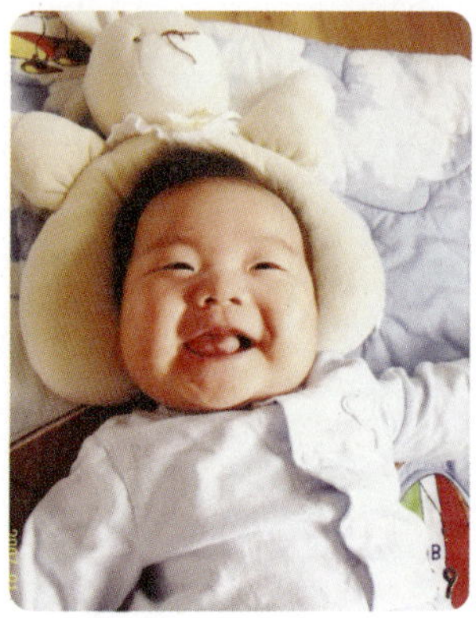

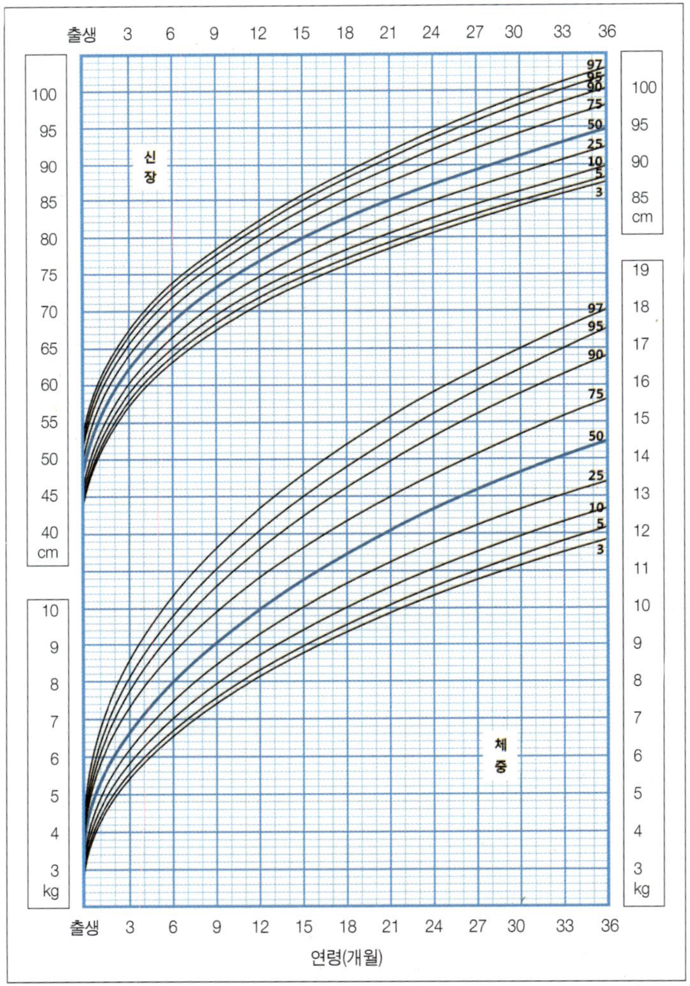

연령별 신장 및 체중 (남아 0~36개월)

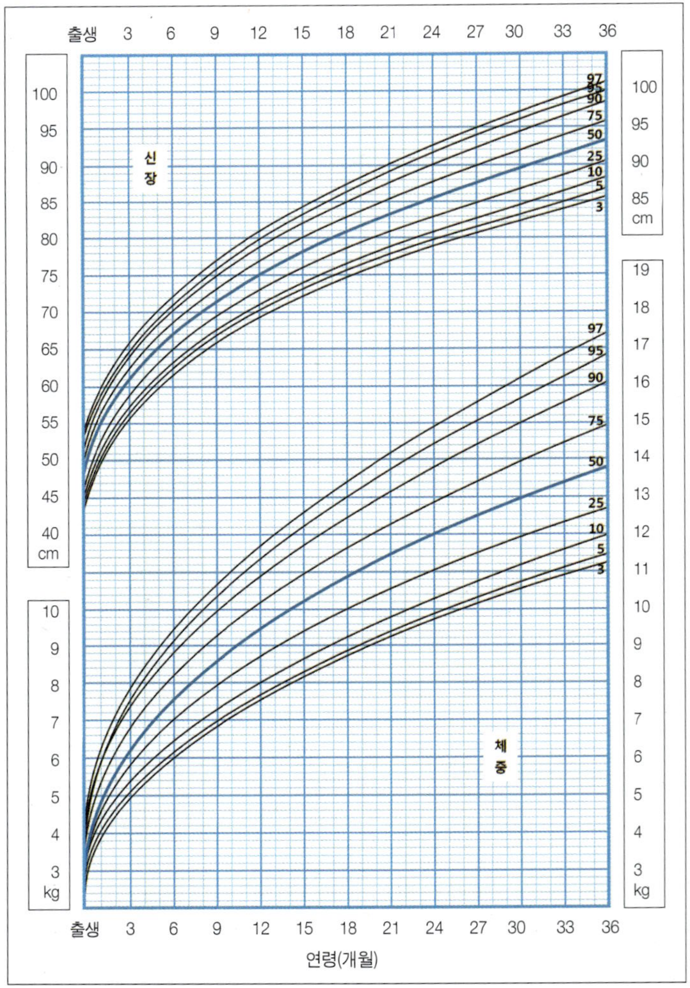

연령별 신장 및 체중 (여아 0~36개월)

출처: 질병관리본부 · 대한소아학회 · 소아·청소년 신체발육표준치 제정위원회 (2007). 2007년 소아 및 청소년 표준 성장도표.

1) 생리적 기능

(1) 호흡 · 맥박 · 체온

신생아의 경우에는 일반 어른의 두 배 속도인 1분당 35~45회로 매우 빠른 속도로 호흡한다. 신생아의 호흡은 불규칙적이며, 복식호흡 위주로 이루어진다. 또한, 신생아는 심장 조절이 아직 미숙하여 맥박이 불규칙하고 1분에 140회 정도로 어른보다 빠르다. 체온을 조절하는 중추신경계도 미숙하여 외부 온도에 의해 체온이 크게 영향을 받으므로 체온도 어른보다 높은 37~37.5℃를 유지한다.

(2) 수면

신생아의 경우 하루에 16~20시간을 수면하며, 3~4시간 동안 자다가 잠시 깨어 있다가 우유를 먹고 다시 수면하기를 반복한다. 나이를 먹을수록 전체 수면 시간은 줄어들고 야간 수면이 증가한다.

2) 감각기능

(1) 촉각

신생아는 출생 이후에 자궁 안에 있을 때 지속적으로 듣던 엄마의 심장 소리와 떨어지게 되면서 불안을 느낀다. 그러다가 수유를 통해 어머니의 심장 소리를 들을 수 있게 되면서 다시 안정감을 되찾는다. 이런 의미에서 품에 안기는 것과 같은 피부 접촉은 특히 중요하다.

(2) 청각

임신 5주경에 태아의 청각이 발달하기 시작하여 태아 상태부터 기본적인 기능이 형성되어 임신 4~5개월부터 정상적인 성인과 같은 귀의 기능을 갖추게 된다. 그러나 양수로 인해 생후 2주 이내에는 소리에 반응하지 못하기도 한다.

(3) 시각

신생아의 시각은 다른 감각에 비해 덜 성숙한 편이지만 시선을 고정시키는 능력은 생후 첫 1~2주 이내에 발달한다. 안겨 있을 때 안고 있는 사람의 얼굴을 볼 수 있는 거리인 주위 20~25cm 이내의 물체들만 볼 수 있다. 출생으로부터 12주에서 21주 정도 된 신생아는 어른의 표정을 감지하고 모방까지 할 수 있다.

(4) 미각

미각은 이미 발달이 완료된 상태로 신생아의 경우 단 것을 주면 삼키지만 짜거나 신 것 또는 쓴 것은 맛을 감지하고 삼키지 않는다.

(5) 후각

후각 역시 출생 시 이미 어느 정도 발달된 상태이다. 한 연구(Steiner, 1979)에서 생후 며칠 이내의 신생아는 강한 화학물질 냄새에 반응하였고, 같은 냄새에 지속적으로 노출될 때 반응이 줄어들고 다른 냄새에 노출되었을 때에 다시 반응을 보였다.

(6) 촉각

신생아는 촉각이 발달하여 자극에 반사행동으로 반응한다. 발을 만지면 엄지발가락을 뒤로 젖히면서 다른 발가락을 폈다가 안으로 비트는 바빈스키 반사, 갑자기 큰 소리에 팔다리를 껴안듯이 움직이는 모로 반사 등을 나타낸다. 또한, 신생아는 생후 며칠 이내에 경미한 전기 자극에도 몸을 움츠리는 등 통각이 급격히 발달한다(Kagan, 1998).

3 영아기(Infancy)

출생 1개월에서 1년까지는 영아기로서, 신체적 · 정서적 · 인지적 · 사회적 측면에서 놀라운 발달이 이루어지는 중요한 시기이다.

■ 영아기 신체 발달

연령	남자				여자			
	평균신장 (cm)	평균체중 (kg)	평균흉위 (cm)	평균두위 (cm)	평균신장 (cm)	평균체중 (kg)	평균흉위 (cm)	평균두위 (cm)
출생 시	50.83	3.40	33.43	34.58	50.11	3.30	33.11	34.07
1~2개월	55.20	4.56	36.70	37.29	54.17	4.36	36.11	36.56
2~3개월	59.04	5.82	39.72	39.22	57.98	5.49	38.86	38.50
3~4개월	62.47	6.81	41.66	40.69	61.09	6.32	40.62	39.87
4~5개월	65.19	7.56	42.69	41.92	63.75	7.09	41.75	40.99
5~6개월	66.79	7.93	43.43	42.80	65.72	7.51	42.45	41.91
6~7개월	68.99	8.52	44.08	43.66	67.51	7.95	43.06	42.56
7~8개월	70.40	8.74	44.68	44.06	69.09	8.25	43.72	43.20
8~9개월	71.94	9.03	45.30	44.65	70.51	8.48	44.25	43.82
9~10개월	73.49	9.42	45.89	45.21	72.17	8.85	44.84	44.38
10~11개월	74.65	9.68	46.37	45.68	73.47	9.24	45.41	44.70
11~12개월	76.51	9.77	46.99	46.15	75.60	9.28	45.93	45.36
12~15개월	77.76	10.42	47.37	46.42	76.94	10.01	46.62	45.63

출처: 질병관리본부 · 대한소아학회 · 소아·청소년 신체발육표준치 제정위원회 (2007). 2007년 소아 및 청소년 표준 성장도표.

1) 신체운동발달

영아는 몸 중심에서부터 말초 방향으로 발달한다. 영아는 머리를 가누고, 앉고, 기는 과정을 통해 짚고 서게 되고, 혼자 서고, 걷는 놀라운 발달과정을 갖는다. 또한, 신체 각 기능의 발달과 대근육과 관련된 운동능력의 발달이 이루어지면서 원활히 움직이고 이동할 수 있게 되며, 손을 뻗어 원하는 물건을 잡을 수 있게 된다.

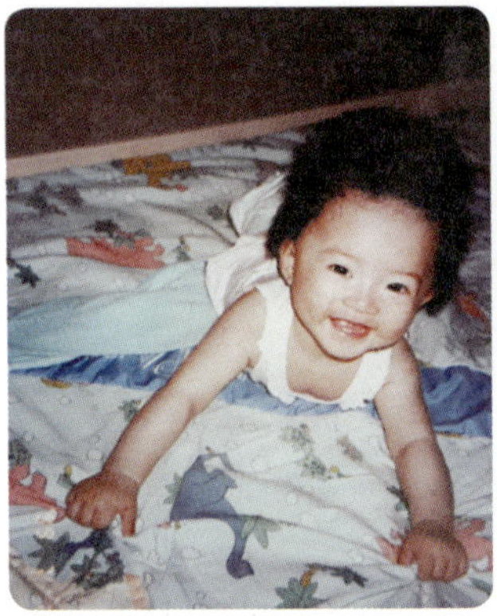

배밀이(3~4개월)

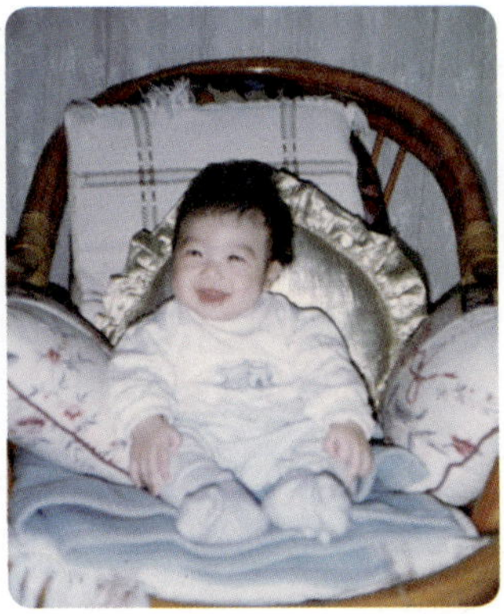

받쳐 주고 앉기(3~4개월)

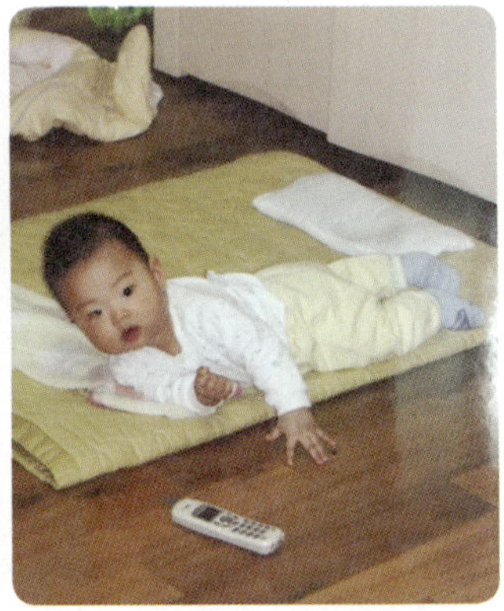

뒤집기(5~6개월)

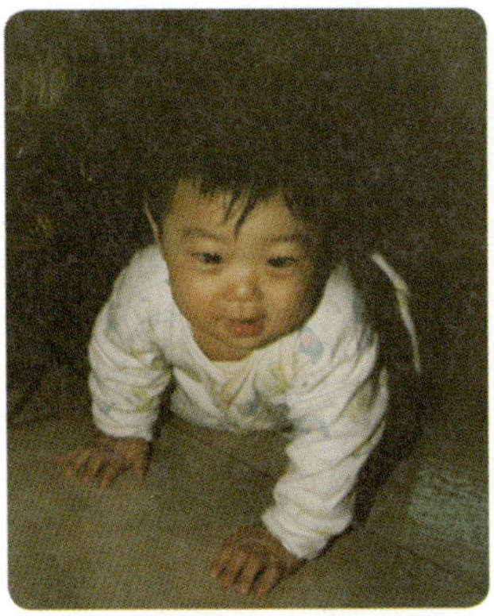

기기(8~9개월)

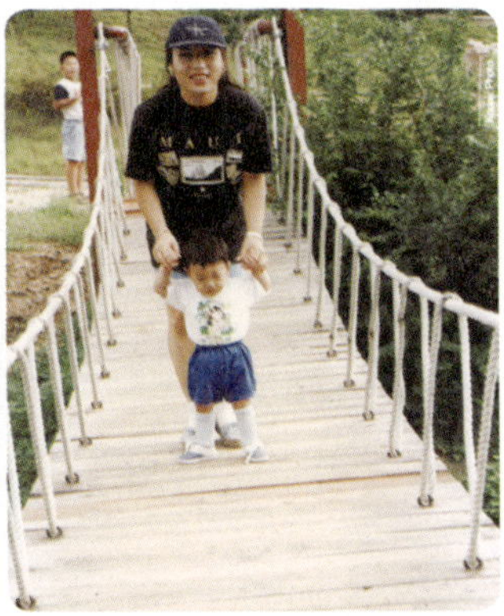

붙잡고 서기(9~10개월)

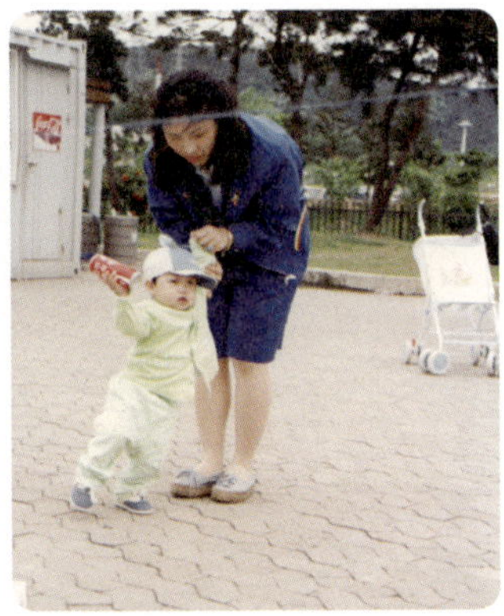

붙잡고 걷기(11~12개월)

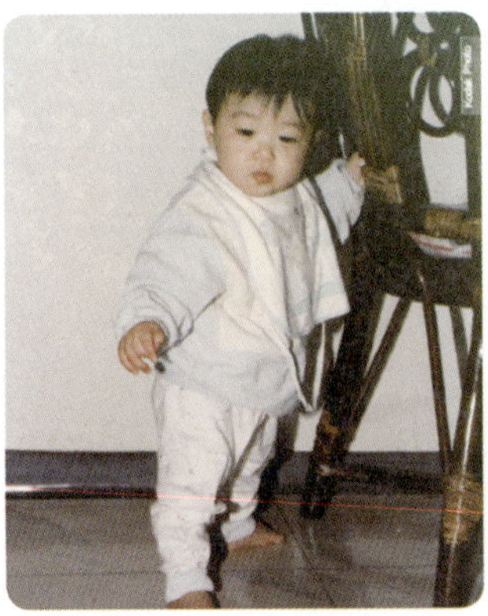

가구 붙잡고 서기(9~10개월)

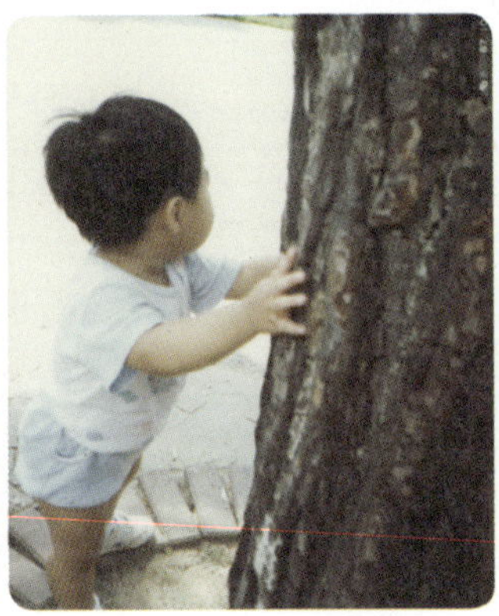

붙잡고 서기(9~10개월)

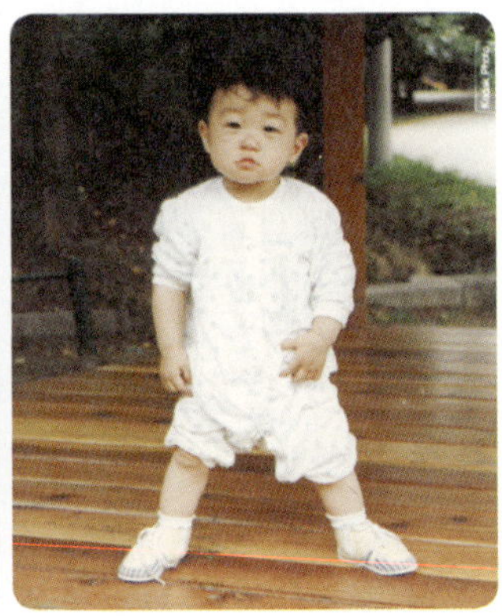

서기(11~12개월)

■ 운동발달의 과정

개월	과정	
1개월	• 턱을 들 수 있음	
2개월	• 가슴을 들 수 있음	
3개월	• 물체를 주면 손을 뻗치나 잡지 못함	
4개월	• 목을 가눔 • 받쳐 주면 앉음	• 딸랑이를 흔들고 응시함
5개월	• 물체를 잡음	
6개월	• 어린이용 의자에 앉을 수 있음 • 물체를 잡으려고 손을 뻗침	• 물체를 주면 이미 잡고 있는 물체를 버림 • 엄지를 사용하지 않음
7개월	• 혼자 앉음	
8개월	• 받쳐 주면 일어섬	• 엄지손가락을 이용하여 작은 물체를 잡음
9개월	• 붙잡고 일어섬	
10개월	• 잘 기어 다님	
11개월	• 손을 잡고 이끌어주면 걸음	
13개월	• 계단을 기어오름	
14개월	• 혼자서 일어섬	
15개월	• 혼자서 걸음	
16개월	• 손잡이를 잡고 계단을 오르내림 • 공을 던질 수 있음	• 옆 또는 뒤로 걸음
24개월	• 달릴 수 있음	• 혼자 계단을 오르내릴 수 있음

출처: 안효섭 · 신희영 (2016). 홍창의 소아과학 (제11판). 서울: 미래엔.

2) 인지발달

영아의 인지발달은 보고 듣는 것과 관련된 감각기능발달과 밀접히 관련되어 있다. 보고 듣는 능력은 이 세상에 대한 다양한 정보를 수집하는 데 필수적이고 기본적인 능력이어서 이러한 감각능력발달이 원활히 이루어지지 않으면 언어발달, 사회정서발달 등 인접 영역의 발달에도 결정적인 영향을 끼친다.

■ 지적 발달 과정

지적 척도		운동 척도	
연령(개월)	항목	연령(개월)	항목
0.1	딸랑이 소리에 반응	0.1	안았을 때 어깨 위에서 머리를 들음
1.5	사회적 미소를 보임	1.8	옆에서 뒤로 몸을 돌림
2.0	시각적으로 엄마 인식	2.3	받쳐 주면 앉음
3.8	소리가 나는 쪽으로 머리를 돌림	3.2	뒤에서 옆으로 몸을 돌림
4.1	주사위로 다가감	6.4	등에서 배 쪽으로 뒤집음
4.8	낯선 사람을 구별함		
6.0	떨어진 숟가락을 찾음	8.1	계속 서 있을 수 있음
7.0	네 가지의 다른 음절을 음성화함	9.6	도와주면 걸음
9.1	언어적 요구에 반응함	11.7	혼자 걸음
14.2	두 단어를 말할 수 있음	14.6	도와주면 위로 걸어 올라감
18.8	원하는 것을 알기 위해 단어를 사용	16.1	손을 받쳐 위로 올라감
19.3	그림에 이름을 붙임	23.4	바닥에서 뛰어오름

출처: Steinberg & Meyer (1995).

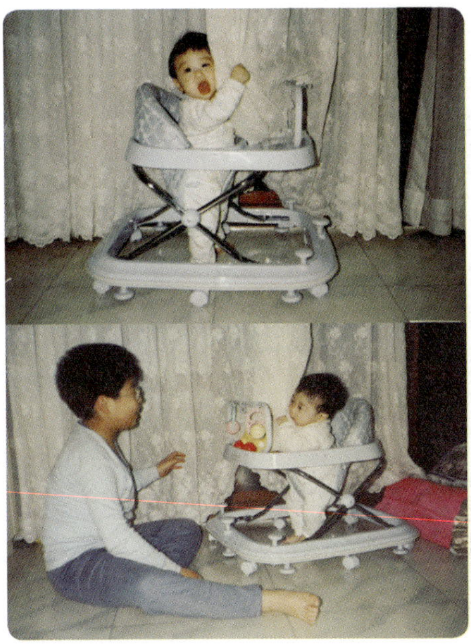

상대방 인지(8~9개월)

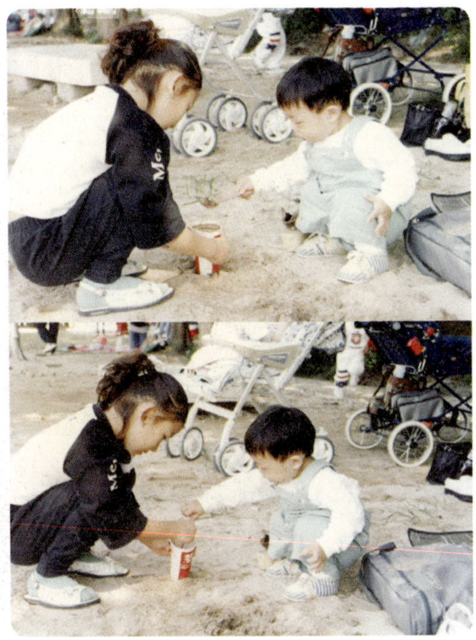

역할 이해(11~12개월)

(1) 시각

1개월쯤의 아기는 사람 얼굴의 전체적인 윤곽만 보고 2개월 정도가 되어야 얼굴의 안쪽 부분, 즉 눈 부위를 본다(Maurer & Salapatek, 1976, 조복희, 2014, 재인용). 5개월쯤 되면 이목구비를 포함한 얼굴을 인식하고, 일정한 거리의 사물을 먼저 보고 점차로 볼 수 있는 범위가 넓어진다(Flavell, Miller, & Miller, 1993). 더욱 특이한 점은, 신생아의 생존에 필수적인 인간의 얼굴을 다른 물체나 도형보다 먼저 그리고 오랫동안 주시하는 것으로 밝혀졌다는 점이다(Siegler, 1991, 조복희, 2014, 재인용).

이러한 시력발달은 운동능력과 결합되어 눈과 손의 협응이 이루어지면서 원하는 장난감을 바라보고 손을 뻗어 잡을 수 있게 된다. 그리고 기억능력과 결합하여 가족의 얼굴을 타인과 구분할 수 있게 되면서 낯가림을 하게 된다. 이처럼 시각능력은 인접 영역 발달과 연합하여 인지적 영역 발달에 중요한 영향을 준다.

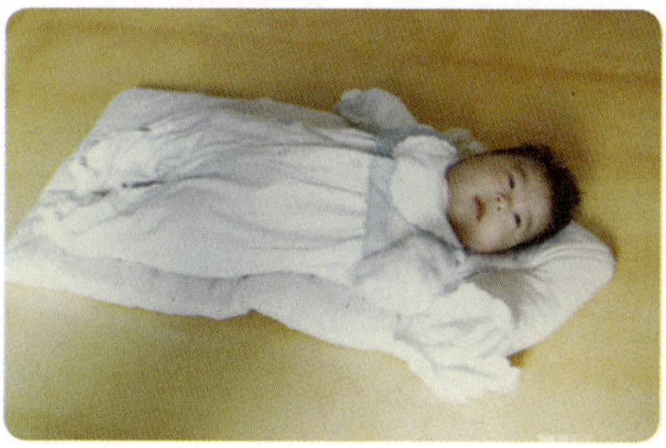

(1) 청각

소리를 들을 수 있게 된다는 것은 주변 세계에 대한 정보습득뿐만 아니라 위험요소를 인식하게 된다는 면에서 중요하다. 그리고 무엇보다 언어능력과 깊은 연관이 있다. 들을 수 없다면 말하지 못하게 되거나 언어능력의 발달에 차질을 줄 가능성도 커진다. 언어발달은 인지발달이나 사회정서발달 등 인접 분야의 발달을 이끄는 중요한 능력이므로 그 근간을 이루는 청력발달은 그 중요성이 크다.

7~20일 정도의 신생아는 낯선 사람의 목소리보다 어머니의 목소리에 민감하게 반응하며, 2개월 영아의 경우 서로 다른 목소리에 달리 반응하고 같은 사람이 내는 다른 음조의 목소리도 구분이 가능한 것으로 알려졌다(Owens, 2001, 이승복, 2001, 재인용). 영아는 말을 알아듣기 전부터 음소를 지각하여 생후 2~3개월부터 /다/와 /바/를 구별하는 능력이 있음이 확인되었다. 모국어에 사용되는 음소만 변별하는 성인과는 다르게 영아의 경우 모국어가 아닌 언어의 음소도 변별하여 반응하는 것이 확인되었다(Mc Gee, Les & Richgels, Donald, 1996, 김명순 · 신유림, 2000, 재인용; Siegler, 1991). 그래서 옹알이는 국적과 관련 없이 모든 영아가 같은 모습을 보인다.

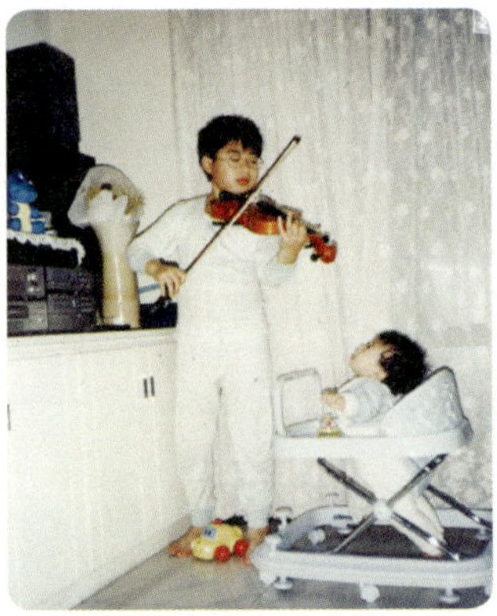

바이올린 소리듣기
(6~7개월)

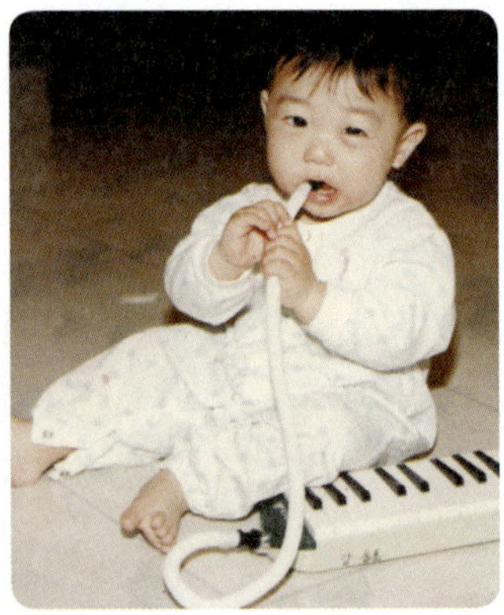

아코디언으로 놀이하기
(9~10개월)

3) 사회정서발달

아기는 태어나자마자 엄마의 소리를 인식할 수 있는 것과 같이 부모와의 긍정적인 유대관계 형성, 즉 안정적인 애착은 아기가 성장하여 평생 타인과 긍정적인 사회적 관계를 맺는 것에 영향을 줄 만큼 굉장히 중요한 발달적 과업이다. 이것은 자신과 세상에 대해 갖는 신뢰감을 말한다. 에릭슨은 생후 첫해에 얻어지는 신뢰감은 평생 동안 자신과 타인에 대한 신뢰감의 기초가 된다고 하였다. 아기가 배고플

때 먹여 주고, 기저귀가 젖었을 때 갈아주고, 불안할 때 안아 주는 양육자의 즉각적이고 민감한 행동은 신뢰감을 형성하여 양육자가 보이지 않아도 불안해하지 않고, 곧 올 것이라는 것을 알게 한다.

영아가 스스로 걷게 되면서 자유롭게 주변을 탐색하고 물체를 마음대로 다루는 경험을 통해 자신감을 얻고 주위 사람의 격려를 받으면서, 영아는 자율성을 갖게 된다. 영아의 자아 인식은 생후 2개월에 공생 단계로 시작된다. 즉, 주변의 소리와 물체의 모습을 보며 자신과 분리된 것이 아닌 자기 자신과 같은 것이라고 인식하며, 이러한 특징으로 인해 많은 시간을 같이 보내는 양육자를 보며 일체감을 느끼는 것으로 나타난다. 그리고 생후 6개월에서 8개월 정도에는 낯가림을 하는데, 이것은 애착행위의 최고조 시기와 같은 시기에 나타난다.

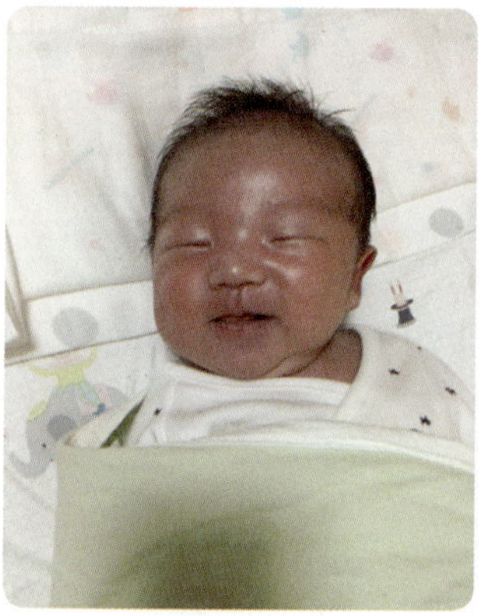

웃기

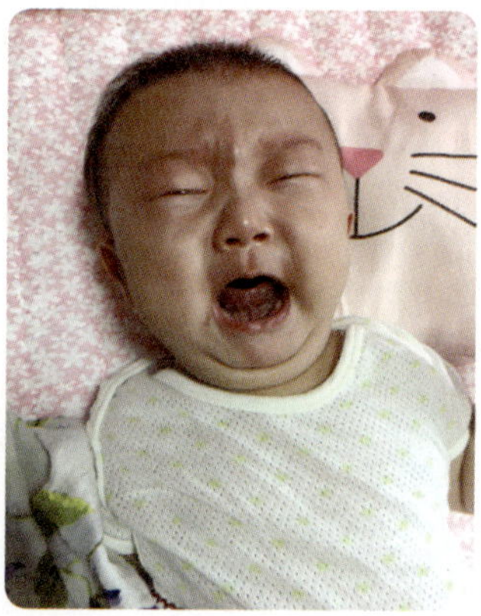

울기

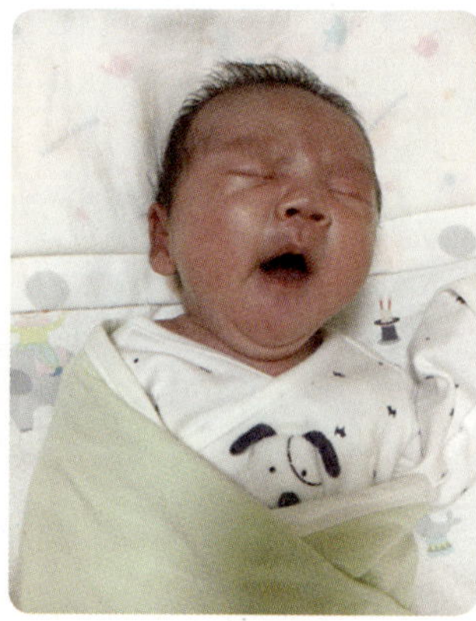

하품하기

4) 언어발달

언어란 주변 세계를 인식하여 알아 나가는 것뿐만 아니라 다양한 사회적 관계를 발전시켜 나가는 데 중요한 역할을 한다. 생애 초기 영아는 울음, 표정, 몸짓 등 비언어적 소통방식을 통해 자신의 욕구를 표현한다. 그러므로 양육자는 영아의 소통방식을 인식하여 민감하게 반응해 주는 것이 매우 중요하다.

(1) 듣기

출생 직후에는 청각능력이 완전하지 않고 귓속에 남아 있는 양수로 인해 소리에 반응하지 않다가 생후 2주가 지나면서부터 소리에 반응하기 시작한다. 그러나 임신 중 엄마나 아빠가 규칙적으로 읽어 준 그림책을 신생아가 인식한다는 연구도 있어서 출생 전에 청각이 발달한다는 의견이 우세하다. 생후 4주부터는 남자 목소리보다 옥타브가 높은 어머니 목소리에 민감하게 반응한다. 생후 2~3개월부터는 /다/와 /바/ 음소를 구별하는 능력이 생기기 시작한다. 이 시기부터 '다다다', '바바바'와 같은 옹알이를 즐겨 한다. 생후 4개월 후부터는 소리가 나는 방향으로 머리를 돌리며 바라보거나 미소를 짓게 된다. 이때 큰 소리에 깜짝 놀라는 것과 같이 소리에 반응하는 행동이 보이지 않으면 전문의를 찾아가 청력에 문제가 있는 것은 아닌지 진료를 받아 볼 필요가 있다.

개월(일)	언어(듣기)발달 특성 및 발달 과업
1개월	• 장난감 소리에 몸을 움직인다.
2개월	• 음색을 구별할 수 있다(Phyllis, 1985). • 조용한 음악이 들릴 때 더 오랫동안 시각이 고정되었으며, 오랫동안 움직임 없이 누워 있다. • 음악을 들을 때 주의 깊게 듣기 위해 눈을 고정한 채로 누워 있다.
3개월	• 다른 음색을 들려주면 반응한다.
4개월	• 음고의 범위도 1~2옥타브에서 3옥타브까지 증가한다.
5개월	• 음정을 모방하기 시작하며, 아는 노래와 모르는 노래를 구별한다. • 노래와 악기 음색을 구분하고 오랫동안 집중한 채로 계속 누워 있다.
5개월	• 음악이 시작되기 직전에 처음으로 움직임을 멈추고 음악을 주의 깊게 들으려는 반응을 한다. • 멜로디가 바뀔 때 머리를 돌린다.
6개월	• 보통 목소리로 "안 돼."라고 해도 하던 행동을 멈추거나 눈치를 살핀다. • 율동적인 음악을 들으면 박자에 맞춰 적절한 몸짓이나 손동작으로 반응할 때가 있다. • 몸짓을 하면서 간단한 말로 요구하는 동사('주세요', '이리 와', '어부바' 등)를 3~5개 정도 이해한다.
7개월	• 놀 때 소리를 낸다. • 주변의 여러 가지 물체로 소리를 만든다.

개월(일)	언어(듣기)발달 특성 및 발달 과업
8개월	• '안 돼' 이외에 부정적 명령(예: '하지 마', '만지지 마' 등)에 하려던 행동을 멈춘다. • 주위에서 들리는 배경 소리와 엄마의 말소리를 구분해서 엄마의 말에 귀를 기울일 수 있다.
9개월	• 소리의 다양한 음고를 알아들을 수 있다.
10개월	• "○○ 어디 있니?"라고 물으면 ○○을 찾으려고 두리번거린다.
11개월	• 다른 사람의 행동을 모방한다. 손뼉을 친다거나 고개 끄덕이기, 곤지곤지 등을 흉내 낸다. • 상대방이 다른 사람에게 말할 때와 자신에게 말할 때를 구분하여 반응한다. • 성인에게는 마치 영아가 전체 문장을 말하고 있는 것처럼 들린다.
12개월	• "넣어.", "앉아.", "빠." 등 몸짓 없이 말로만 하는 간단한 지시에 따라 행동할 수 있다. • '없다'의 의미를 이해하고, 친숙한 사물이나 사람에 대해 '무엇'이나 '누구' 등으로 시작하는 질문을 했을 때 의미를 이해한다. • '엄마' 이외의 일반적인 가족의 명칭을 이해하고 지적한다.

출처: De Bryshe, D. B (1993); Crain Toreson, C, & Dale, P (1992).

(2) 말하기

출생 직후 영아는 울음으로 자신의 욕구를 표현하다가 차츰 울음도 분화되어 배고픔, 아픔, 불편함 등 상태에 따라 소리의 고저나 강도를 달리하여 표현한다. 그래서 울음은 영아에게 굉장히 중요한 소통수단이다. 그리고 옹알이를 시작하면서 영아는 보다 적극적으로 소통을 시도하게 된다. 옹알이는 영아에게 일종의 말놀이이고 발성 연습의 기회이기도 하다. 그러나 점차 주변 반응에 따라 옹알이는 강화되어 더 길고 더 자주 그리고 다양하게 분화되어 간다.

6개월 이후 옹알이가 활성화되며, 12개월경에는 한 단어로 말을 한다. 반복적이고 리듬감 있는 의성어, 의태어를 흉내 내면서 운율 있는 노래를 즐겨 들으며, 생후 몇 달간의 구어 발달은 소리를 가지고 실험하듯이 노는 것으로 특징지을 수 있다.

개월	언어(말하기)발달 특성 및 발달 과업
1개월	• 반사적으로 소리를 낸다. (울음, 칭얼거림, 기침, 재채기, 트림 등)
2개월	• 영아가 성인과 상호작용하면서 발성을 시작한다. (주로 쿠잉, /우/와 같은 모음)
3개월	• 취침 전후로 흥얼거림, 떨림, 옹알이와 같은 서투른 말을 하게 된다.
4개월	• 의도적으로 성대의 기능을 탐색한다. 짹짹거리고 그르렁거리고 입술을 떠는 등의 모음류 소리의 반복에서 마찰음까지 다양하게 발성한다.
5개월	• 자음과 모음이 교대로 구성되는 말처럼 들리는 소리를 낸다.
6개월	• 같은 음절을 반복하여 소리 낸다. • 특정한 소리나 말, 상황에 따라 규칙적으로 따라 하는 행동이 있다. • 억양이나 소리 크기를 달리하여 자신의 감정을 표현할 수 있다. • 손가락으로 가리키거나 몸짓을 동반한 소리를 내어 원하는 물건을 획득하려 한다.
7개월	• 놀 때 소리를 낸다. • 주변의 여러 가지 물체로 소리를 만든다.
8개월	• '아~' 혹은 '어~'와 같은 소리를 감탄사처럼 사용한다.
9개월	• 음악적 흥얼거림을 시작한다.
10개월	• 어떤 일이 자기 뜻대로 되지 않을 때 행동이나 말로 도움을 청할 수 있다. • 자신의 이름을 부르면 대답하는 것과 같은 소리를 내거나 행동을 한다. • 어떤 일이 자기 뜻대로 되지 않을 때에는 고개 젓기나 '아니야', '싫어' 등을 나타내는 자신의 낱말을 사용하여 아니라거나 싫다는 표현을 한다. • 행동이나 말을 통해 도움을 요청할 수 있으며, 일관성 있게 사용하는 낱말이 있다.
11개월	• 옹알이와 초기 낱말 형태가 동시에 나타난다. • 성인에게는 마치 영아가 전체 문장을 말하고 있는 것처럼 들린다.
12개월	• "엄마, 아빠 어디 있니?"라는 질문에 엄마, 아빠를 찾는다. • 도움을 청할 때 큰 소리로 엄마나 가족을 부를 수 있다. • 새로운 낱말 모방을 시도한다. • 어른의 억양을 모방하기 시작한다. • 의미를 알고 정확하게 사용하는 낱말이 4개 이상 있다. • '엄마', '아가', '아빠' 등 일어문 사용이 증가한다.

출처: Stricklang, d. s. & Taylor, D. (1989); Kagom, J, (1997); Mc Gee, Les & Richgels, Donald (1996); 김명순 · 신유림 역 (2000).

(3) 읽기

놀이 대상으로서 의미가 강했던 그림책은 점차 책으로서의 역할을 하게 된다. 또한, 글자와 그림을 인식하고 시선의 초점을 맞춰서 일련의 읽기 행동을 보이기 시작한다.

만 1~2세 영아의 읽기 행동은 '말없이 그림 쳐다보기', '단순한 소리 내기', '손으로 책의 그림 지적하기', '부모가 하는 대로 따라 명명하기', '명명하기', '책 옹알이', '그림을 보고 마음대로 이야기하기', '그림을 보고 비슷하게 꾸며 말하기', '단어나 구절을 기억하며 이야기하기'의 순서로 발달한다. 영아의 읽기 행동은 월령이 증가함에 따라 단순히 그림에 관심을 갖는 수준에서 언어적 읽기 수준으로 변화한다(이영자 · 이종숙, 2006; 최은주, 2002). 영아는 부모와의 친밀감과 신뢰를 바탕으로 안정된 애착이 형성되고 어머니-영아 간에 애정적인 접촉을 통한 상호작용의 기회가 늘어남에 따라 읽기 발달도 긍정적인 영향을 준다.

주 양육자와 안정적인 애착 형성은 영아가 접하게 되는 낯선 상대나 상황에 적극적으로 대처하는 힘을 길러 주어 세상에 대한 탐험을 시작하게 만든다. 그리고 이러한 경험 속에서 얻은 세상의 지식들은 그림책 읽기 과정에 주도적으로 참여하게 만들며, 보다 다양한 형태의 그림책에 관심을 갖게 한다.

개월	그림책 읽기 행동 발달	추천 사항
2~4개월	• 그림에 시선을 준다.	• 단순하고 큰 그림이 들어 있거나 배경과 대조적인 디자인이 있는 그림책이 좋다.
5~10개월	• 책을 손에 잡고 입으로 가져가 빨거나 씹는다. • 책을 흔들고, 구기고, 휘두른다.	• 헝겊이나 부드러운 비닐로 된 책이 좋다. • 단순하고 밝은 색깔의 그림이 좋다.
6~8개월	• 양손으로 하드보드지 책을 쥐고 책장을 여닫으며 탐색한다.	• 운율이 있는 동시, 동요가 좋다.
8~12개월	• 성인에게 책을 읽어달라는 의사 표시를 한다.	• 손가락 집기가 가능하므로 빳빳하고 두꺼운 종이로 된 책이 좋다.

개월	그림책 읽기 행동 발달	추천 사항
8~12개월	• 10분 또는 그 이상의 오랜 시간 동안 성인의 무릎이나 마루에 앉아 있을 수 있다. • 서툴지만 책장을 넘길 수 있으며, 책 속의 그림을 지적하기도 한다.	• 책장을 넘길 때 다음 장이 튀어 올라오게 되어 자연스럽게 넘겨지는 것이 좋다.
12~14개월	• 친숙한 그림을 보고 이름을 말한다. • 읽기를 하는 것처럼 책을 보며 책 옹알이가 나타난다.	• 친근한 주인공의 그림(동물, 좋아하는 텔레비전 주인공, 자신과 같은 어린아이, 잘 아는 역할을 하는 어른), 친근한 물체, 상황이 담긴 책이 좋다.
11~15개월	• 책장을 잘 넘기고 거꾸로 놓인 책을 돌려놓거나 그림을 바로 보기 위해 고개를 돌리기도 한다.	• 노래가 담긴 책이나 반복적인 구절이 있는 책이 좋다.

출처: Honig, A. S. (2000); Lamme, L.L., & Packer, A. L. (1986); Schaffer, H. R. (1990).

4 그림책 읽기 관련 행동

영아에게 그림책은 다른 사물이나 놀잇감류와 같은 것으로 여겨진다. 그래서 영아는 그림책을 물고 흔드는 행동으로 관심을 보인다. 영아가 그림책을 읽을 수 있게 되기까지 책에 그려진 대상을 인식하고 그림과 대상 사이를 구별할 수 있어야 한다. 그런 이후에야 성인과 함께 그림에 초점 맞추며 살피고 나아가 이 세상을 탐색할 수 있게 된다. 영아는 그림책 속의 그림이 실제 사물이라고 인식하여 손으로 그림을 만지고 느끼려고 하기도 한다. 이렇듯 영아가 그림책을 읽고 다룰 수 있게 되기까지는 운동능력, 감각능력, 언어능력, 사회정서능력 등 다양한 영역의 통합적인 발달이 요구된다. 이를 통해 그림책에 초점 맞추고 잡고 큰 소리를 인식하여 따라 말하고 마주 앉아 서로 교류하며 읽기가 이루어지게 된다.

1) 바라보기

영아가 어떤 대상에 초점을 맞추고 바라본다는 것은 관심의 시작이다. 그림책이라는 사물을 인식하고 그 안의 글과 그림을 즐기게 되기까지는 일련의 과정을 거치게 된다. 3개월 영아는 단순히 책을 응시하고, 5개월에는 어머니가 손으로 지적하는 것을 추적하기 시작한다. 9~15개월에는 부모가 손으로 지적해 주지 않아도 읽거나 설명하는 것과 일치하는 그림을 바라본다. 이처럼 의식 없이 그저 바라보기만 하던 행동은 점차 특정 대상에 초점 맞추어 보게 됨으로써 읽기를 위한 행동으로 발전하게 된다.

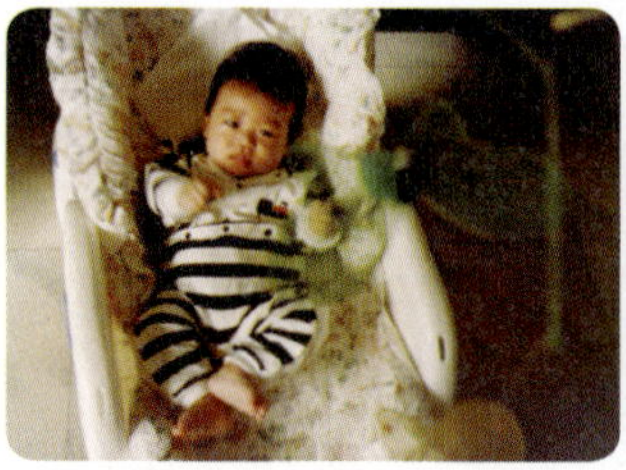

모빌 바라보기(2~3개월)

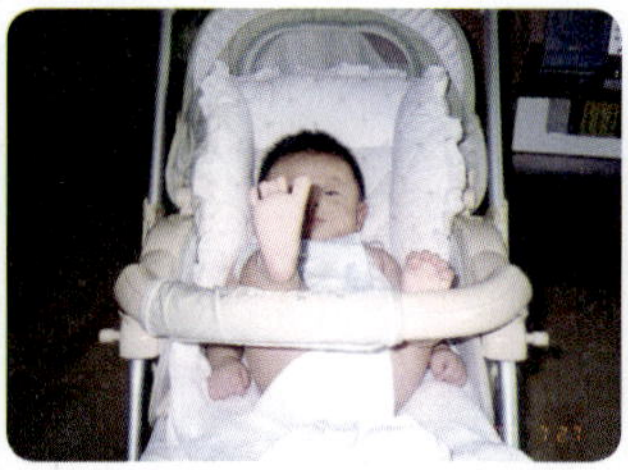

신체 바라보기(3~4개월)

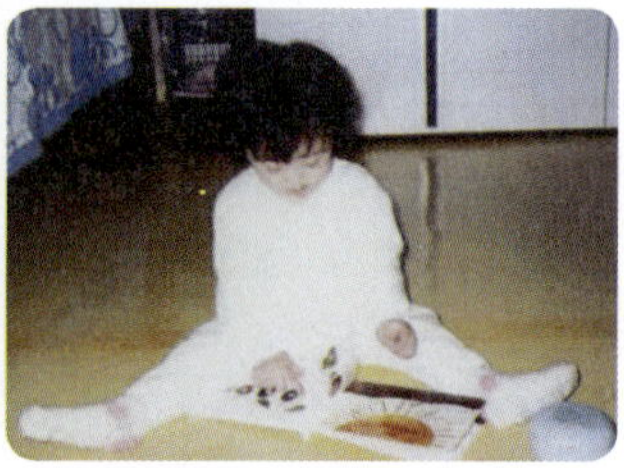

책 보기(7~8개월)

2) 잡기

눈과 손의 협응이 이루어지면 영아는 책과 같이 관심 있는 대상에 손을 뻗어 잡을 수 있게 된다. 대근육과 팔근육이 발달되어야 영아는 그림책을 잡고 책장을 넘길 수 있게 된다. 이러한 과정은 일련의 단계를 거쳐 발달한다. 8개월 이전에는 책을 입에 넣으려고 하거나 손으로 두드리거나 손에 모아 구겨 쥐려는 행동 등이 나타나며, 8개월경에는 이러한 행동이 책장을 넘기는 행동으로 전환된다. 그림을 인식할 수 있는 정도로 발달하는 12개월경에는 영아 스스로 그림을 지적하고 부모는 그림을 함께 보며 반응적 상호작용할 수 있게 된다.

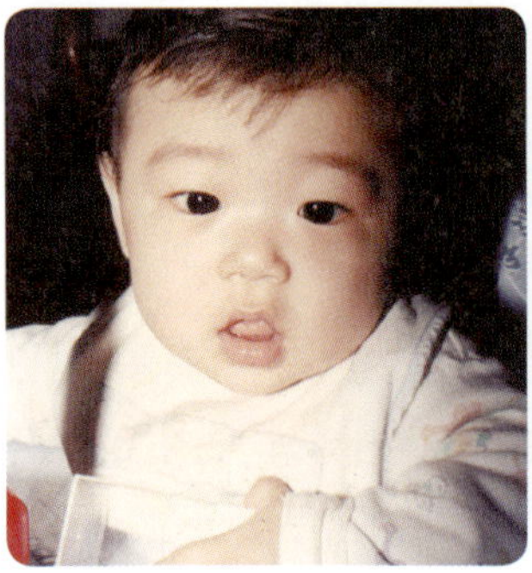
장난감 잡기(5~6개월)

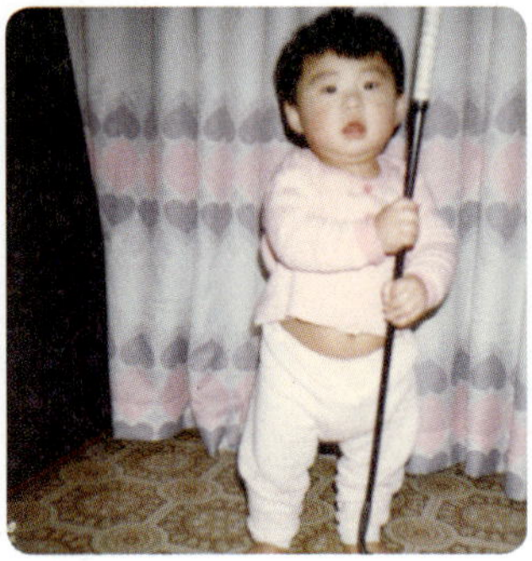
물건 잡기(11~12개월)

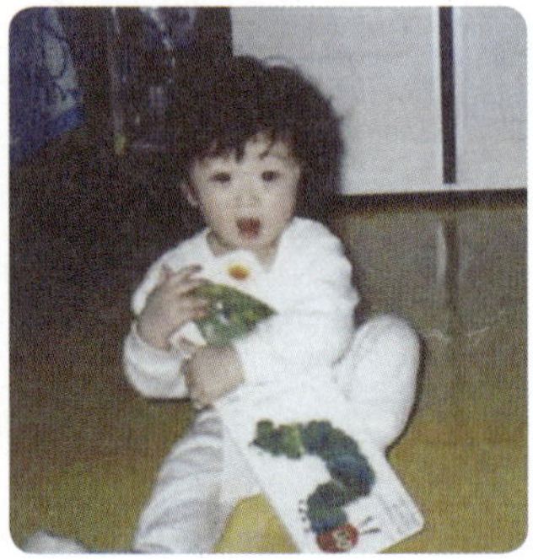
책 잡기(12~13개월)

3) 따라 하기

영아의 기억력이 증가하고 소리에 민감해지면서 언어발달이 눈에 띄게 일어난다. 이는 책 읽기 과정에서 영아의 반응에도 변화를 가져온다. 6개월경에는 소리 내어 웃는 등 책 읽기에 언어적으로 반응하기 시작하며, 12개월경에는 언어적 반응이 보다 명료해진다. 영아는 책을 읽어 주면 '아', '어', '음' 등으로 반응하기도 하고, 동물 소리를 낼 경우 언어적으로 흉내 내기도 한다. 그리고 이 세상 모든 것은 이름이 있음을 인식하게 되며, 궁금증을 갖게 되고, 언어 폭발적 시기에 이르게 된다. 영아는 15개월경이면 친근한 이야기에 나오는 단어를 말하거나 "뭐야?", "이거?" 등의 물음으로 끊임없이 궁금증을 표현한다. 그래서 영아는 단순하고 반복적인 구성적 특성을 지닌 영아그림책을 반복적으로 듣기를 즐긴다.

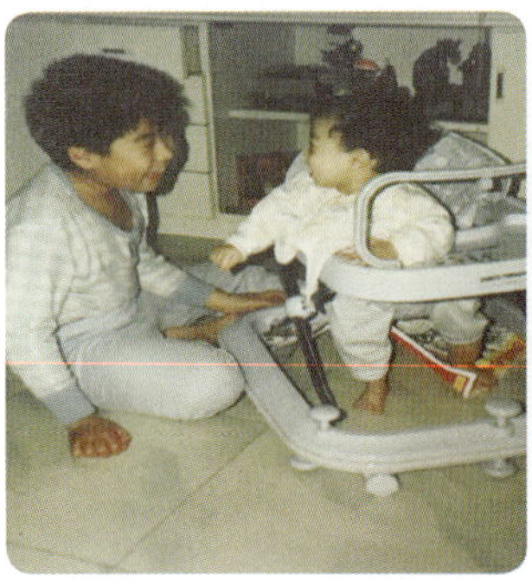
따라 하기(4~5개월)

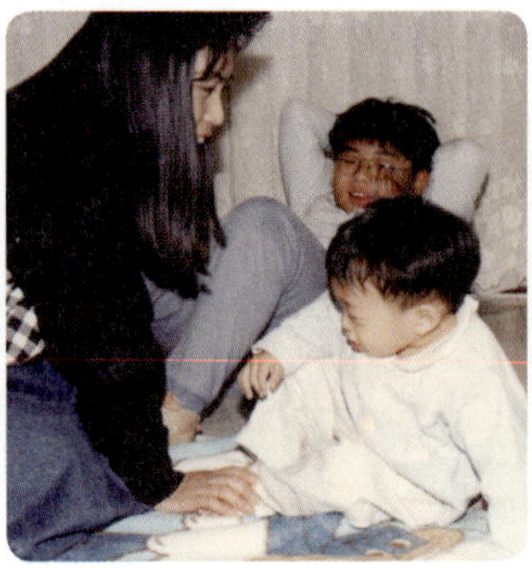
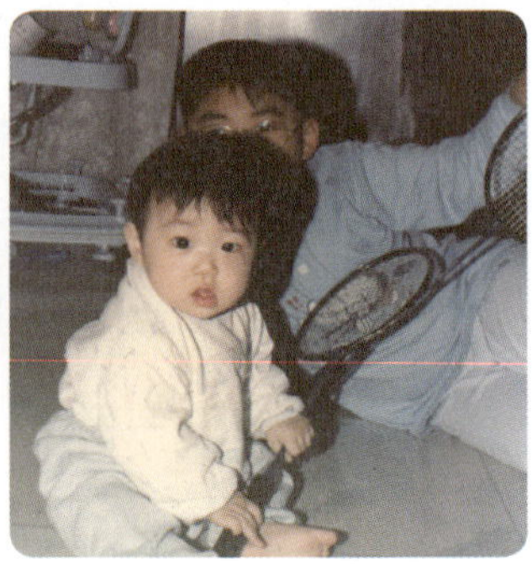
따라 하기(6~7개월)

4) 상호작용

그림책은 영아에게 읽어야 하는 대상이 아니다. 영아에게 그림책은 양육자가 함께할 수 있는 놀잇거리를 제공하여 상호작용의 기회를 갖게 하는 매개물이 되기도 한다. 어머니가 그림책을 읽어 줄 때 들리는 소리뿐만 아니라 보이는 눈마주침이나 다양한 행동은 모방의 대상이 된다. 이러한 과정은 영아가 주변을 인식하고 알아 나가게 되며, 사회적 관계를 경험하고 다른 사람과 관계 맺는 것을 알게 하는 중요한 의미를 지닌다. 3~5개월의 영아는 부모가 책을 읽어 주는 동안 안정된 모습을 나타내며, 11~12개월에 이르면 영아의 정서적 표현이 더욱 외형적으로 나타나 이야기 읽어 주기가 끝나면 부모를 껴안거나 다른 책을 읽어 달라는 요청을 한다.

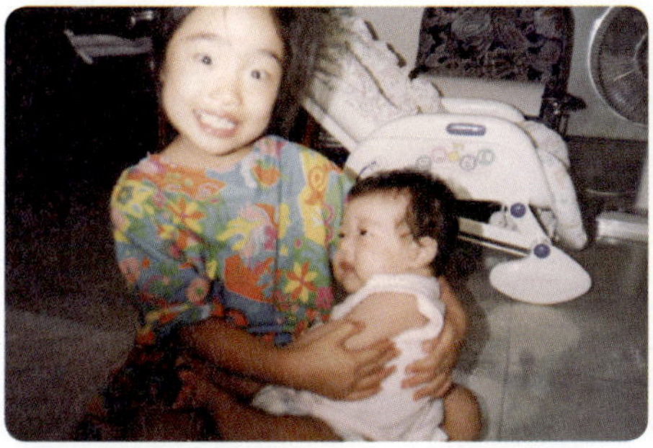

무서워하는 표정에 두려움 나타내기

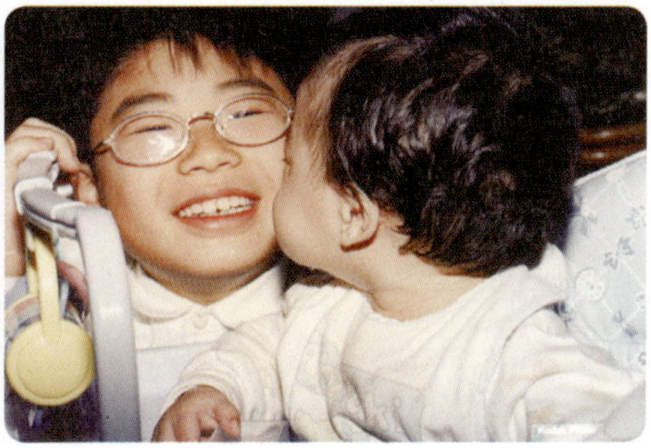

친밀감 나누기

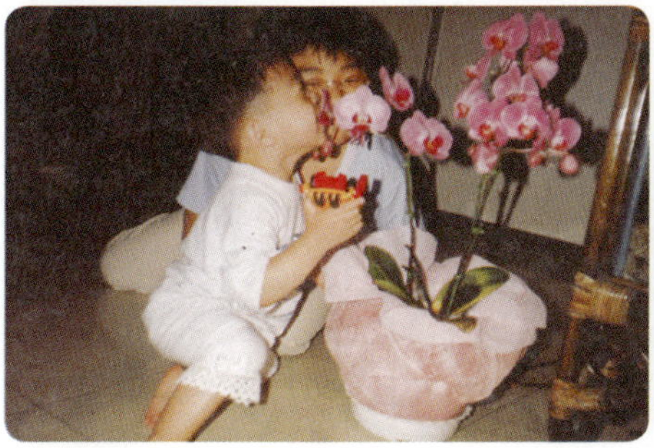

냄새 맡기

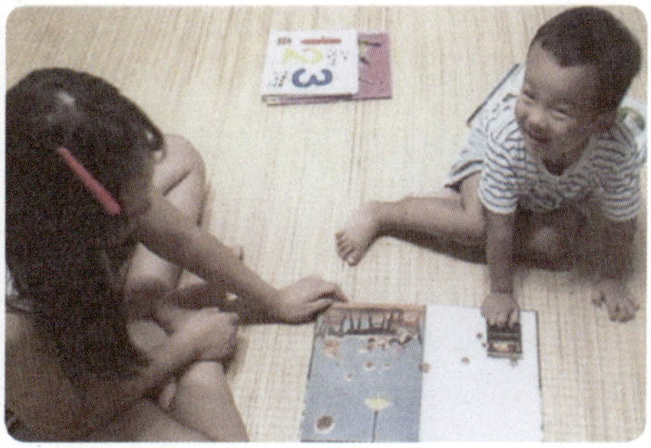

책 함께 보기

■ 0~6개월

영역별 발달		발달을 자극하는 추천 활동
시각	• 시선이 움직이는 사물을 따라 응시할 수 있다. • 작은 물체를 볼 수 있다.	영아의 시선이 대상이나 물체를 따라 움직일 수 있도록 엄마의 얼굴이나 작은 물체를 영아의 시선으로부터 왼쪽, 오른쪽, 위, 아래로 움직여 준다. – 벌 따라가기 활동: 편한 의자에 앉아 영아를 팔에 안고 손가락을 영아 주변에서 벌처럼 움직인다. 이때 영아의 눈이 벌을 따라가면, 영아를 가볍게 간지럽혀 아이에게 벌이 내려앉은 것처럼 한다. 같은 방식으로 엄마가 아이의 손가락을 벌처럼 움직일 수 있도록 하다가 엄마의 뺨에 벌이 앉은 것처럼 한다.
청각	• 큰 소리에 반응한다. • 벨 소리나 목소리가 나는 방향으로 고개를 돌린다.	– 소리를 찾아라: 딸랑이를 흔들거나 소리에 반응하는 것을 볼 수 있다. – 나는 너를 본다 / 나를 찾을 수 있니?: 이름을 불러 보게 하거나 다른 방에서 부른 뒤 영아를 찾아와 다시 부르며 반복한다.
촉각	• 다양한 촉감을 느낄 수 있다.	다양한 촉감을 느낄 수 있도록 부드러운 것, 딱딱한 것 등 여러 물건을 옆에 놓아 준다. (예 담요, 장난감 등) – 촉감 장갑: 오래된 장갑에 촉감이 다른 직물들을 붙여 느끼도록 한다.
신체	• 머리를 위로 들 수 있다. • 몸을 등부터 옆으로 굴릴 수 있다.	– 아기 에어로빅 / 몸을 돌려 아가야: 영아를 눕히고 팔을 부드럽게 올렸다 내렸다 한다. 다리 운동을 하고 영아 근처에 장난감을 두어 고개를 돌리고 잡을 수 있도록 한다.
	• 사물을 잡는다. • 한 손에서 다른 손으로 대상을 옮긴다. • 딸랑이나 블록과 같은 장난감을 잡을 수 있다. • 수저로 떠먹기, 과자 먹기	영아를 눕히고 영아의 팔을 올렸다 내렸다 해 준다. 영아의 발을 쥐고 안과 밖으로 동그랗게 움직여 준다. 영아가 가지고 놀 수 있는 최대한 다양한 종류의 장난감을 영아의 옆에 놓아 준다. – 잔디 게임: 공원 풀밭에 담요를 깔고 영아를 눕히거나 앉힌다. 풀을 뽑아 영아의 팔에 부드럽게 쓰다듬어 주거나 영아를 엎드리게 하여 풀 위에 손이 닿을 수 있게 해 준다. 이때 아이는 풀을 만지려 하며 흥미를 느낀다.

영역별 발달		발달을 자극하는 추천 활동
사회성	• 미소를 지을 수 있으며, 킥킥 소리 내어 웃을 수 있다.	영아를 항상 사랑스러운 목소리로 불러 주며 부드럽게 만져 준다. 터치는 많을수록 좋다. 수유 중에는 영아의 팔과 손이 주변을 자유롭게 탐색할 수 있도록 해 준다.
	• 거울의 모습을 보고 소리를 낸다.	– 거울 보기: 영아를 놓고 눕힌 뒤 다른 영아를 볼 수 있도록 거울을 안전하게 놓아 준다.
언어	• 다른 사람을 보면서 '꿀떡꿀떡' 소리를 낼 수 있다.	영아가 매일 할 수 있는 한 가지 단어를 선택한 후, '안녕'과 같은 단어를 이야기해 주고, 손을 흔들며 '안녕'을 여러 가지 말로 표현할 수 있음을 인지할 수 있게 도와준다.
	• 시각적 단서를 통해 단어를 이해하고 반응한다.	항상 무엇을 할지 이야기한다. (예 "안아 줄게."라고 말한 뒤 팔을 벌려 시각적 단서를 제공한다.)
	• 주변 환경에 관심을 갖고 호기심을 가진다.	– 이름 게임: 영아에게 주변 사물의 이름을 이야기한다.
	• '아하', '오호'와 같은 간단한 소리를 만들 수 있다. • 한 가지 소리를 반복적으로 말할 수 있다.	영아를 웃으며 바라보고 다양한 표정을 지어 주는 것이 좋다. 혀를 내밀고 소리를 내거나 혀를 움직이면 영아가 따라 할 수 있다. 혀 차는 소리 [ch]를 여러 차례 내 준다. 입으로 만들 수 있는 여러 가지 소리를 내 주고 영아가 따라 할 수 있도록 반복한다. – 이야기하고 안기: 신체적 접촉과 언어 자극이 같이 주어질 때 듣기, 말하기가 모두 자극되어 언어발달에 긍정적인 영향을 준다.
인지	• 자아개념 획득 – 자신의 손의 존재를 발견하고 인식한다.	영아의 손이 이리 저리로 움직일 때 "ㅇㅇ의 손이 이렇게 움직였구나." 등의 말로 격려한다. – 신체 부분 이름 맞추기 놀이: 손뿐만 아니라 영아의 다른 신체 부위도 인지할 수 있도록 도와준다. (예 기저귀 갈기나 목욕 시 신체 부분을 짚으며 설명해 준다.)
	• 2개월부터 표정을 구별할 수 있다.	– 눈을 깜빡거려요, 혀를 내밀어요: 눈을 깜빡거리며 아이에게 표정을 지어 준다. 눈뿐만 아니라 혀를 내밀면서 재미있는 소리를 지어 본다. 혀를 내밀고 집어넣기를 반복하면서 다른 소리를 만들어 보면 영아도 자신의 혀를 내밀어 보기 시작한다.

■ 6~12개월

영역별 발달		발달을 자극하는 추천 활동
감각	• 다양한 감각을 느끼고 활용할 수 있다.	– 만져 보아요: 엄마와 영아가 방해 없이 함께 놀이를 할 수 있는 조용한 장소를 찾는다. 각 소재에 영아의 손을 올려놓고 영아에게 무엇을 만지고 있는지 물어보며 "유연하다.", "부드럽다.", "시원하다." 등의 말을 해 준다. 이 놀이는 언어발달에도 적합하다.
	• 미각을 느끼고 반응할 수 있다.	– 먹어 보아요: 엄마가 영아에게 신맛이 나는 과일즙을 주며, "아이, 시다. 아이, 시다."를 반복하여 말하면서 신맛을 구별하게 한다.
	• 촉각을 느끼고 반응한다.	– 걸어 보아요: 엄마가 돌로 만들어진 길이나, 나무로 만들어진 길에서 아이와 손잡고 걸어 보면서 발로 울퉁불퉁한 느낌, 부드러운 느낌을 영아가 느껴 보도록 하며, 발바닥 지압을 해 준다.
	• 온몸으로 느끼고 경험한다.	– 굴러 보아요: 폭신한 이불, 낙엽이 쌓인 곳에서 구르며, 부드럽거나 까칠한 느낌을 온몸으로 경험하도록 한다.
신체	• 서 있는 상태에서 위아래로 움직인다. • 기대지 않고 앉는다. • 도움 없이 설 수 있다.	– 아기 에어로빅 / 구부렸다 폈다: 평평하고 푹신한 곳에 영아의 등을 대고 눕혀 준 뒤에 발과 팔, 손가락, 몸 등을 구부렸다 폈다 말하면서 움직여 준다.
	• 빨리 기어간다.	영아가 위, 아래, 주변으로 기어 다니면 주변에 대해 더 배울 수 있도록 물건을 놓고 낮은 의자에 장난감을 두고 기어서 장난감에 도달할 수 있도록 격려한다. – 탐험 놀이: 영아가 기어 다닐 수 있는 넓은 공간을 찾고 숨바꼭질 놀이를 하거나 영아가 좋아하는 장난감을 숨겨 그것을 향해 기어갈 때 다른 주변 환경을 탐험하도록 한다.
	• 엄지와 다른 손가락으로 작은 물건을 집을 수 있다.	– 떨어뜨리기 놀이: 작은 공과 빈 캔을 준비하여 영아의 손에 공을 쥐어 주고 캔에 떨어뜨려 넣을 수 있도록 놀이를 이끈다.
	• 계단을 오를 수 있다.	손잡고 계단 오르기
	• 스스로 음식을 먹을 수 있다.	– 음식점 놀이: 영아가 사용할 수 있는 간단한 도구로 음식을 먹고 마시는 연습을 한다.

영역별 발달		발달을 자극하는 추천 활동
사회성	• 엄마, 아빠의 의미를 알 수 있다.	– 이 사람은 누굴까?: 기저귀를 가는 테이블 근처 벽에 사진을 걸어 두고 영아가 기저귀를 가는 동안 그 사진들을 볼 수 있게 해 준다. 가족사진부터 시작한다. 영아가 사진을 볼 때 영아에게 "누굴 보고 있니?"라고 물어보며, 항상 사진 속 사람들의 이름을 불러 준다.
	• 돌보아 달라고 요구할 수 있다.	손을 벌려 안아 달라고 하면 "ㅇㅇ야, 안아 달라고, 엄마 안아 주세요~라고 얘기하자."라고 말한다.
언어	• 높고 낮은 다른 다양한 소리에 반응한다.	영아가 서로 다른 소리를 인지할 수 있도록 다양한 소리를 들려주고 소리의 이름을 말할 때 그 소리가 나는 곳을 가리켜 준다. (예 새소리, 비행기 소리, 현관문 벨 소리 등)
	• 친숙한 단어를 인식하고 점차적으로 반응할 수 있다. • 어떤 단어와 행동에 관심을 보인다.	– 칙칙폭폭 재미있는 말 놀이: 같은 단어를 반복해서 말하면 새 단어에 주의를 기울여 단어를 '형성'하게 되기 때문에 같은 단어를 몇 개의 문장 안에서 사용한다.
	• 동물 소리를 흉내 낼 수 있다.	– 이 동물은 무엇일까?: 동물 사진을 걸어 주고 영아에게 동물의 이름과 그 동물이 어떤 울음소리를 내는지 물어본다. – 살금살금: 부모의 손가락으로 영아의 팔을 타고 올라가며 동물의 울음소리를 반복해서 흉내 내 들려준다.
	• 정확하게 첫 단어를 이야기할 수 있으며, 두 음절을 조합할 수 있다.	– 전화기 놀이: 전화기에 대고 말하며 따라 하는지 보거나 단어를 말해 볼 수 있도록 유도해 준다.
인지	• 대상영속성을 획득할 수 있다.	– 까꿍 놀이: 영아가 엄마를 보고 있을 동안 방 밖으로 나갔다가 다시 방 안으로 들어오며 활기찬 목소리로 "까꿍" 해 준다. 이 놀이는 영아에게 신뢰를 가르쳐 준다. 혹은 냅킨을 활용하거나 상자에 물건을 넣어 활용할 수도 있다.
	• 의사표현을 몸으로 나타낼 수 있다.	– 크래커 놀이: 크래커를 한입 베어 물고, 영아에게 한입 준다. 크래커를 작은 조각으로 부수고 한 조각을 집어 먹으며, 영아가 똑같이 행동하도록 격려해 준다. 영아가 크래커를 되찾기 위해 뚜껑을 벗기도록 한다. – 마카로니 놀이: 영아에게 어떻게 마카로니를 움직이는지를 보여 주고, 그것을 집고, 흔들고, 질감에 대해 말해 준다. 몇 개의 마카로니를 서로 붙인 후 영아에게 그것들을 서로 떼어내 보도록 한다.

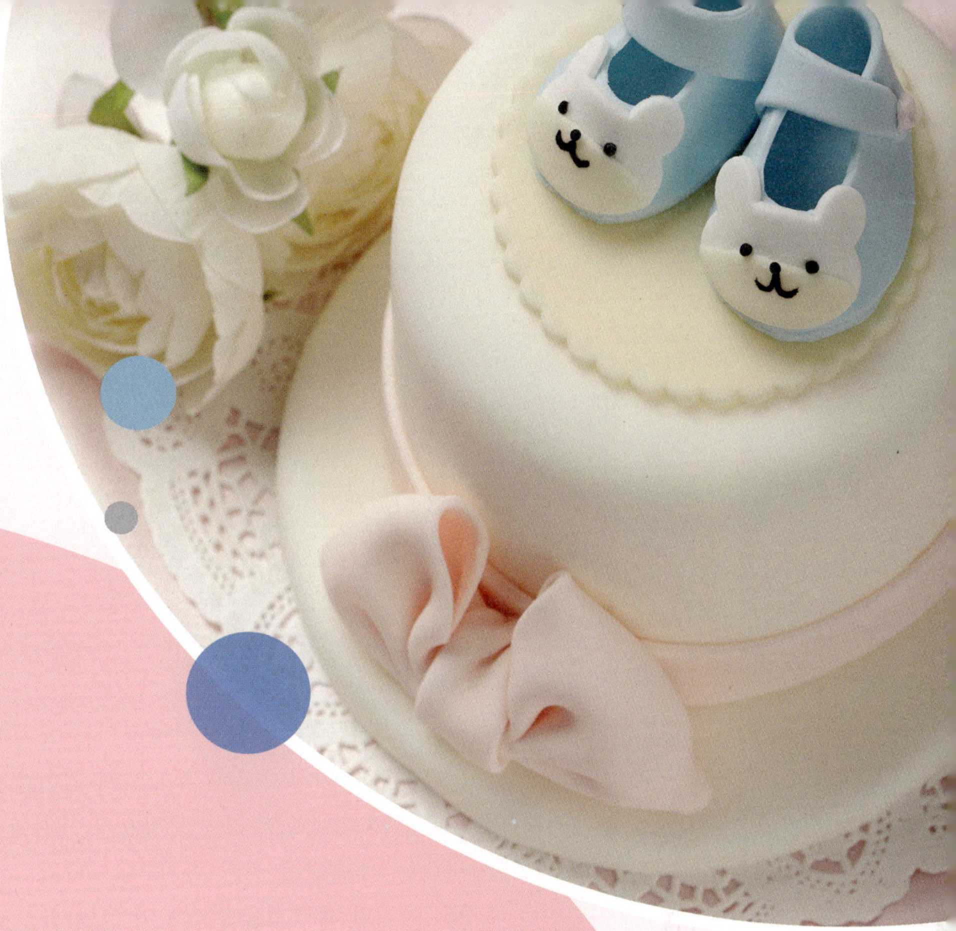

3

그림책과 놀이

1. 그림책으로 여는 태교 놀이
2. 그림책으로 시작하는 영영아 놀이
3. 그림책으로 성장하는 영아 놀이

1 그림책으로 여는 태교 놀이

1) 탄생에 대한 기쁨과 축복

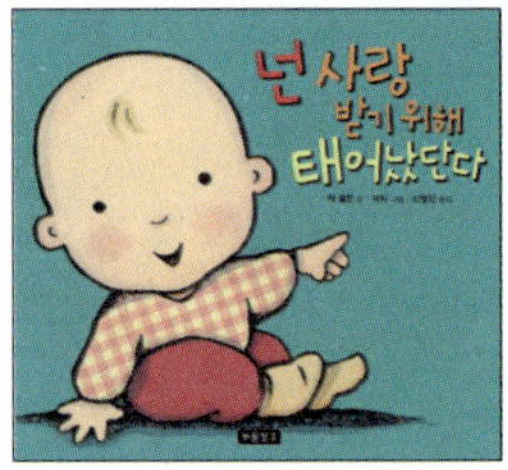

제목	넌 사랑받기 위해 태어났단다
글 / 그림	릭 월튼 / 캐롤라인 제인 처치 / 신형건 옮김
출판사	보물창고(2011)
주제	탄생에 대한 기쁨과 축복
특징	아기의 탄생은 커다란 축복이지요. 사랑스러운 아기가 우리의 곁으로 온 그 순간부터 아기를 사랑으로 키우기 위해 부모로서 최선을 다하게 됩니다. 아기의 모든 것이 사랑스럽게 느껴지고, 우리는 사랑으로 아기를 안아 주고 놀아 주기도 하며, 아기가 자라나는 매 순간을 지켜보기도 합니다. 특별한 배경은 없지만 배경색을 달리하여 상황마다 아기의 모습에 초점 맞추어 보게 되어요. 원색이 아닌 파스텔톤의 색을 사용하고 있어서 아기를 얻은 가족이 느끼게 될 따스한 분위기를 전달하기에 충분하다고 봅니다. 따라서 읽어 주는 데 그치지 않고 지면에서 보이는 다양한 아기와의 놀이 상황을 우리 아기와도 해 볼 수 있겠지요. 놀면서 읽고 사랑을 표시하며 읽고 교감하면서 읽을 수 있는 기회를 가져 보세요.
읽고 활동하기	
활동명	이유식 만들기

활동방법	* 초기 이유식- 쌀미음 | 재료 | 쌀 15g, 물 200mL ① 쌀을 깨끗이 씻어서 최소 30분 이상 불린다. ② 불린 쌀과 물 50mL를 넣고 믹서기에 간다. (알갱이 가 거의 없을 정도) ③ 냄비에 물 150mL와 쌀 간 것을 함께 넣고 끓인다. ④ 10분 정도 끓인 후 체에 밭쳐 건더기를 걸러 낸다. 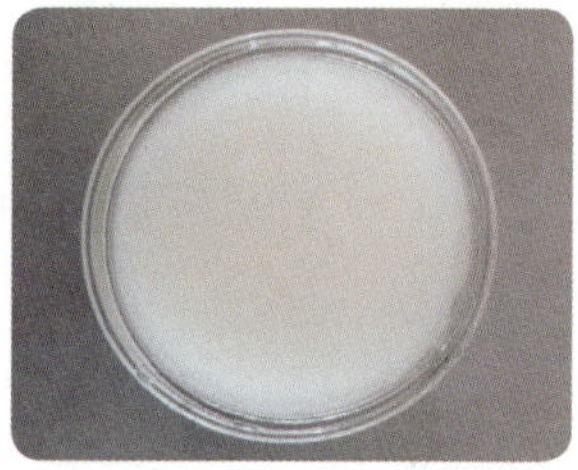 ** 중기 이유식- 소고기 시금치죽 | 재료 | 쌀 50g, 소고기 30g, 시금치 잎 30g, 당근 30g, 육수 400mL ① 당근과 시금치는 물에 데쳐 낸다. ② 야채를 데친 물에 소고기를 삶는다. ③ 소고기는 절구에 넣어 빻고 당근과 시금치는 잘게 다진다. ④ 불린 쌀은 믹서에 거칠게 갈아 준비한다. ⑤ 쌀과 육수, 소고기를 넣어 보글보글 끓어 오르면 당근과 시금치를 넣어 5분 정도 더 끓인다. 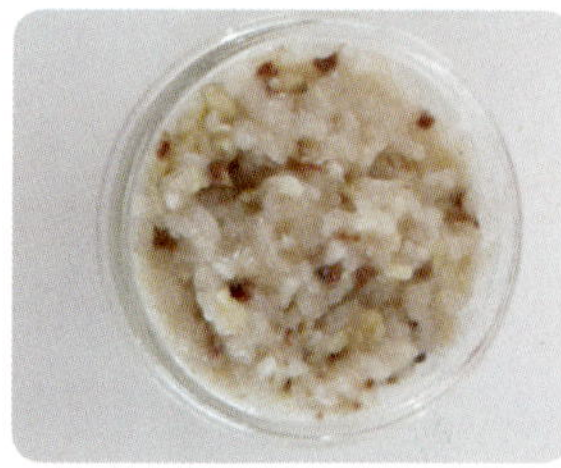 *** 후기 이유식- 멸치 계란 주먹밥 | 재료 | 멸치 15g, 계란 노른자 1개, 김, 진밥 ① 멸치를 물에 불린 후 팬에 볶아 잘게 다진다. ② 계란 노른자로 지단을 부쳐 잘게 다진다. ③ 다진 멸치와 계란 노른자를 밥과 섞어 작고 동그랗게 뭉친다. 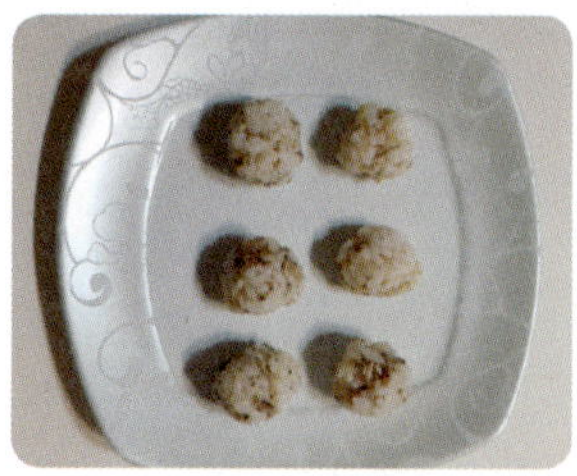

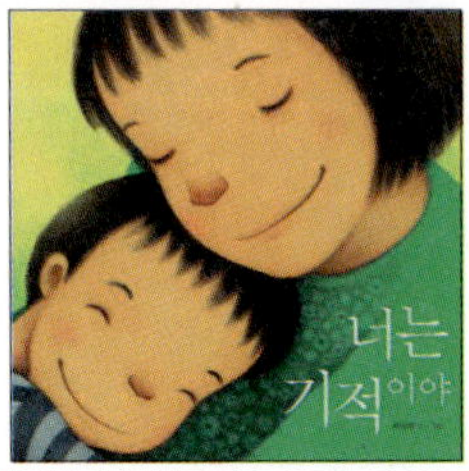

제목	너는 기적이야
글 / 그림	최숙희
출판사	책읽는곰(2010)
주제	탄생에 대한 기쁨과 축복
특징	아기가 우리에게 온 것은 그 자체로 기적이라고 할 수 있겠지요. 속표지의 임신한 엄마를 묘사한 파란 그림자는 이 세상의 사랑을 온몸으로 품은 듯한 분위기를 나타냅니다. 아기를 태안에 품는다는 것은 이 세상 만물과 교감하며 사랑을 품는 것과 같아요. 이내 첫 지면에서는 아주 작고 미약하지만 어둠을 밝혀 줄 만큼 환한 빛을 뿜으며 이 세상으로 내려오는 아기를 보여 주고 있어요. 이 세상 모든 것이 아기의 탄생을 기다리는 가운데 그 아기가 나에게로 오는 기적을 낳았다는 것이겠지요. 아기는 자라나면서 우리에게 행복을 안겨 주었고, 그 무엇과도 바꿀 수 없는 선물임을 우리는 알게 됩니다. 모든 지면을 통해 이 세상 모든 어머니가 사랑하는 아이의 성장을 바라보며 아이에게 하고픈 이야기들을 담아내고 있습니다.
읽고 활동하기	
활동명	배 속의 아기에게 시 읽어 주기
활동방법	• 매일 밤 배 속의 아기에게 엄마의 사랑을 표현할 수 있는 시를 읽어 주며 아기와 소통해 보세요. 시를 읽어 주다 보면 자연스럽게 아기를 위한 시를 스스로 짓는 내 모습도 볼 수 있게 될 거예요.

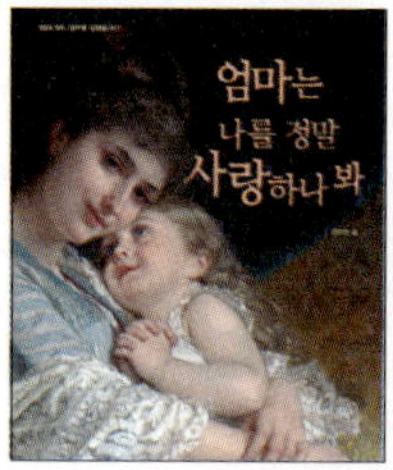

제목	엄마는 나를 정말 사랑하나 봐
글 / 그림	김이연
출판사	정글짐북스(2014)
주제	탄생에 대한 기쁨과 축복
특징	아기는 사랑을 먹고 큰다는 말이 있지요? 아기가 자라면서 가장 오래도록 머무는 곳은 엄마의 품이 아닐까 합니다. 아기는 엄마 품에 있을 때 충분한 사랑을 받고 있다고 느낄 수 있을 거예요. 이러한 사실은 동서고금을 통해서도 알 수 있답니다. 『엄마는 나를 정말 사랑하나 봐』는 명화 속에서 엄마와 아이가 함께 교감하고 있는 장면을 모두 모아 구성하였어요. 엄마 품에 폭 안겨 있는 모습, 젖 먹는 모습, 잠자는 모습, 어리광 피우는 모습 등 엄마를 바라보며, 편안한 시간을 보내고 있는 아기의 모습을 보고 있노라면 절로 미소짓게 됩니다. 명화라는 예술작품을 감상하면서 여유로운 시간과 심리적 안정을 제공해 주며, 더불어 '나는 어떤 엄마가 될 수 있을까?' 하는 생각에 잠기는 시간을 갖게 합니다.
읽고 활동하기	
활동명	명화 감상하기
활동방법	• 명화를 보며 마음에 드는 명화 작품을 골라 보세요. 종이 한 면에 그림을 붙인 후 이 그림이 왜 마음에 들었는지, 나는 어떤 엄마가 되고 싶은지 이야기해 보며 아기에게 편지를 써 보는 건 어떨까요? 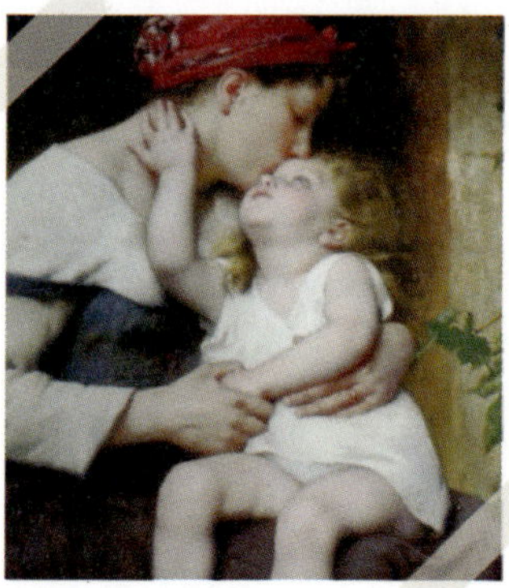 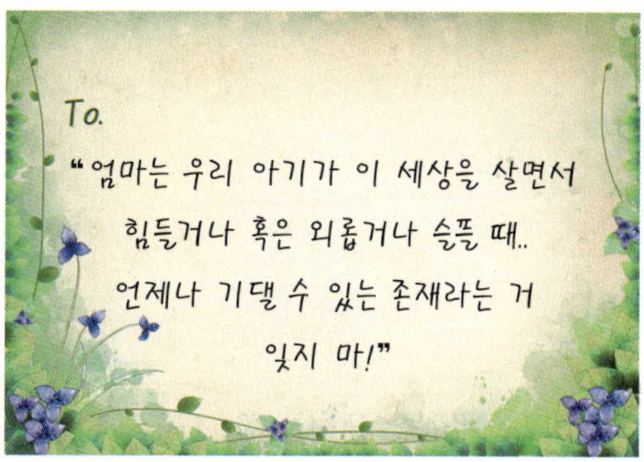

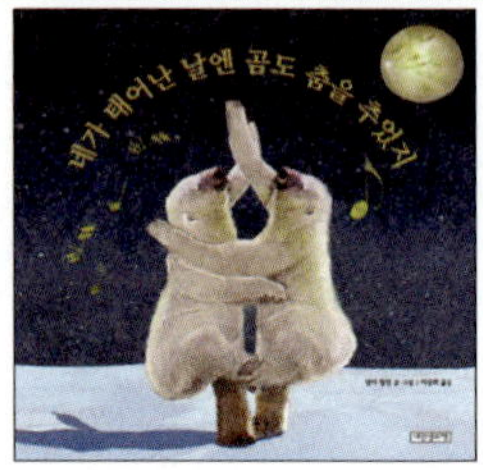

제목	네가 태어난 날엔 곰도 춤을 추었지
글 / 그림	낸시 틸먼 / 이상희 옮김
출판사	내인생의책(2009)
주제	탄생에 대한 기쁨과 축복
특징	아기가 태어난 날, 밤하늘을 밝혀 준 보름달은 별과 함께 환하게 미소지으며 아기를 내려다봅니다. 이 세상에서 가장 어여쁜 아기라며 속삭이는 바람 소리를 전하고 있습니다. 바람은 아기의 이름을 이 세상 구석구석까지 전하고, 아기의 탄생을 온 세상이 기뻐하며 반겨 주고 있음을 보여 주고 있어요. 하늘과 땅, 육지와 바다 그 어느 곳에서든 아기의 탄생에 기뻐하고 축복해 주고 있어요. 그림은 고요하고 잔잔하게 축하하고 있는 동물들을 보여 주며 보는 이로 하여금 축복의 분위기를 느끼기에 충분하답니다. 엄마가 됨을 축복해 주고 기뻐해 주고 있는 『네가 태어난 날엔 곰도 춤을 추었지』는 알 수 없는 미래에 대한 불안했던 마음에 위로를 건네는 듯합니다.
읽고 활동하기	
활동명	포트폴리오 만들기
활동방법	• 아이가 태어나길 기다렸던 사람, 또는 아이가 태어났을 때 만날 수 있는 분들의 사진을 찍어 소개하는 사진 포트폴리오를 만들어 보세요. 아기가 자라서 '이렇게 많은 분이 나를 기다렸구나.' 하고 느낄 거에요.

활동방법

포트폴리오 만들기

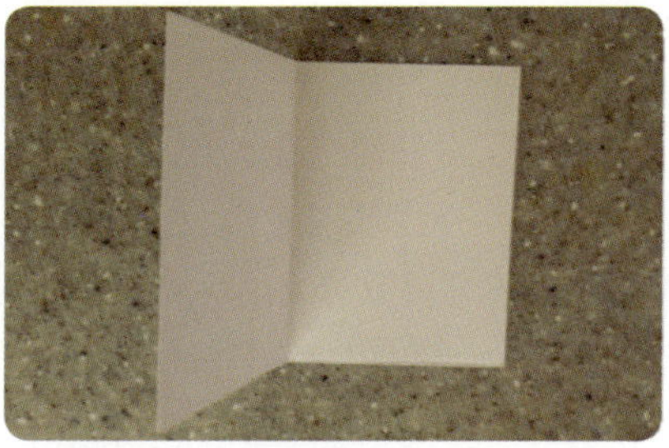

① 종이를 반으로 접는다.

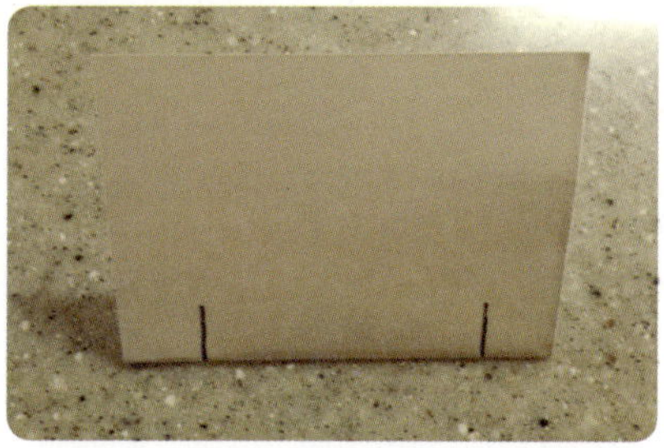

② 두 개의 선을 그려 가위로 오린다.

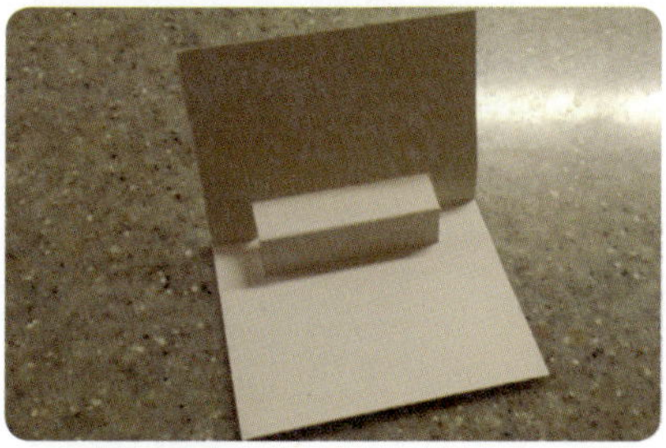

③ 자른 부분을 안쪽으로 접어 넣는다.

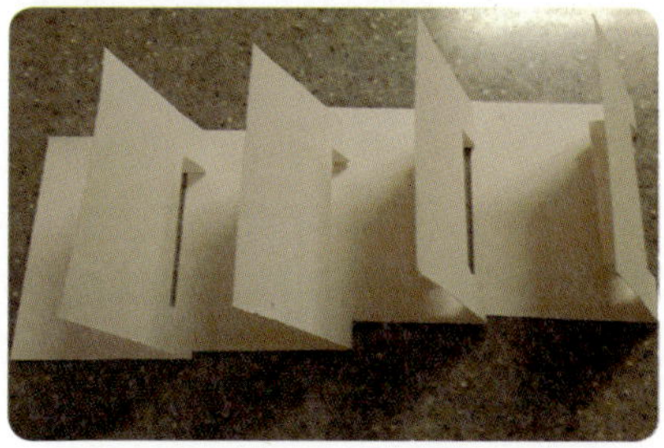

④ 같은 방법으로 여러 장 만든다.

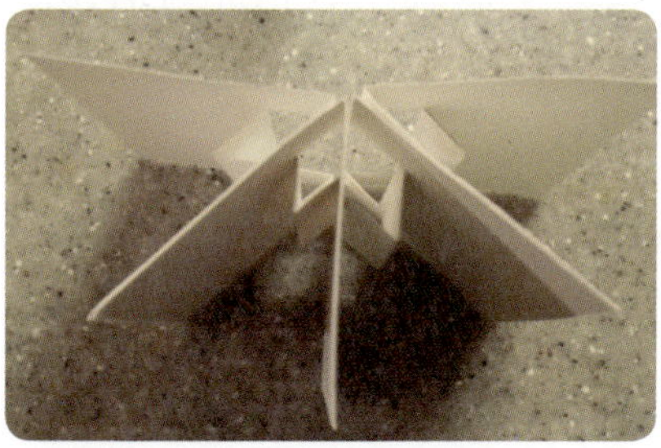

⑤ 한쪽 면에 풀칠을 하여 연결하여 붙인다.

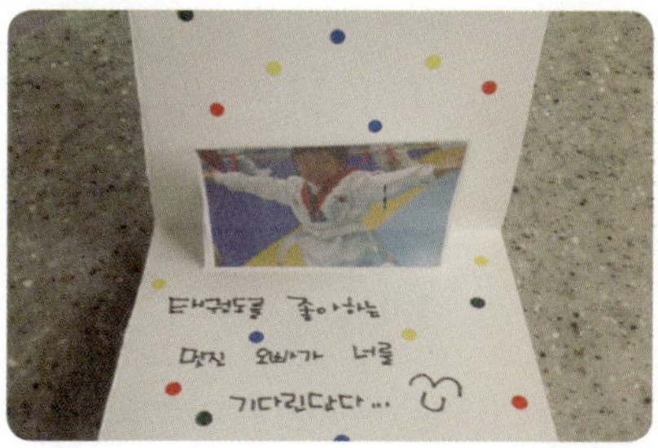
태권도를 좋아하는
멋진 오빠가 너를
기다린단다...

⑥ 안쪽으로 접은 부분에 사진을 붙이고 글을 적는다.

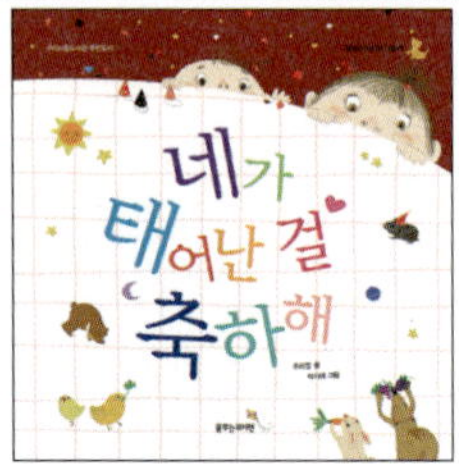

제목	네가 태어난 걸 축하해
글 / 그림	주하정 / 박지애
출판사	꿈꾸는꼬리연(2013)
주제	탄생에 대한 기쁨과 축복
특징	18일을 기다려 새끼를 낳는 엄마 햄스터, 114일을 기다려 새끼를 낳는 엄마 돼지의 모습 등에서 엄마가 아기를 품고 있는 나날의 길이와는 무관하게 아기를 향한 엄마의 사랑이 느껴집니다. 280일 동안 기다려 사랑스러운 아이가 태어나게 하는 우리 엄마들도 다르지 않겠지요. 『네가 태어난 걸 축하해』는 저마다의 어미 동물이 길든 짧든 아기를 배 속에 품고 기다린 끝에 새 생명을 세상에 태어나게 한다는 것을 보여 주고 있어요. 어미는 소중하게 아기를 쓰다듬고 핥으며 사랑을 표현해 줍니다. 『네가 태어난 걸 축하해』는 이 세상 모든 엄마들이 소중한 아기를 기다리는 것이 얼마나 기쁘고 행복한 것인지 느끼게 하는 기회를 주는 듯합니다.
읽고 활동하기 1	
활동명	베이비 마사지 배우기
활동방법	• 신생아는 밤에 잠자기 힘든 경우가 많답니다. 아기가 편안한 밤을 보낼 수 있도록 베이비 마사지 배워 보세요. 작은 인형으로 따라 해 보세요. 〈베이비 마사지 방법〉 - 엄마 손에 적당량의 오일을 발라 손바닥을 비벼 오일을 따뜻하게 한다. - 아기에게 "엄마가 마사지해 줄게~" 하며 허락을 받는다. * 배 마사지 ① 엄마의 손을 아기의 배 위에 올려놓고 배를 따듯하게 해 준다. ② 엄마의 손바닥으로 아기의 배꼽을 중심으로 시계 방향으로 돌려 문질러 준다. ③ I LOVE YOU 그리기 - I : 아기의 배 위에서 아래로 문질러 주며 I를 그린다. - L : 아기의 배꼽 위쪽, 왼쪽에서 오른쪽으로 문지르고, 배 오른쪽 위에서 아래로 내려 문질러 준다. (엄마 쪽에서 봤을 땐 ㄱ모양이다.) - U : 아기의 배꼽을 중심으로 시계 방향으로 원을 그리듯이 U자 모양으로 문질러 준다. (엄마 쪽에서 봤을 땐 U모양이다.)

활동방법	⁑ 다리 마사지 ① 아기의 오른쪽 다리를 들어 왼손으로 받쳐 들고 오른손으로 엉덩이에서부터 발목까지 쓸어내려 준다. ② 엄마 손을 바꾸어 왼손으로 아기 사타구니 부분을 문질러 주고 발목 쪽으로 쓸어내려 준다. ③ 아기의 허벅지와 종아리를 두 손으로 비벼 준다. ④ 발바닥은 엄지손가락으로 뒤꿈치부터 발가락으로 쓸어 올려 문질러 주고 발바닥을 손가락으로 눌러 지압해 준다. ⑤ 발가락은 손가락으로 동글동글 마사지 후 발가락을 살살 하나씩 잡아당긴다. ⑥ 발등은 발가락에서 발목 방향으로 쓸어내려 준다. ⑦ 종아리부터 허벅지까지 발목 쪽에서 엉덩이 쪽으로 쓸어 올려 문질러 준다. ☞ 팔 마사지도 다리 마사지 방법과 같다.
읽고 활동하기 2	
활동명	사랑의 교감을 나누어 보아요
활동자료	아기의 기다림을 나타내는 사진이나 물건, 아기와의 첫 만남을 보여 주는 사진
활동방법	• 임신 기간 중 아기를 기다리며 무엇을 하였는지 이야기 나눈다. - 아기가 태어나기를 기다리며 예비 엄마는 무엇을 하셨나요? • 아기의 기다림을 보여 줄 수 있는 물건 혹은 사진을 보물함에 넣는다. 예) 뜨개질 양말, 아이용품 모음, 만삭 사진 등 • 아기가 태어났을 때 아이와의 첫 만남을 보여 주는 것을 사진으로 담아 본다. • 사진 혹은 물건을 보물 상자 안에 넣은 후 태어난 아이에게 소개하며, "태어나 줘서 고마워. 그리고 축하해."라고 감사의 말을 속삭여 준다.
활동사진	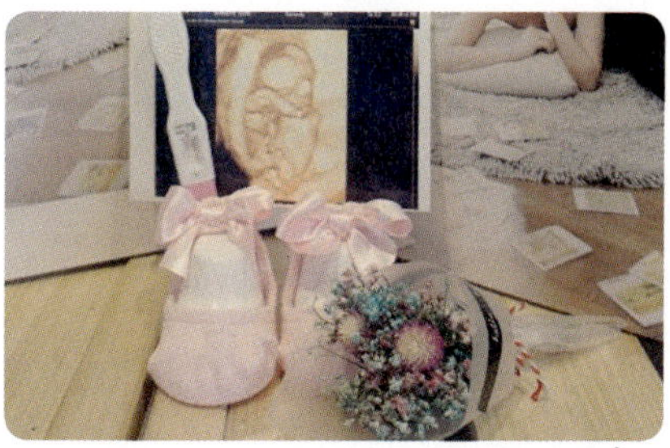 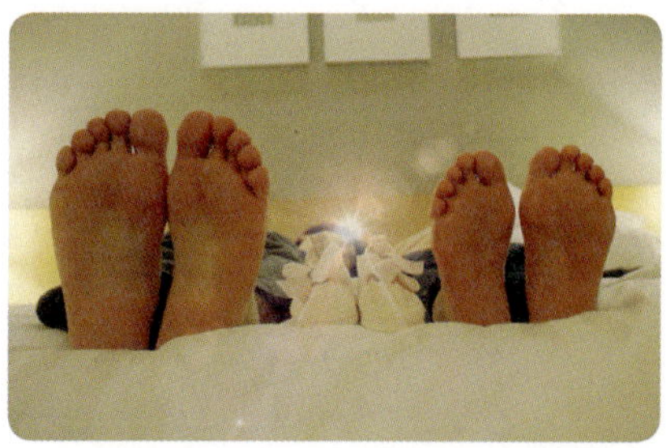

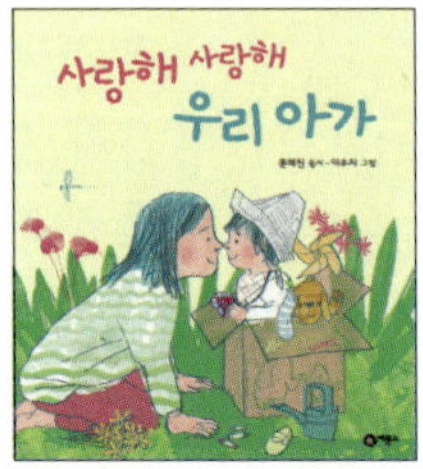

제목	사랑해 사랑해 우리 아가
글 / 그림	문혜진 / 이수지
출판사	비룡소(2013)
주제	탄생에 대한 기쁨과 축복
특징	세상에 태어난 우리 아기는 매일매일 새로운 모습으로 무럭무럭 자라나지요. 엄마는 아기가 자라나는 매 순간을 가슴에 담아내려 합니다. 아기를 향하는 엄마의 손길, 냄새, 소리, 느낌 등 오감으로 느껴지는 우리 아기를 표현하기에는 우리말만큼 적절한 것이 없지요. 글을 쓴 문혜진 작가는 다양한 의성어와 의태어를 사용하여 엄마와 아기 사이에 오가는 교감을 재미있게 표현하고 있어요. 그림을 그린 이수지 작가는 자극적이지 않은 색감과 선을 사용하여 글귀가 묘사하고 있는 상황을 따뜻하게 보여 주고 있답니다.
읽고 활동하기	
활동명	아기에게 도움이 되는 말 9가지
활동방법	• 엄마는 수다쟁이여야 한다는 말이 있지요? 아기의 정서 발달과 언어발달에 도움을 줄 수 있는 부모의 언어를 배워 아기에게 도움이 되는 말들을 배워 보세요. • 누가 뭐래도 넌 내게 가장 소중해! • 그래도 난 널 사랑해! • 너 때문에 얼마나 행복한지 몰라. 고마워! • 엄청 기대가 된다. 넌 할 수 있어! • 정말 잘했어. 너무너무 기특해! • 오늘 뭐 했어? 힘든 일은 없었어? • 누가 뭐래도, 난 너를 믿어! • 그래도 괜찮아. 다음에 잘하면 되지! • 공부도 좋지만, 더 소중한 게 있어! 추천 도서 - 행복한 자녀로 키우는 9가지 사랑의 언어 김병태 저 / 브니엘(2014)

<table>
<tr><td>제목</td><td>가족은 꼬옥 안아 주는 거야</td><td rowspan="4">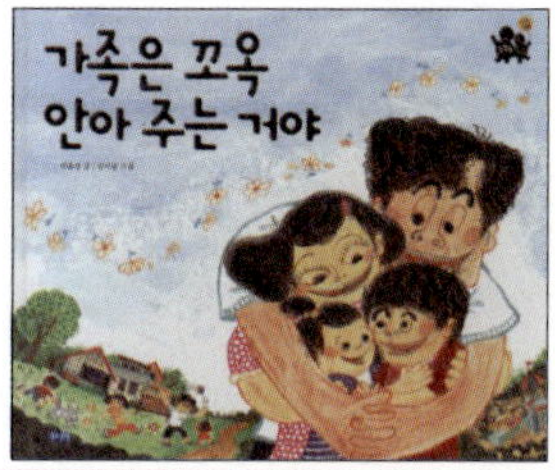</td></tr>
<tr><td>글 / 그림</td><td>박윤경 / 김이랑</td></tr>
<tr><td>출판사</td><td>웅진주니어(2011)</td></tr>
<tr><td>주제</td><td>탄생에 대한 기쁨과 축복</td></tr>
<tr><td>특징</td><td colspan="2">남녀가 만나 결혼을 하고 아기를 낳으면 엄마와 아빠라는 이름으로 서로 엮여 아기와 함께 가족을 이루지요. 가족이란 무엇일까요? 박윤경이 글을 쓰고 김이랑이 그림을 그린 『가족은 꼬옥 안아 주는 거야』는 이에 대한 답을 주려고 합니다.
아빠와 엄마의 만남부터 아기의 탄생, 가족끼리 닮아 가는 모습, 추억 만들기, 동생의 탄생 등 가족이 겪는 많은 일을 책에 담아내고 있어요. 슬픔도 기쁨도 나누는 가족의 모습을 보며 이제 엄마, 아빠가 되는 분들에게 가족의 의미를 다시 한번 새겨볼 수 있는 시간을 주고 있습니다.</td></tr>
<tr><td colspan="3">읽고 활동하기</td></tr>
<tr><td>활동명</td><td colspan="2">가족의 의미 알아보기</td></tr>
<tr><td>활동방법</td><td colspan="2">• 우리 가족은 무엇일까요? 아빠와 함께 혹은 자녀와 ‘우리 가족은 ○○이야.’ 하고 생각해 보세요. 가족이 똘똘 뭉칠 수 있는 기회가 될 수 있을 거예요.
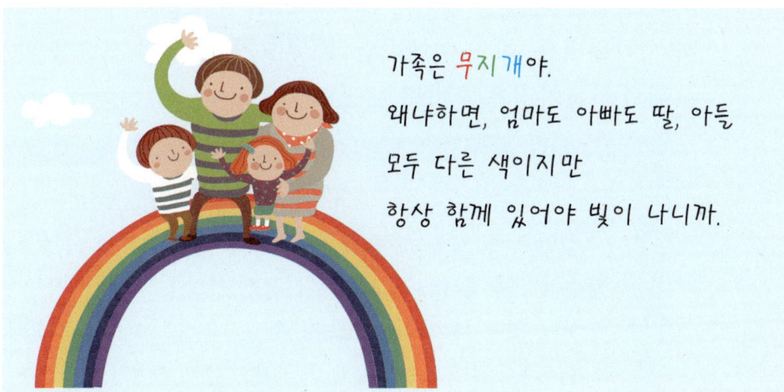
</td></tr>
</table>

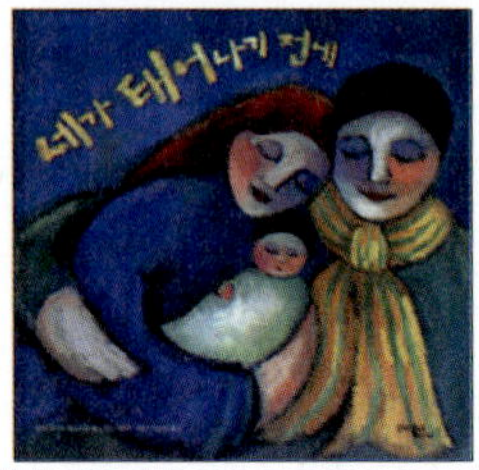

제목	네가 태어나기 전에
글 / 그림	낸시 화이트 칼스트롬 / 린다 새포트 / 이상희 옮김
출판사	문학동네어린이(2006)
주제	탄생에 대한 기쁨과 축복
특징	태안에 아기가 들어오는 순간 남자와 여자는 아빠와 엄마가 되지요. 그리고 기다립니다. 이 기다림은 두 사람을 몸과 마음을 바꾸어 놓습니다. 세상을 보는 눈도 달라지지요. 『네가 태어나기 전에』는 아기를 기다리는 부모의 마음을 보여 주고 있어요. 그림에서 보여 주는 강렬한 색감과 선은 아기를 기다리는 부모의 마음, 그리고 아기가 태어난 후 전하는 이 세상의 축복을 그리고 있는 듯합니다. 글은 부모의 관점에서 1인칭으로 속삭입니다. 아기가 태어나기 전 부모의 기다림과 이 세상 모든 것의 기다림을 전하기도 하고, 태어난 후 아기의 탄생에 대한 축하의 목소리를 대신 전하고 있어요.
읽고 활동하기	
활동명	부모가 된 나의 마음가짐 적어 보기
활동방법	• 아가씨였던 내가 엄마가 되면 어떤 것들이 바뀌게 될까요? 엄마가 되어 바뀐 나의 모습을 본다면 산후 우울증을 조금이라도 이겨낼 수 있는 힘이 되지 않을까 생각되네요. 아기가 태어난 후 부모가 된 나의 모습을 자세히 적어 보아 부모됨의 마음가짐을 준비해 보세요. 엄마가 된 나의 모습 엄마가 된 나는 먼저 일을 쉬어야겠지. 신생아인 너에게 4시간에 한번씩 젖을 물려야 하고 하루의 절반 이상을 쌔근쌔근 자는 너의 모습을 보며 정말 내 아기가 맞는지 확인하고 숨은 쉬는지 코 끝에 손을 대보며 너무나 행복함을 느끼게 될 거야. 네가 사용한 손수건과 네가 입었던 옷을 조물조물 빨며, 우리 아기가 언제 자랄까 궁금해하기도 할거야. 네가 잠든 동안 조용조용 청소도 하고 일어나면 품에 안고 사랑한다고 이야기도 많이 해 줄게..

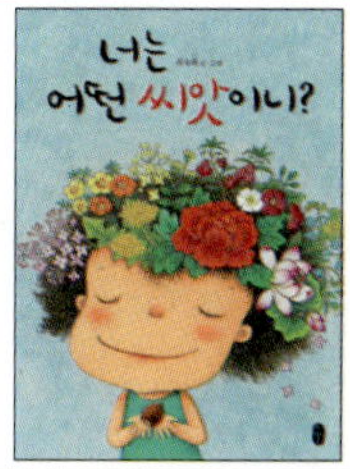

제목	너는 어떤 씨앗이니?
글 / 그림	최숙희
출판사	책읽는곰(2013)
주제	탄생에 대한 기쁨과 축복
특징	엄마는 항상 궁금합니다. 우리 아기가 나중에 커서 어떤 사람이 될까. 그래서 아이들을 꽃에 비유하여 이야기하곤 합니다. 꽃마다 꽃피우는 시기도 다르고 그 모습도 다른 만큼 우리 아이들도 자기만의 시간과 향기를 지니고 있는 꽃이라는 것이지요. 아이들은 무궁한 가능성을 품고 있는 씨앗입니다. 간결한 언어를 사용하여 여자아이건 남자아이건 크건 작건 간에 자신의 꽃을 품고 있는 씨앗으로서 우리 아이들을 상상하게 만듭니다.
읽고 활동하기	
활동명	씨앗과 꽃 그림 감상하기
활동자료	아기의 기다림을 나타내는 사진 혹은 물건, 아기와의 첫 만남을 보여 주는 사진
활동방법	• 다양한 꽃과 씨앗의 그림을 감상한다. - 여기 어떤 꽃 사진들이 있나요? - 이 중 어떤 꽃이 가장 마음에 드나요? • 꽃의 특징과 꽃말에 대해 알아본다. 예) 나팔꽃 - 기쁨 · 결속 / 데이지 - 평화 · 순진 · 미인 등 • 아기가 어떤 꽃을 닮았으면 좋겠는지 생각하며, 다양한 꽃 사진을 찾아본다. • 우리 아기와 닮았으면 하는 점에 대해 간단한 글을 적으며, '우리 아기 꽃 그림책'을 만든다.
활동사진	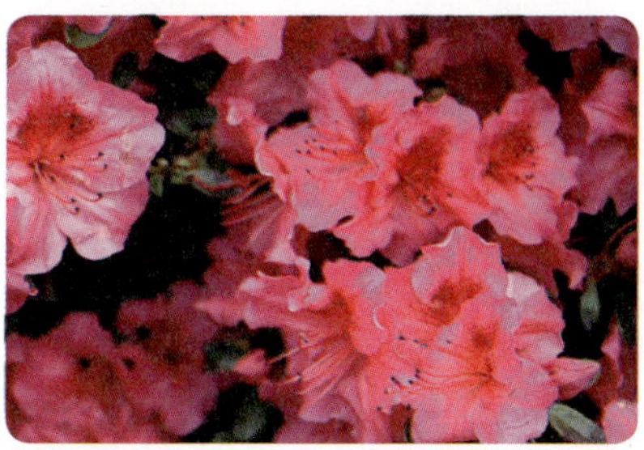 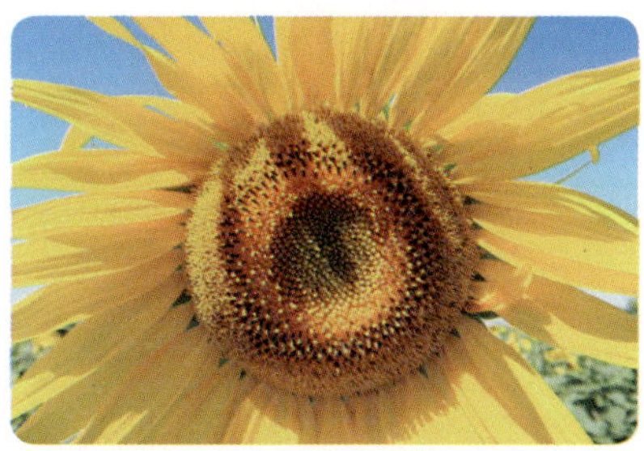

제목	알과 암탉	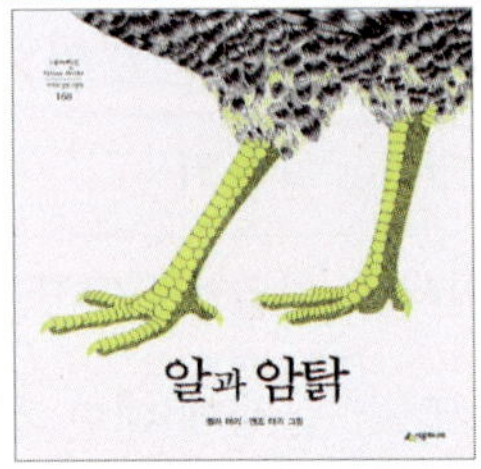
글 / 그림	엘라 마리 / 엔조 마리	
출판사	시공주니어(2006)	
주제	탄생에 대한 기쁨과 축복	
특징	암탉이 알을 낳을 준비를 합니다. 제일 먼저 알을 낳아 품어야 하니 둥지를 만들어야겠지요. 암탉은 알을 따뜻하게 품어 주기 위하여 깃털을 준비합니다. 주변에 떨어진 수많은 깃털을 마다하고 아픔을 감내하고 자신의 몸에서 털을 뽑아 아기를 위한 둥지를 준비합니다. 아기를 생각하는 엄마의 마음이 느껴지네요. 엄마는 매일 매일 알을 품으며 아기가 잘 자라나 세상 밖으로 나오기를 기다립니다. 알 속에서는 열심히 성장하는 새끼의 모습을 검은 배경으로 보여 줍니다. 새끼가 세상 밖으로 나오면 어미 닭은 병아리가 건강하게 자랄 수 있도록 안전한 보금자리가 되고 스스로 먹이를 찾을 수 있도록 주변에서 조력자 역할을 합니다. 이렇듯 엄마는 아기를 건강하게 세상 밖으로 나오게도 하지만 연약한 아기가 건강하게 자랄 수 있도록 끊임없이 가르치기도 합니다. 글은 없지만 어미 닭이 알을 품고 부화한 병아리가 자라는 것을 주변에서 지켜주며 성장을 돕는 모든 과정을 세밀한 그림으로 시간의 흐름에 따라 흘러가듯 보여 줍니다. 어미 닭의 새끼를 향한 보살핌을 보며 이 세상 모든 어머니의 아기를 향한 마음을 느끼게 됩니다.	
읽고 활동하기		
활동명	친정엄마에게 편지 쓰기	
활동방법	• 엄마가 되면 부모님의 진정한 사랑을 느낄 수 있다고들 하죠? 엄마가 된 내가 친정엄마에게 편지를 쓰다 보면 부모의 감사함을 다시 한번 느낄 수 있을 거예요. 편지를 쓰며 배 속의 아기와도 모정을 느껴 보세요.	

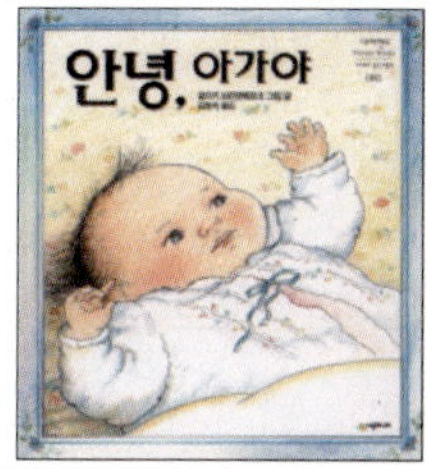

제목	안녕, 아가야
글 / 그림	알리키 브란덴베르크 / 김명숙 옮김
출판사	시공주니어(1998)
주제	탄생에 대한 기쁨과 축복
특징	아기는 마음만으로 키울 수 있는 것이 아니겠지요? 엄마는 아기를 먹이고 재우고 씻기며 건강하게 키우려는 노력을 기울입니다. 여기에 그치지 않고 엄마는 아기와 함께 산책하는 순간에도 이 세상 많은 것들을 보여 주고 들려주고 느낄 수 있도록 하고 싶을 거예요. 『안녕, 아가야』는 따뜻한 색감의 그림을 통해 아기와 엄마의 일상을 보여 주며, 엄마가 아가에게 말하듯 포근한 어투로 말을 건네고 있어요. 말하듯 쓰인 글이 잘 어울려 아기에게 선물해 주기 좋은 그림책입니다.
읽고 활동하기	
활동명	육아일기 쓰기
활동방법	• 아기에게 육아일기를 써서 책을 만들어 주세요. **Tip** 100일 동안 빠짐없이 육아일기를 작성할 경우 육아일기를 무료로 출판해 주는 곳도 있답니다. (www.momsdiary.co.kr) 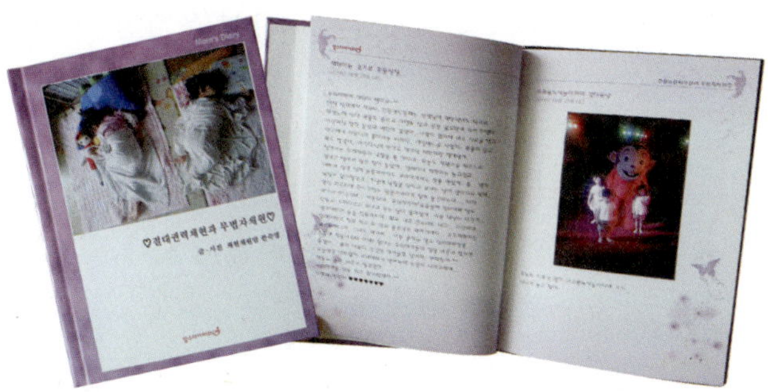

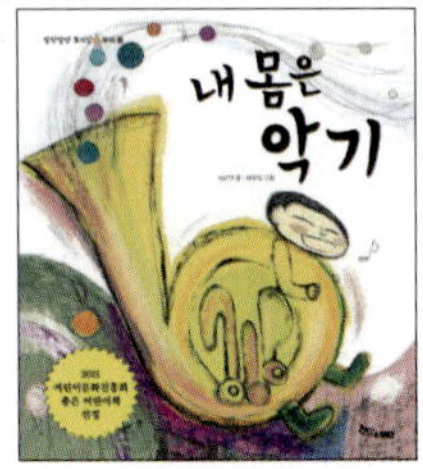

제목	내 몸은 악기
글 / 그림	서선연 / 배유정
출판사	한솔수북(2010)
주제	탄생에 대한 기쁨과 축복
특징	아기에게 자신의 몸은 신기한 탐색의 대상이 됩니다. 그래서 아기는 배꼽도 만져 보고 콧구멍에 손가락을 집어넣어 보면서 즐거워합니다. 이러한 몸을 악기에 비유하며 몸에서 나는 다양한 소리를 의성어와 의태어로 나타내고 있습니다. 하품하는 소리, 온몸에 피가 흐르는 소리, 음식물이 소화되는 소리, 침 넘어가는 소리까지. 다양한 소리를 보여 주고 있네요. 세밀한 선과 따스한 색채를 사용하기보다 거친 선을 통해 소리를 나타내는 데 중점을 두어 아기가 글에 관심을 갖게 하여 내 몸에서 나는 소리를 탐색해 보도록 안내하는 그림책입니다.
읽고 활동하기	
활동명	태동 놀이를 해 보아요
활동자료	다양한 음악
활동방법	• 태아의 움직임이 느껴지면 음악을 튼다. • 검지와 중지 손가락을 이용하여 태아의 움직임을 따라 천천히 걷는 모습을 표현한다. • 음악의 느낌에 따라 배의 공간 전체 부분을 빠르게 혹은 느리게 걷거나, 점프하는 모습을 표현한다. ※ 이때 엄마는 의성어를 반복하여 사용해 준다(예: 타닥타닥, 슈~~웅 등). • 아기가 반응을 보이면 배를 쓰다듬으며, 많은 칭찬을 해 준다.
활동사진	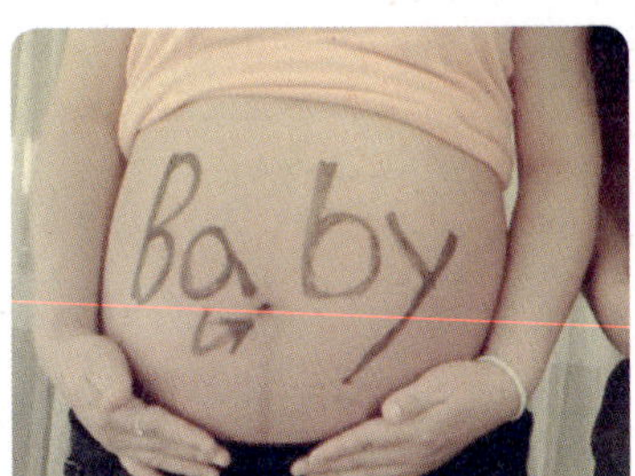

2) 기다림

<table>
<tr><td>제목</td><td>사랑하는 아가에게</td><td rowspan="4">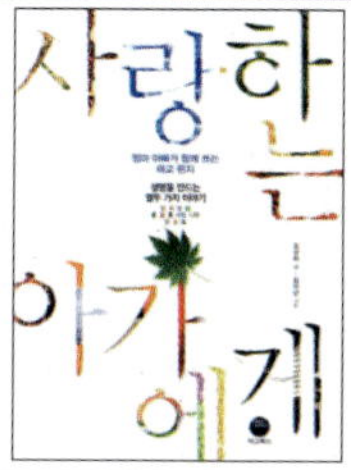</td></tr>
<tr><td>글 / 그림</td><td>김선미 / 김미선(사진)</td></tr>
<tr><td>출판사</td><td>마고북스(2011)</td></tr>
<tr><td>주제</td><td>기다림</td></tr>
<tr><td>특징</td><td colspan="2">아기를 갖는 엄마와 아빠에게 이보다 더한 축복은 없겠지요. 사랑의 결실인 아기가 태안에 온 순간의 기쁨을 품고, 무사히 이 세상에 나와 만나게 될 수 있도록 엄마와 아빠는 기도하고 준비하며, 그 시간을 기다립니다. 그 기다림의 시간 동안 엄마와 아빠는 그 마음을 담아 아기에게 향하는 편지를 적습니다.
“아가야, 너는 너무나 소중한 존재란다. 왜냐하면, 너는 저 아득한 ‘처음의 씨’로부터 이어진 생명이며, 그 생명의 불씨를 이어 갈 존재이기 때문이지. 그래서 온 우주가 너의 탄생을 기다리고 또 축복한단다.” 배 속의 아이에게 이렇게 속삭이며 엄마에게는 자부심을, 배 속 아기에게는 건강한 자아를 만들어갈 수 있도록 돕습니다.</td></tr>
<tr><td colspan="3">읽고 활동하기</td></tr>
<tr><td>활동명</td><td colspan="2">태교 편지 쓰기</td></tr>
<tr><td>활동방법</td><td colspan="2">• 책처럼 펼칠 수 있도록 만든 카드를 나누어 준다. 왼쪽에는 초음파 사진을 붙이고, 오른쪽에는 태어날 아기에게 하고 싶은 이야기를 써 본다.</td></tr>
<tr><td>활동사진</td><td colspan="2">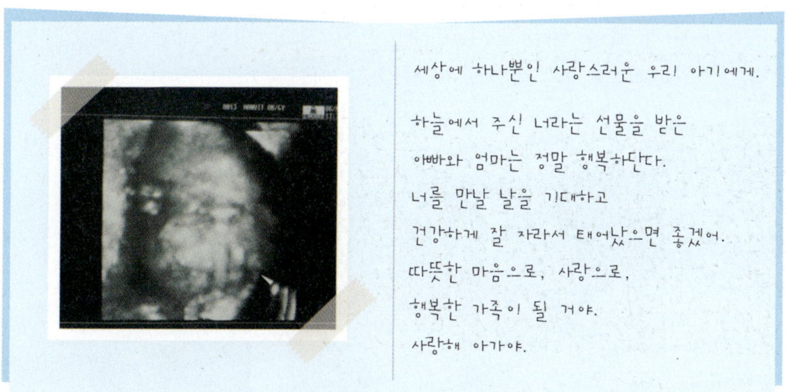
</td></tr>
</table>

<table>
<tr><td>제목</td><td>겨울눈아 봄꽃들아</td><td rowspan="4">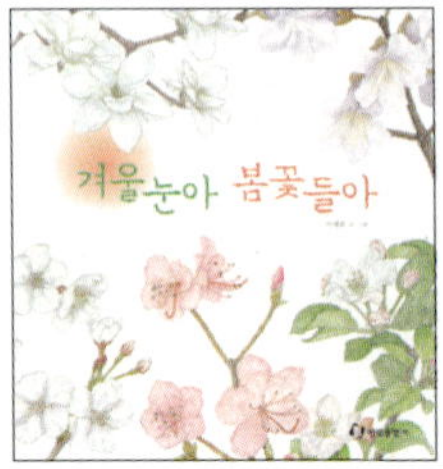
</td></tr>
<tr><td>글 / 그림</td><td>이제호</td></tr>
<tr><td>출판사</td><td>한림출판사(2008)</td></tr>
<tr><td>주제</td><td>기다림</td></tr>
<tr><td>특징</td><td colspan="2">봄을 알리는 꽃나무들을 보면 지난겨울의 추위 따위는 잊고 앞으로 다가올 따뜻함을 기대하게 됩니다. 모든 것이 얼어 죽었을 것만 같았던 지난겨울 추위 속에서도 봄의 기운을 빨리 알리려고 잎보다도 먼저 피우는 꽃봉오리는 이 세상에 따스함을 전달합니다. 겨울을 보내며 봄의 문턱에서 꽃피우는 꽃나무의 꽃봉오리 진 모습을 만나 보아요.</td></tr>
<tr><td colspan="3">읽고 활동하기</td></tr>
<tr><td>활동명</td><td colspan="2">꽃에게 생명을 불어넣어 주세요.</td></tr>
<tr><td>활동자료</td><td colspan="2">꽃의 모습을 흑백으로 복사한 활동지, 색연필</td></tr>
<tr><td>활동방법</td><td colspan="2">• 그림책 속에 나온 꽃의 그림을 다시 한번 감상한다.
• 태어날 아이는 어떤 꽃처럼 자랐으면 좋겠는지 이야기 나눈다.
- 우리 아이는 어떤 꽃처럼 자랐으면 좋겠나요?
- 왜 그렇게 생각했나요?
• 화사하게 핀 꽃의 모습을 흑백으로 복사한 활동지와 다양한 색의 색연필을 나누어 준다.
- 우리 아이의 꽃에 예쁜 색깔을 입혀 주세요.
• 내가 색을 입힌 꽃의 이름을 지어 보고, 다른 사람에게 소개한다.
- 이 꽃은 어떤 색깔이 가장 눈에 띄나요?
- 이 꽃의 이름은 무엇이라고 지어 주고 싶나요?</td></tr>
<tr><td>활동사진</td><td colspan="2">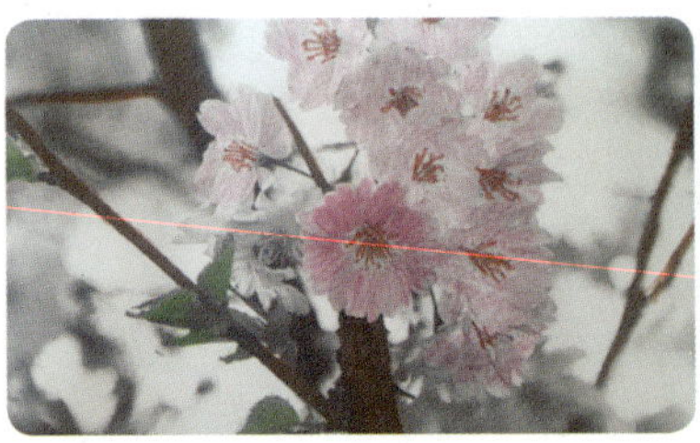 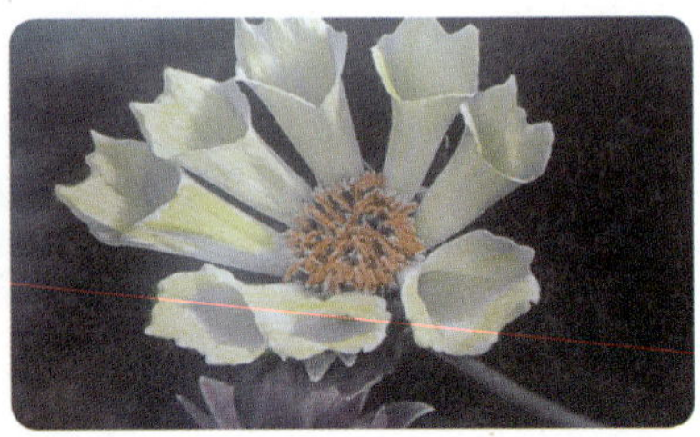</td></tr>
</table>

제목	네 심장이 콩콩콩	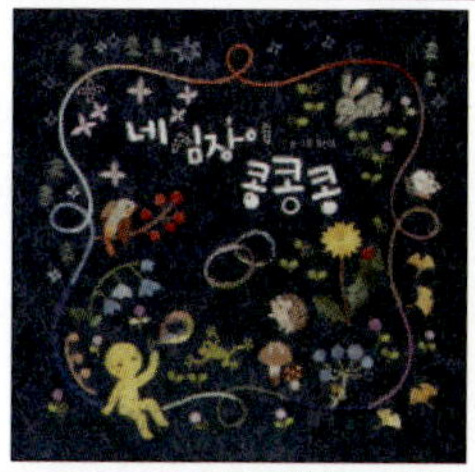
글 / 그림	김근희	
출판사	한솔수북(2017)	
주제	기다림	
특징	아기는 엄마가 자신을 언제부터 사랑했고, 얼마만큼 사랑하는지 궁금해하지요. "엄마는 언제부터 날 사랑했어요?"라는 아이의 질문으로 글은 시작됩니다. 아이의 질문에 대해 엄마는 진지하고 사랑스럽게 대답합니다. 엄마는 아기가 엄마 배 속에 왔다는 것을 알아차린 순간부터 아기의 사랑을 느낍니다. 배 속의 아기는 어떨까요? 오랜 시간 엄마를 만나게 될 날을 기대하며 조용히 기다립니다. 『네 심장이 콩콩콩』은 태안에서 엄마의 모든 순간을 함께하며 사랑 속에서 아기가 성장하고 결국 세상 밖으로 무사히 나와 엄마를 만나게 된다는 사랑스러운 이야기입니다. 조용하게 진행되고 사랑스럽게 성장하는 아기의 이야기를 김근희 작가는 한 땀 한 땀 수를 놓아 완성한 그림을 통해 따스하게 전달합니다. 아기는 어두운 태안에 있지만 엄마를 통해 전해지는 세상의 모습을 함께 느끼고 있음을 보여 주고 있어서 가슴 따뜻하게 아기를 향한 이야기가 전달됩니다.	
읽고 활동하기		
활동명	배냇저고리 만들기	
활동방법	• 곧 태어날 우리 아가에게 선물해 줄 배냇저고리를 만들어 본다.	
활동사진	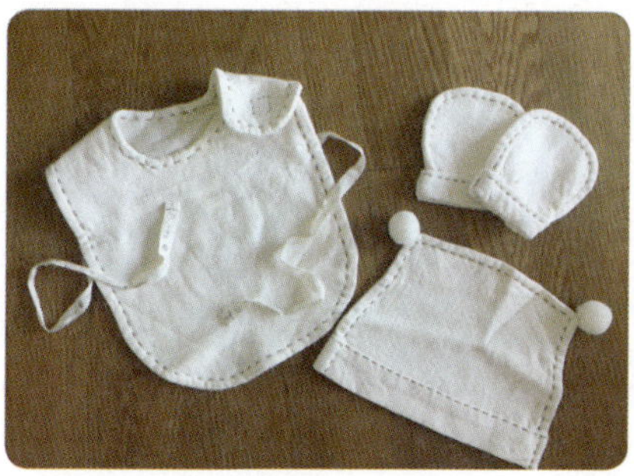 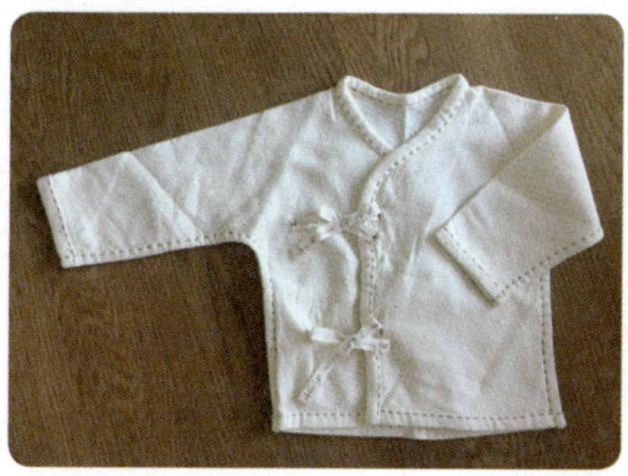	

제목	아가 마중	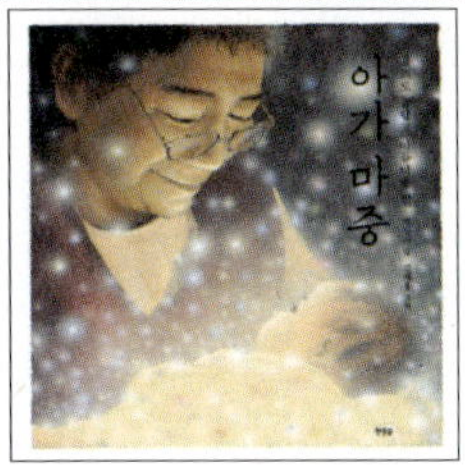
글 / 그림	박완서 / 김재홍	
출판사	한울림(2011)	
주제	기다림	
특징	아기가 태안에 들어오는 순간 그 사랑의 기운은 온 마을로 퍼집니다. 엄마는 건강하게 자랄 아기를 위해 먹는 것에 신경 쓸 뿐만 아니라 좋은 것을 보고 듣고 행동합니다. 아빠는 주변에 관심 없이 무심결에 스치던 것들에도 눈길과 손길을 두게 됩니다. 이웃 할머니는 태어날 아기에게 들려줄 이야기를 준비하지요. 아기를 기다리는 모든 이의 마음을 따뜻한 색감과 인물의 표정을 통해 사랑스러운 분위기의 그림으로 보여 줍니다. 아기를 기다리며 각자 나름의 방식으로 기다리는 엄마, 아빠, 이웃 할머니의 모습이 차례로 소개되고 있어요. 따뜻한 색감을 통해 전달하는 분위기를 온몸으로 느끼며 아기를 기다리는 우리의 마음을 생각해 볼 수 있는 기회가 된답니다.	
읽고 활동하기		
활동명	사랑이 자장가	
활동방법	• 우리 가족은 어떤 방식으로 아기를 기다리고 있는지 「사랑이 자장가」 시를 읽고 감상한다.	
활동사진	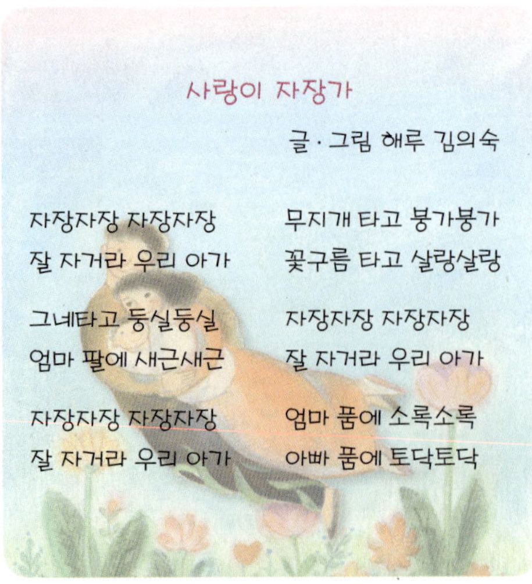	

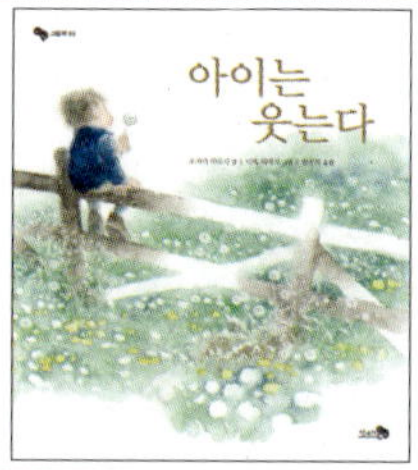

제목	아이는 웃는다
글 / 그림	오사다 히로시 / 이세 히데코 / 황진희 옮김
출판사	천개의바람(2017)
주제	기다림
특징	아기의 웃음은 이 세상의 모든 고단함을 녹여 준다고들 하지요. 아무것도 할 수 없는 약하디약한 아기는 이 세상에 나와 우리를 향해 웃습니다. 웃음은 아기가 사용하는 언어이지요. 하지만 우리가 사용하는 유창하고 그 어떤 멋스러운 말보다 강력한 힘을 지니고 있는 언어입니다. 울면서 이 세상에 태어난 아기가 점점 다양한 소통 언어를 배우며 성장하는 모습을 보여 주면서 이야기가 진행됩니다. 그러나 이내 마지막 장면에서는 갓 태어나 사랑스럽게 곤히 잠들어 있는 아기를 다시 보여 주며 "웃는 것밖에 모르기 때문에 아이는 웃는다. 더 이상 웃지 않는 어른을 보고 아이는 웃는다."라고 이야기합니다. 아기의 탄생은 이렇게 웃지 않는 어른들의 삶에 웃음을 전해 주는 엄청난 사건인 것입니다.
읽고 활동하기	
활동명	클래식 음악 들으며 아기 안아 보기
활동자료	속싸개에 쌓인 아기 인형, 클래식(예 : 슈만 -「트로이메라이」 등)
활동방법	• 눈을 감고 태교 클래식 음악을 감상하며, 명상하는 시간을 갖는다. - 태어날 예쁜 아이를 떠올려 보세요. - 우리 아이에게 나는 어떤 부모가 되고 싶은가요? - 내가 우리 아이에게 가장 해 주고 싶은 것은 무엇인가요? • 명상하는 동안 예비엄마의 품에 아기 인형을 안겨 준다. • 아기 인형을 태어난 아기라고 생각하고 사랑하는 마음을 담아 안아 본다. - 아기 목을 받쳐 주고 조심스럽게 아기를 안아 보세요. - 나의 심장에 아기의 얼굴을 가까이 대고 아기가 최대한 편안한 자세를 취할 수 있도록 해 주세요. - 태어난 나의 아이에게 해 주고 싶은 말을 해 주세요. • 음악을 감상하며, 아기 인형을 안아 본 느낌에 대해 이야기 나눈다.

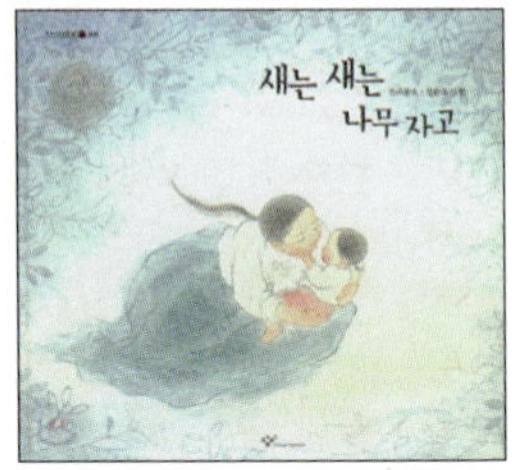

제목	새는 새는 나무 자고
글 / 그림	전래동요 / 정순희
출판사	창비(2006)
주제	기다림
특징	예전부터 구전되어 내려온 자장노래에 정순희 작가가 전통적인 분위기의 그림을 그려 아기를 재우는 엄마의 마음을 고요하고 잔잔한 분위기 속에서 전하고 있습니다. 밤이면 많은 동물도 엄마의 품속에서 편히 잠자리에 드는 것과 같이 우리 아기도 잠들 수 있게 엄마는 노래합니다. 밤을 배경으로 하고 있어서 어두운 색감이 주로 사용되지만 따스한 질감이 느껴지는 선과 색으로 인해 엄마의 자장가 노래가 느껴지는 듯합니다.
읽고 활동하기	
활동명	전래동요 자장가 불러 보기
활동자료	「새는 새는 나무 자고」 전래동요 음원
활동방법	• 동화책 속의 그림과 가사를 떠올리며, 전래동요를 감상한다. - 눈을 감고 동화 속 글과 그림을 떠올려 보세요. 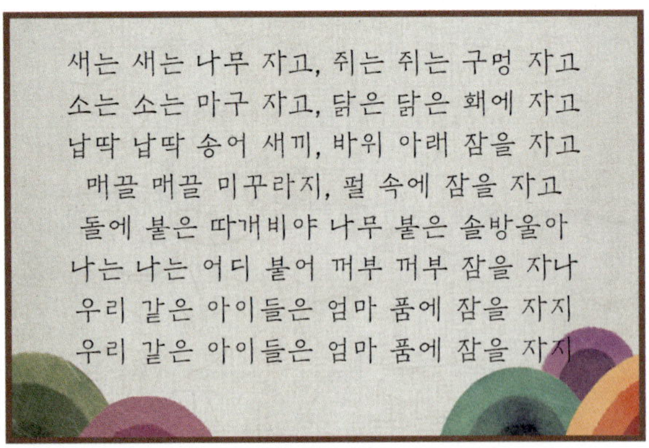 새는 새는 나무 자고, 쥐는 쥐는 구멍 자고 소는 소는 마구 자고, 닭은 닭은 홰에 자고 납딱 납딱 송어 새끼, 바위 아래 잠을 자고 매끌 매끌 미꾸라지, 펄 속에 잠을 자고 돌에 붙은 따개비야 나무 붙은 솔방울아 나는 나는 어디 붙어 꺼부 꺼부 잠을 자나 우리 같은 아이들은 엄마 품에 잠을 자지 우리 같은 아이들은 엄마 품에 잠을 자지 • 음악을 듣고 허밍으로 자장가를 따라 불러 본다. • 음악이 익숙해지면, 인형을 안고 자장가를 불러 준다. • 옛날부터 내려온 우리나라 자장가는 또 어떤 것이 있는지 알아보고, 함께 감상해 본다.

악보

새는 새는 나무 자고

전래동요

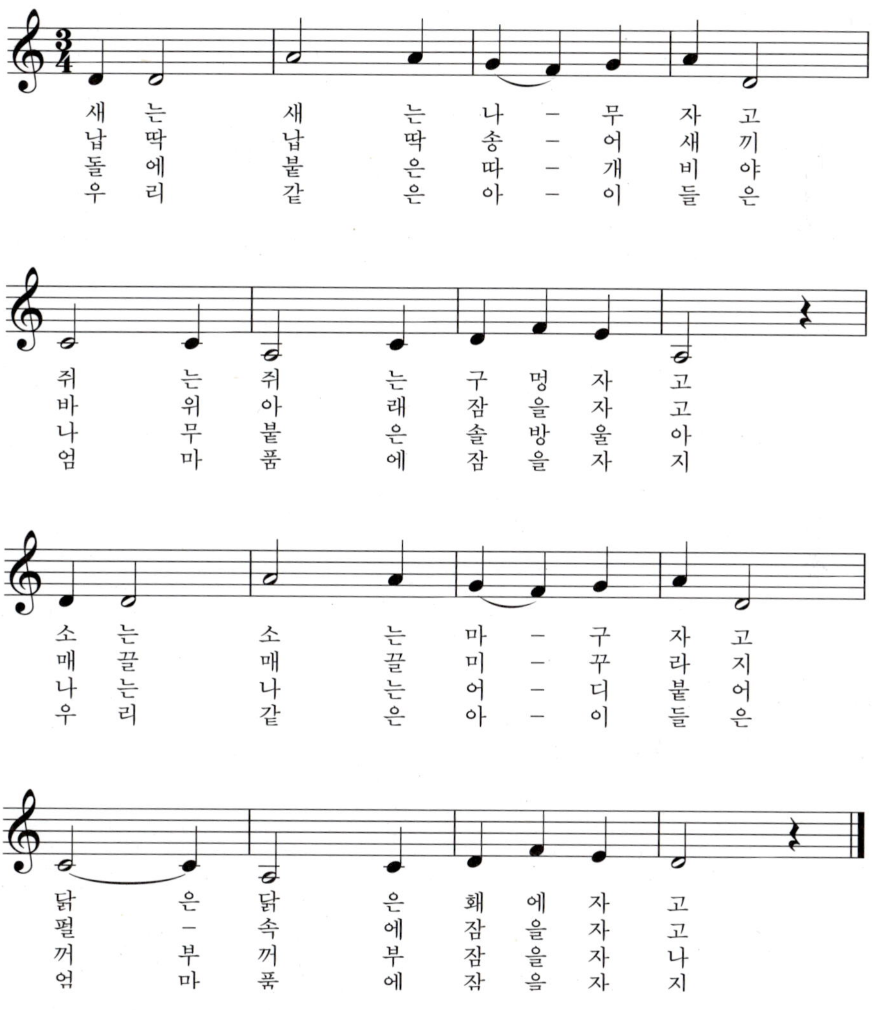
새 는 새 는 나 ― 무 자 고
납 딱 납 딱 송 ― 어 새 끼
돌 에 붙 은 따 ― 개 비 야
우 리 같 은 아 ― 이 들 은
쥐 는 쥐 는 구 멍 자 고
바 위 아 래 잠 을 자 고
나 무 붙 은 솔 방 울 아
엄 마 품 에 잠 을 자 지
소 는 소 는 마 ― 구 자 고
매 끌 매 끌 미 ― 꾸 라 지
나 는 나 는 어 ― 디 붙 어
우 리 같 은 아 ― 이 들 은
닭 은 닭 은 홰 에 자 고
펄 ― 속 에 잠 을 자 고
꺼 부 꺼 부 잠 을 자 나
엄 마 품 에 잠 을 자 지

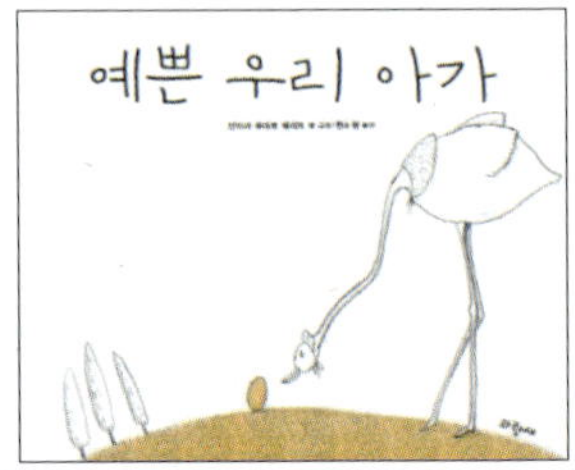

제목	예쁜 우리 아가
글 / 그림	산드라 푸아로 쉐리프 / 한소원 옮김
출판사	파랑새(2012)
주제	기다림
특징	아기가 작은 씨앗으로 엄마의 몸 안으로 들어오는 순간부터 이야기가 시작됩니다. 노란 언덕과 같은 땅은 책장이 넘김에 따라 점점 커집니다. 시간이 흐를수록 엄마의 배는 커지고 아기에 대한 사랑도 커집니다. 이러한 엄마의 마음을 굳이 글로 보여 주지 않고 새끼를 가진 다양한 어미 동물의 모습을 통해 간접적인 분위기로 보여 줍니다. 흑백의 선그림과 함께 주황색만을 사용하여 아기를 품은 엄마의 마음을 전달하듯 따뜻한 분위기를 연출하고 있습니다. 각 동물 가족의 따뜻하고 사랑이 넘치는 그림이 시적인 아름다운 글과 어우러져 감동을 전하네요. 책장을 넘길수록 부풀어 오르는 언덕은 알고 보니 아기가 자라고 있는 엄마의 배였다는 사실이 재미있습니다.
읽고 활동하기	
활동명	튼살크림 만들기
활동방법	• 점점 불러오는 배에 바를 천연 튼살 크림을 만들어보는 시간을 갖는다. - 예상 소요시간: 30분 - 사용감: 무거운 듯하지만 빠른 흡수성으로 끈적임이 없음 - 향: 라벤더 워터 향 - 재료: 수상층(알로에베라겔 20g, 정제수 40g) 유상층(스위트아몬드오일 10g, 윗점오일 10g, 시어버터 5g) 유화제(올리브유화왁스, 세틸알코올) 기능성첨가물(내추럴베타민, 히알루론산, 세라마이드) 방부제 1g 아로마오일 5방울

활동방법

튼살크림 만들기

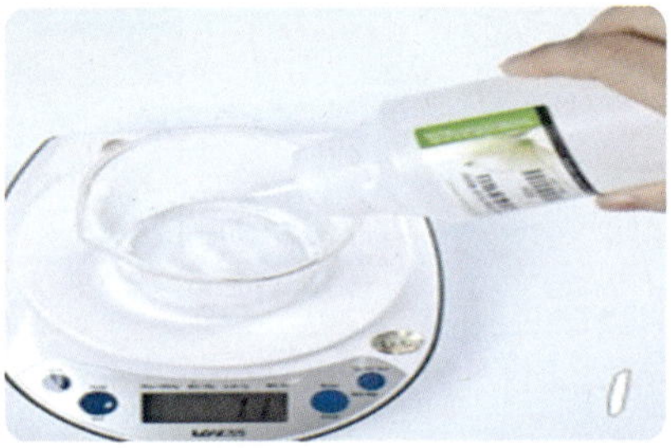

① 비커에 수상층과 유상층을 각각 계량한다.

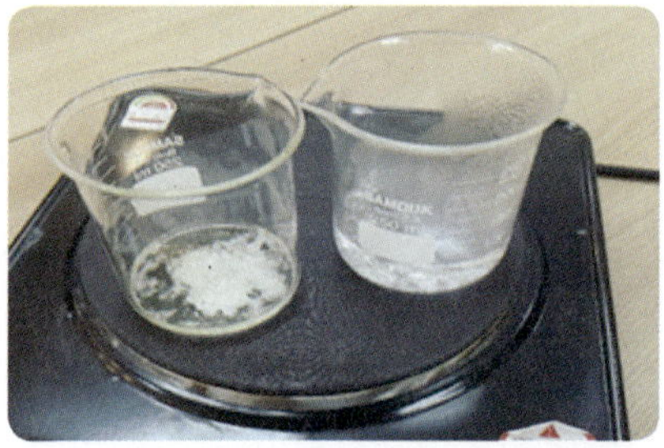

② 두 개의 비커를 핫플레이트에 올려 70~80도로 데운다.

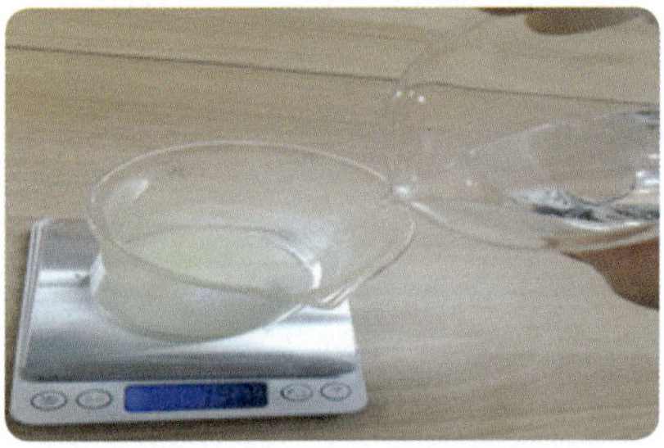

③ 데워진 수상층을 오일 비커에 붓는다.

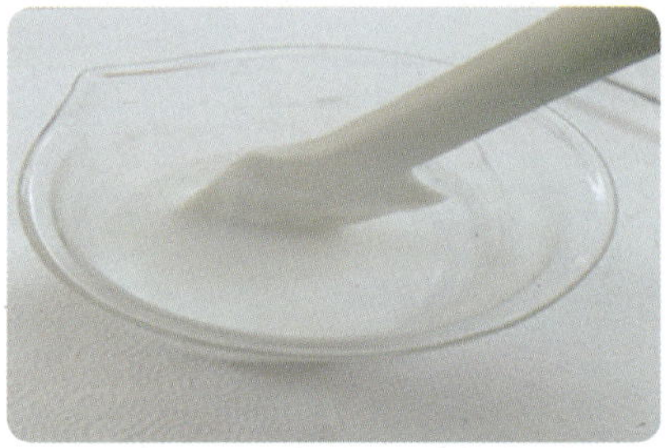

④ 실리콘 주걱을 이용하여 한 방향으로 잘 젓는다.

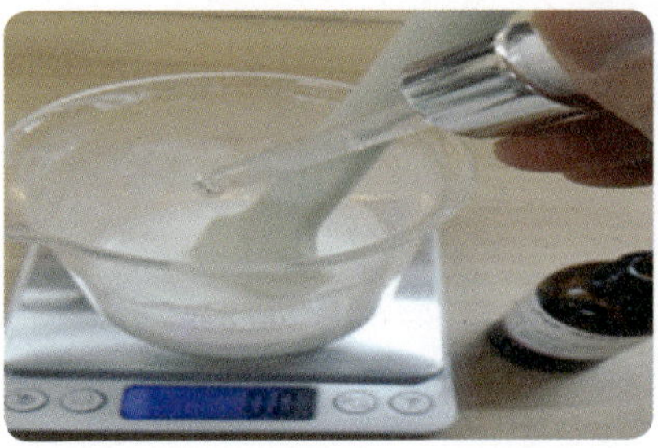

⑤ 열이 식으면 기능성 첨가물을 넣고 잘 섞는다.

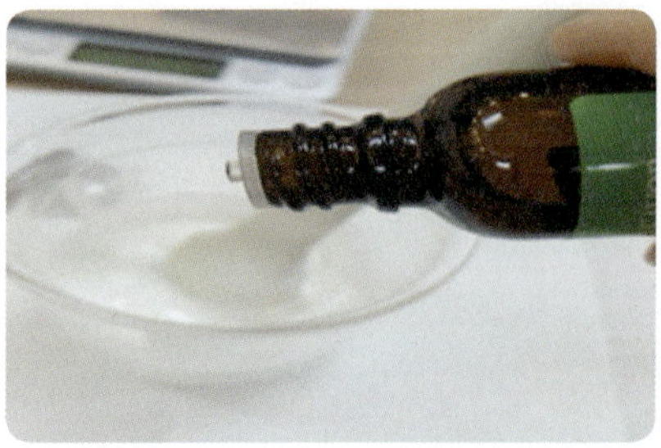

⑥ 아로마 오일을 넣고 섞은 뒤 소독한 용기에 담는다.

3) 출산

제목	아가야, 안녕?	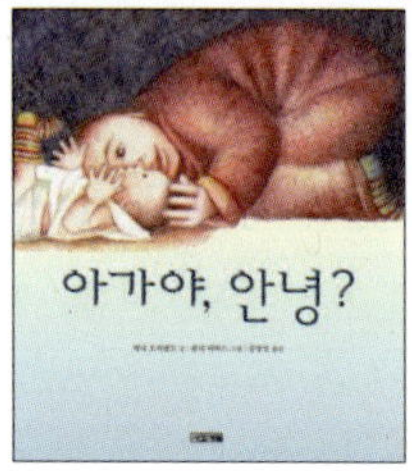
글 / 그림	제니 오버렌드 / 줄리 비바스 / 김장성 옮김	
출판사	사계절(2000)	
주제	출산	
특징	아기 낳는 순간의 모습까지도 다소 사실적인 그림으로 보여 주고 있습니다. 그러나 혐오스럽기보다는 신비로운 장면이며, 모든 가족의 도움으로 아기는 이 세상에 나오게 된다는 아름다움을 전달합니다.	
읽고 활동하기		
활동명	출산의 과정	
활동방법	• 출산 과정을 그림책을 통해 이야기 나누고, 출산 후 새로운 가족이 생겨 나타난 변화과정에 대해 그림으로 그려 본다. • 태어난 아기가 모든 가족의 사랑을 받고 자라는 과정을 그림으로 표현해 보며, 사랑받는 존재임을 알려 준다.	
활동사진	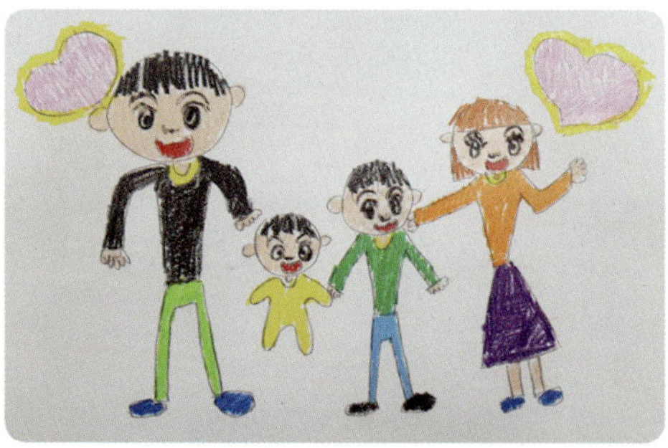	

제목	엄마, 언제부터 날 사랑했어?	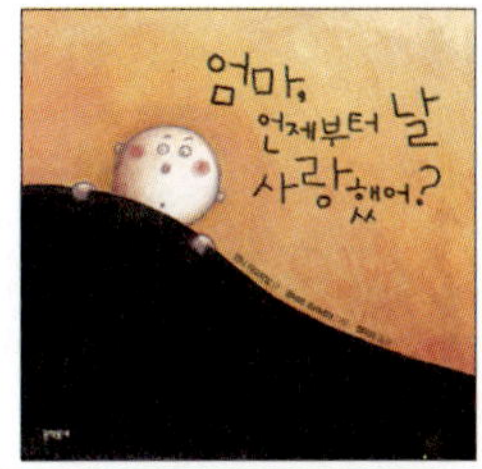
글 / 그림	안니 아고피앙 / 클레르 프라네크 / 염미희 옮김	
출판사	문학동네어린이(2009)	
주제	출산	
특징	임신부터 출산까지 엄마와 아기가 교감했던 순간들을 이야기하며 엄마는 아이에게 예전부터 사랑받고 있었고 또 언제나 사랑받으리라는 것을 이야기합니다. 이러한 말은 아기뿐만 아니라 당신은 사랑받고 있다고 계속해서 듣고 싶어 하는 모든 사람의 마음을 잠잠히 어루만져 주지요.	
읽고 활동하기		
활동명	엄마와 아기가 교감하기	
활동방법	• 엄마가 임신 중에 아기를 위해 만들었던 배냇저고리를 보여 준다. • 아기에게 배냇저고리를 만들었던 순간의 감정을 이야기해 주며 교감한다. • 아기가 좋아하는 스킨십을 통해 다양한 방법으로 교감해 본다.	
활동사진	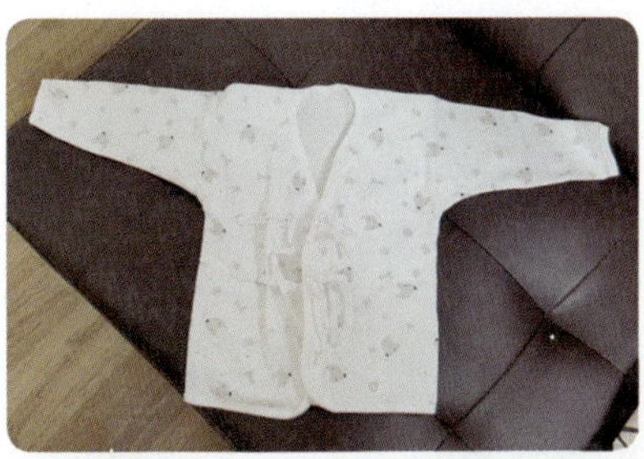 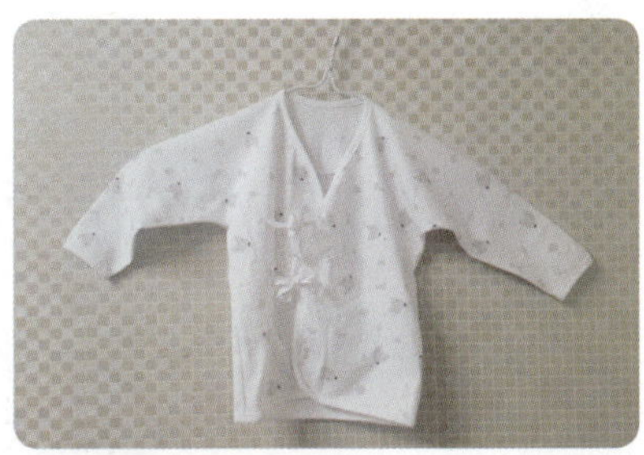 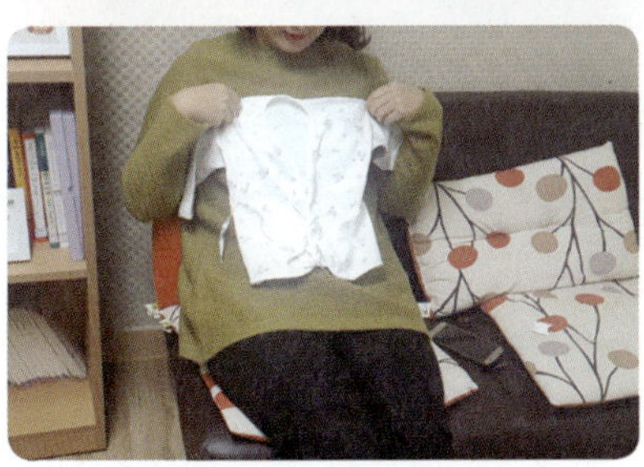 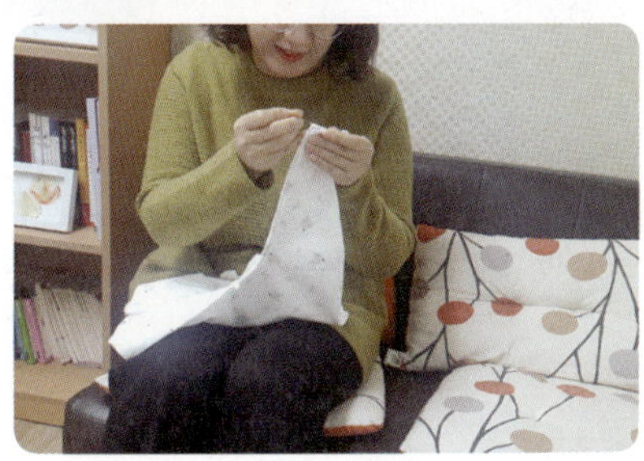	

제목	나는 사랑의 씨앗이에요	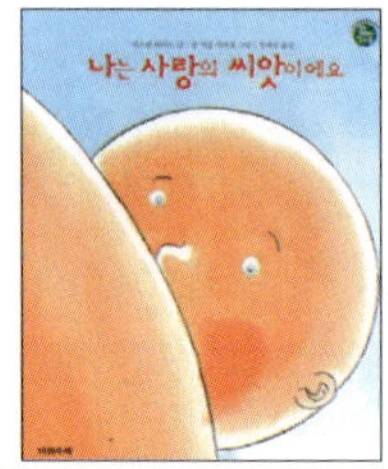
글 / 그림	파스칼 퇴라드 / 장 샤를 사라쟁 / 신혜정 옮김	
출판사	다섯수레(2000)	
주제	출산	
특징	태아의 성장과정을 만화풍의 그림으로 전달하고 있어서 다소 부담스러울 수 있는 성교육적 내용을 재미있는 이야기를 통해 보여 주고 있습니다.	
읽고 활동하기		
활동명	태아의 성장과정 알기	
활동방법	• 씨앗을 심고, 물을 주고, 햇빛을 쬐게 해 주면서 자라는 과정을 지켜본다. • 태아가 엄마의 몸속에서 자라는 과정을 씨앗이 싹을 틔우는 과정과 비교하며 이야기 나눈다. • 성장의 의미를 이해하고, 바르게 성장하기 위해 필요한 것들에 대해 이야기 나눈다.	
활동사진	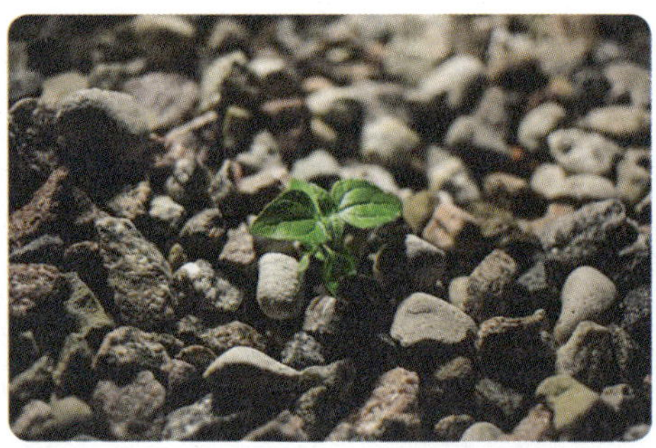	

제목	엄마, 나는 어떻게 태어났어요?	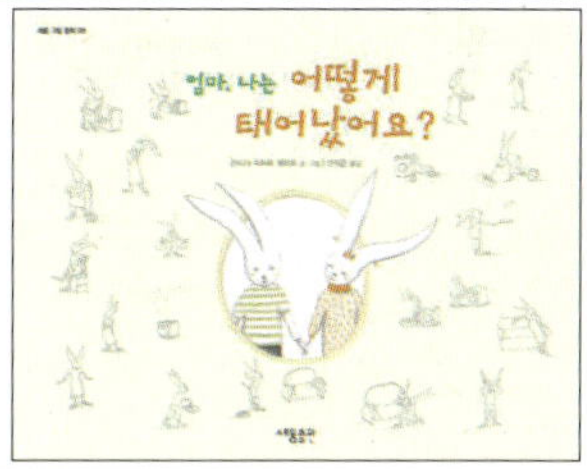
글 / 그림	산드라 프아로 쉐리프 / 안지은 옮김	
출판사	세용출판(2012)	
주제	출산	
특징	임신하여 출산하는 과정을 다루는 다소 지루할 수도 있는 이야기를 귀여운 토끼 캐릭터 그림으로 친숙하고 따뜻한 느낌으로 전달하고 있습니다. 엄마가 아기를 낳기까지 아빠의 역할이 얼마나 중요한지에 관심 갖게 합니다. 아빠가 아이를 얼마나 소중히 여기며 기다렸는지 그 마음을 엿볼 수 있습니다.	
읽고 활동하기		
활동명	아빠의 기다림	
활동방법	• 아빠가 아기에 대한 기다림과 엄마에 대한 사랑을 이야기로 표현하며 들려준다. • 아빠는 아기 속싸개를 직접 만들어 보며 아기를 기다리는 설레는 마음과 사랑하는 마음을 표현한다. • 태어날 아기를 생각하며 기쁘고 설레는 마음으로 속싸개를 만들어 본다.	
활동사진	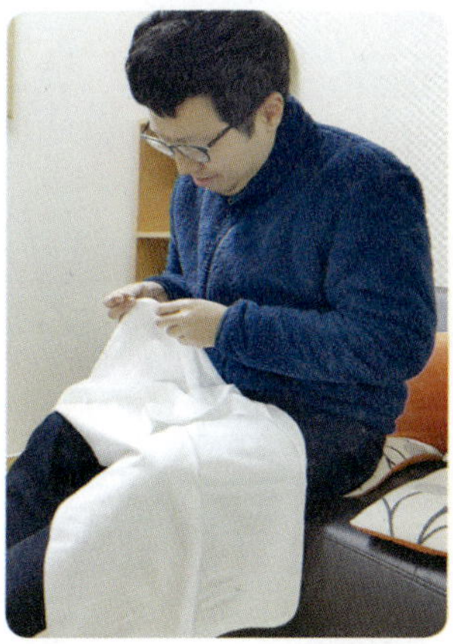	

제목	나는 뭐 잡았어?
글 / 그림	안순혜 / 홍윤희
출판사	학고재(2011)
주제	출산문화
특징	현이의 첫 번째 생일을 준비하기 위해 엄마는 분주합니다. 예로부터 아기의 첫 번째 생일은 특별히 친지들까지 모여 온 가족이 축하해 주는 풍습이 있어요. 잔치라는 이름이 붙여질 만큼 특별하게 준비하지요. 건강을 기원하고 아기를 위해 선물도 빼놓지 않지요. 모두가 즐거운 돌잔치에 정작 주인공인 현이는 피곤해요. 현이가 졸면서도 돌잡이로 떡을 잡는 모습은 너무나 사랑스럽고 귀엽답니다.
읽고 활동하기	
활동명	돌잡이 때 잡은 물건 소개하기
활동방법	• 돌잡이 때 잡은 물건을 소개해 본다. • 돌잡이에 대해 알아보고 과거의 나와 지금의 나는 무엇을 하고 있는지 이야기 나눈 뒤, 우리 아이는 어떤 사람이 되었으면 좋을지 그림으로 표현해 본다.
활동사진	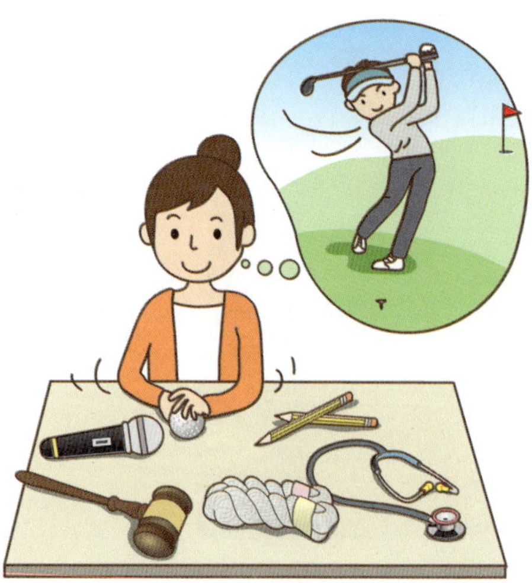 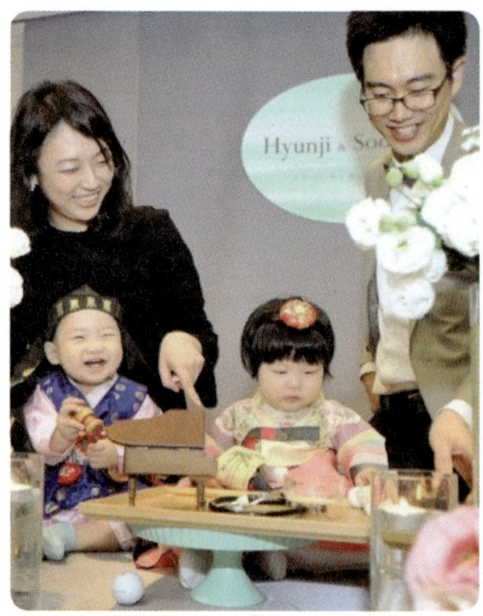

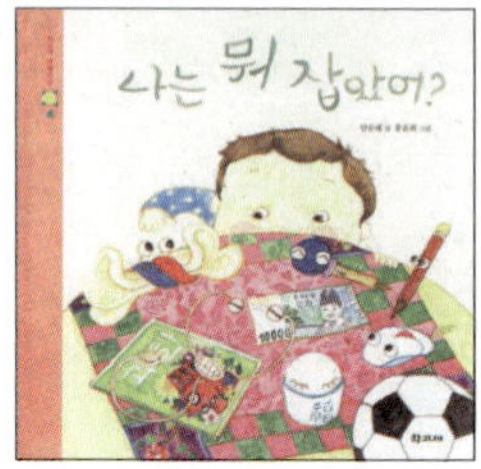

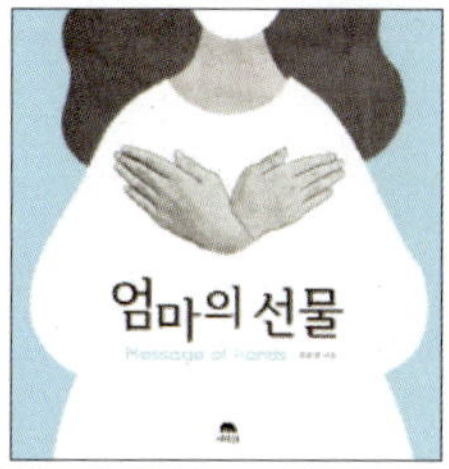

제목	엄마의 선물
글 / 그림	김윤정
출판사	상수리(2016)
주제	출산문화
특징	김윤정 작가의 『엄마의 선물』은 필름지를 활용하여 엄마가 아기에게 세상으로 나아갈 수 있도록 안내하는 메시지를 효과적으로 보여 줍니다. 엄마는 아기를 태안에 품는 순간에는 마음속으로 아기의 무병장수를 기원하고, 아기가 세상 밖으로 나오면 신체적으로나 정신적으로 건강하게 자라나기를 기원합니다. 이러한 엄마의 마음이 느껴지는 따스한 책입니다.
읽고 활동하기	
활동명	병풍 만들기
활동자료	도화지, 한지, 붓펜, 물감 등
활동방법	• 아기의 무병장수를 기원하기 위한 십장생 병풍을 만들어 본다. - 십장생은 무엇을 의미하는 걸까요? ※ 불로장생을 상징하는 10가지 생명체는 해, 산, 물, 돌, 소나무, 구름(또는 달), 불로초(영지버섯), 거북, 학, 사슴 등이 있다. 〈병풍 만드는 방법〉 ① 도화지 위에 한지를 붙인다. ② 도화지를 반으로 두 번 접어 세워질 수 있도록 한다. ③ 붓펜을 이용하여 십장생을 그림으로 그려 본다. ④ 채색하여 병풍을 완성한다. • 만든 병풍을 집에 놓고 감상한다.
활동사진	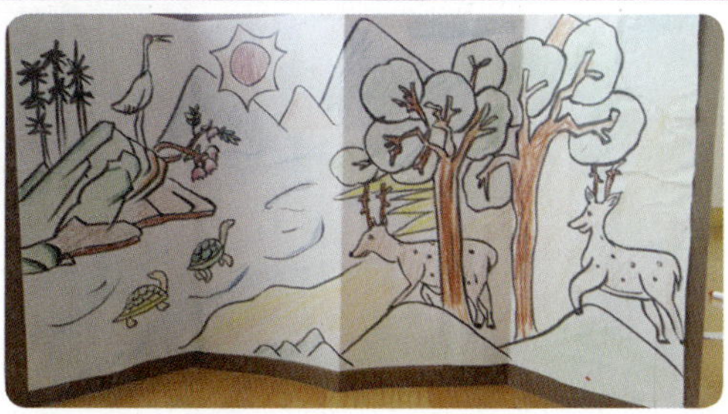

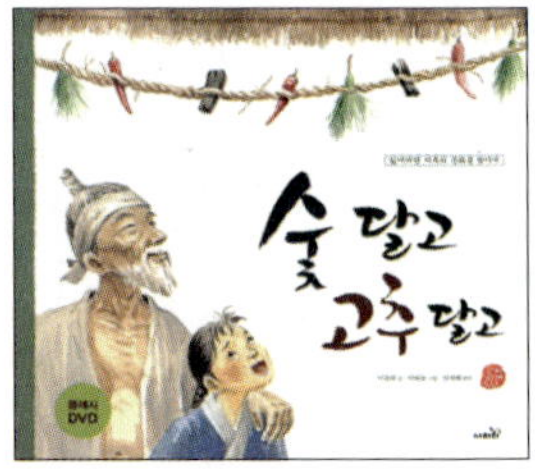

제목	숯 달고 고추 달고
글 / 그림	이춘희 / 이태호
출판사	사파리(2011)
주제	출산문화
특징	옛 선조들은 아기는 하늘님의 보살핌으로 이 세상에 태어난 소중한 생명이라고 믿었습니다. 그런 천사와 같이 소중한 아기를 샘을 내는 나쁜 악귀로부터 보호하여야 하기 때문에 조심 또 조심하였지요. 이러한 마음이 담긴 풍습이 바로 아기를 낳은 집 문 앞에 숯과 솔잎을 새끼줄에 매달아 온 마을에 알리는 것이랍니다. 『숯 달고 고추 달고』는 이러한 이야기가 어떻게 생겨났는지 알 수 있는 기원담입니다. 또한, 전통적인 출산 풍습에 관한 이야기를 담고 있으며, 산모와 아기를 생각했던 옛 조상들의 소박한 민간 신앙의 모습을 엿볼 수 있답니다.

읽고 활동하기

활동명	금줄 만들기
활동자료	초록색과 검은색 펠트지, 실, 바늘, 노끈 혹은 지끈, 금줄 사진

활동방법

- 금줄 사진을 보며 이야기 나눈다.
  - 옛날 우리 조상들은 왜 금줄을 만들어 집 앞에 걸어 놓았을까요?
    (아기의 성별 및 출산 소식을 알림, 면역력이 약한 갓난아이가 있기 때문에 사람들의 출입 제한, 잡귀의 출입을 막기 위함)
  - 금줄에는 어떤 것들이 매달려 있나요? (남: 숯과 고추, 여: 숯과 솔잎)

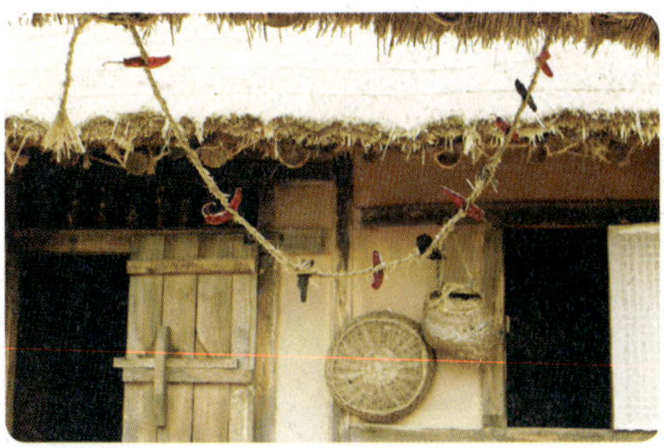

- 금줄을 만들어 본다.

활동방법

금줄 만들기

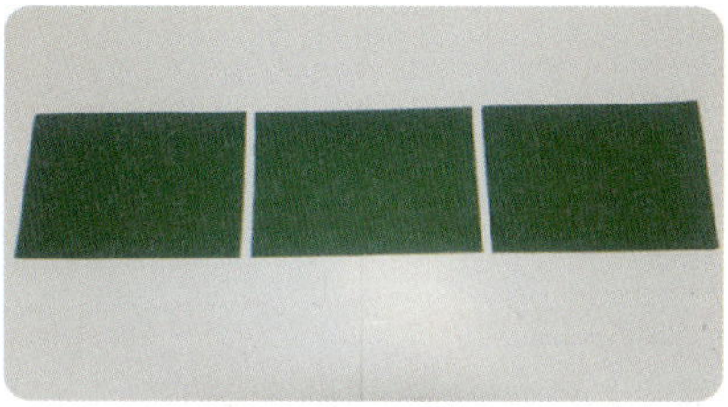

① 8절지 초록색 펠트지를 높이 10cm로 길게 자른 후 다시 세 번 나누어 자른다.

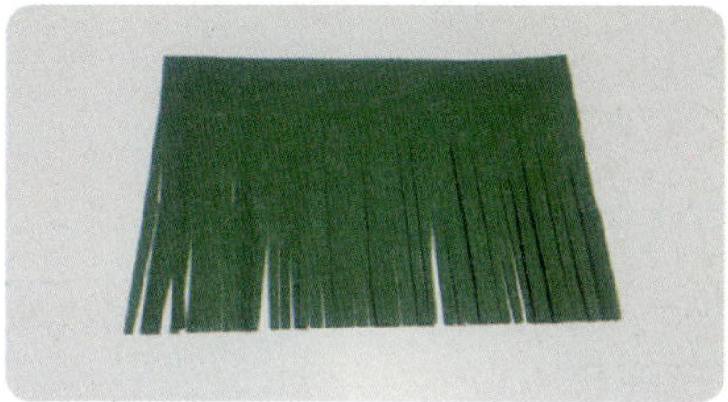

② 윗부분을 대략 2cm 정도 남겨 가위집을 낸다.

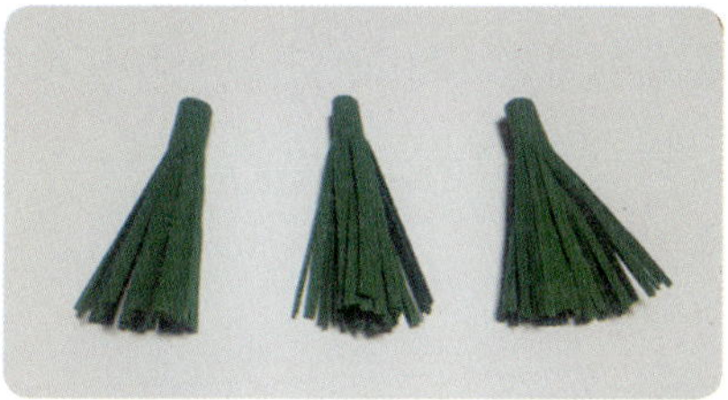

③ 가위집을 낸 펠트지를 말아준 후 윗부분을 실로 매듭지어 솔잎을 표현한다.

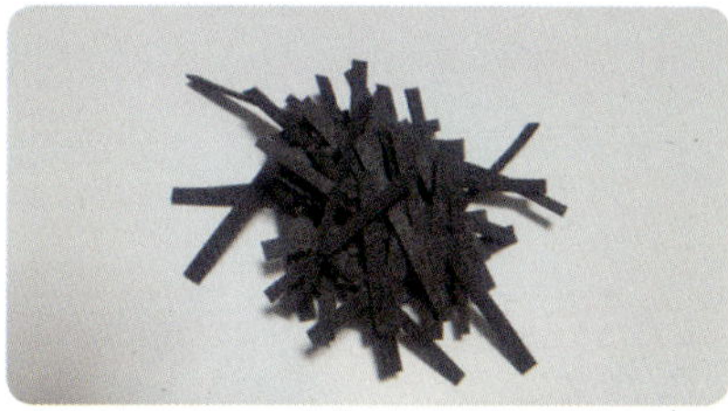

④ 검은색 펠트지를 높이 10cm, 굵기 0.3cm로 자른다.

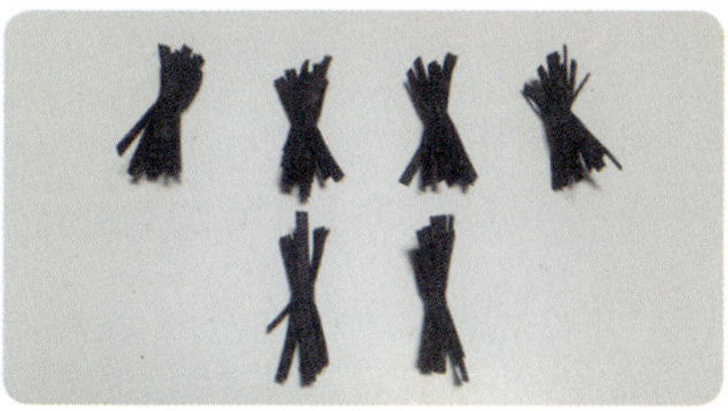

⑤ 자른 검은색 펠트지를 모아 검은색 실로 묶어 숯을 표현한다.

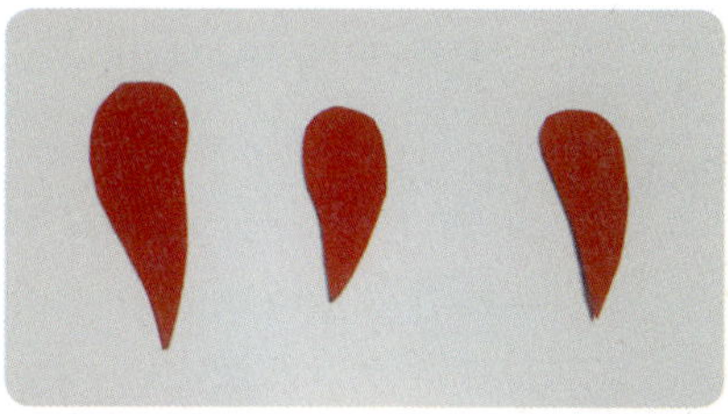

⑥ 빨간색 펠트지에 고추 모양을 그린 후 자른다.

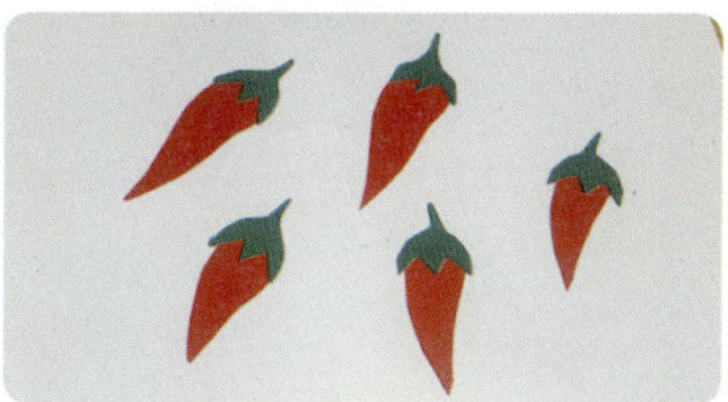

⑦ 초록색 펠트지로 고추머리 부분을 그려 자른 후 실로 꿰매어 준다.

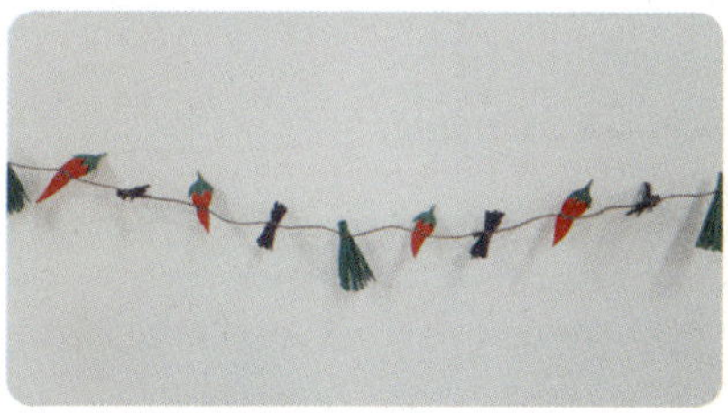

⑧ 완성한 고추, 솔잎, 숯을 번갈아 가며 노끈에 적당한 간격으로 매단다.

제목	그게 바로, 너야!	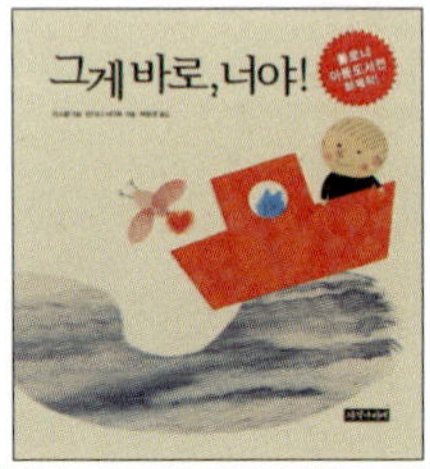
글 / 그림	라스칼 / 만다나 사다트 / 여은경 옮김	
출판사	지식나이테(2014)	
주제	출산문화	
특징	아빠는 아주 어릴 때부터 한 꼬마를 상상하고, 꿈꾸며, 기다립니다. 바닷가 모래알로 꼬마를 만들어 보기도 하지만 바닷물이 모래알을 쓸어 가 버리고 그렇게 꼬마는 다 사라져 버리지요. 어느 날, 아빠는 드디어 엄마를 만나게 되고 아빠와 엄마가 사랑으로 진짜 꼬마를 만들게 되는데 "그게 바로, 너야!"라고 말해 줍니다. 많은 도서가 엄마가 아기를 향해 이야기를 나누고 있다면 이 도서는 아빠가 아들을 향해 이야기를 건네고 있습니다.	
읽고 활동하기		
활동명	태어날 아기를 상상해 보아요.	
활동자료	클레이, 사인펜 혹은 색연필, 도화지	
활동방법	• 초음파 사진을 보며 우리 아이가 어떤 모습으로 태어날지 상상해 본다. - 초음파 사진을 보며 우리 아이의 모습을 떠올려 보세요. • 도화지에 아기를 상상하며 그림을 그려 본다. - 우리 아이 눈(코, 입)은 어떻게 생겼을까요? 상상하며 그림으로 그려보세요. • 그림을 보며 클레이를 이용해 아이의 얼굴과 눈, 코, 입 등을 표현한다. • 아기의 모습을 꾸민 작품을 사진으로 찍어 보관한다.	
활동사진	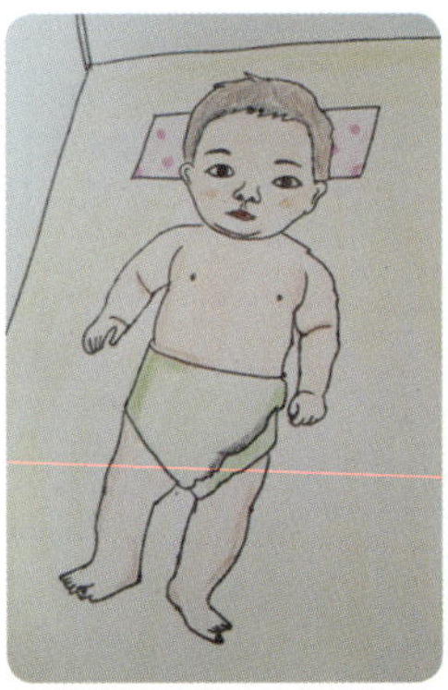 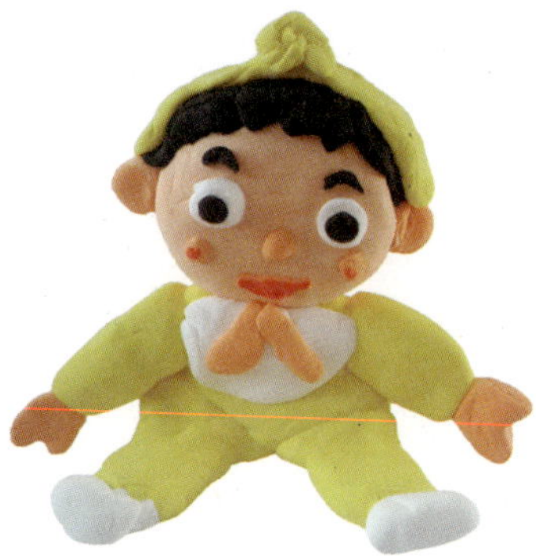	

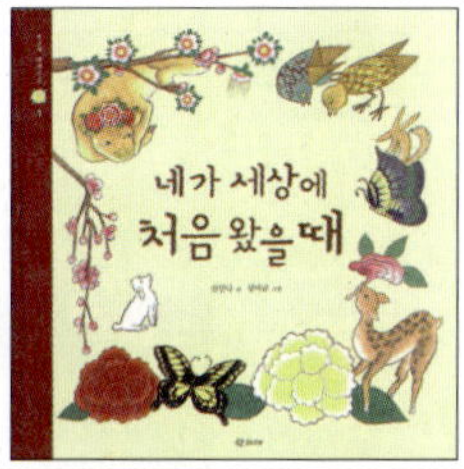

제목	네가 세상에 처음 왔을 때
글 / 그림	선안나 / 엄미금
출판사	학고재(2010)
주제	출산문화
특징	아기의 임신과 출산 그리고 성장과정에 옛 선조들이 지녔던 마음과 문화적인 행사를 보여 주고 삼신할머니께 순산을 바라며 소원을 비는 임신 초기부터 아기가 태어나 첫 고비인 백일을 넘기기까지의 이야기를 들려주고 있어요. 건강한 아기를 점지해 줄 것을 삼신할머니에게 빌며, 그 정성의 결과일까 태몽으로 어떤 아기가 태어날지 기대감으로 온 정성을 다해 아기를 태안에서 키웠던 어머니의 마음이 전달됩니다. 민화풍의 그림이 화려하면서도 친근하게 전달하는 옛 선조들의 아기를 향한 정성이 듬뿍 느껴져 전통문화 속으로 빠져드는 느낌입니다. 병풍, 전통적인 문양, 낮잠 자는 소, 항아리 등 우리나라의 고유한 느낌을 물씬 느낄 수 있답니다.
읽고 활동하기	
활동명	사랑하는 우리 아기
활동자료	카메라
활동방법	• 사랑의 교감을 나누어 보아요. - 아기를 사랑스럽게 보듬어 주어요. "태어나줘서 축하해. 그리고 고마워." 속삭이기 • 아기와의 첫 만남을 사진 찍기
활동사진	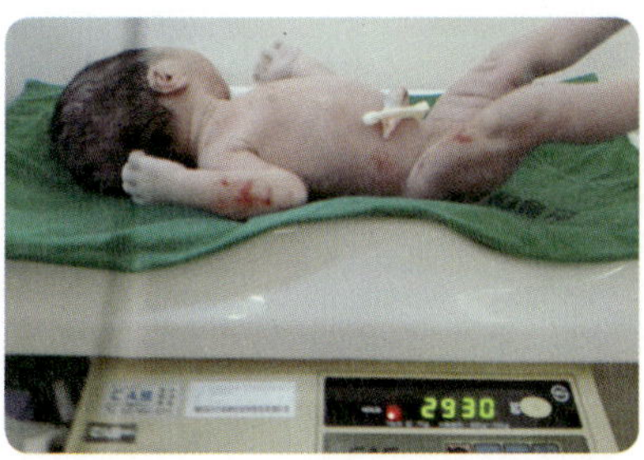 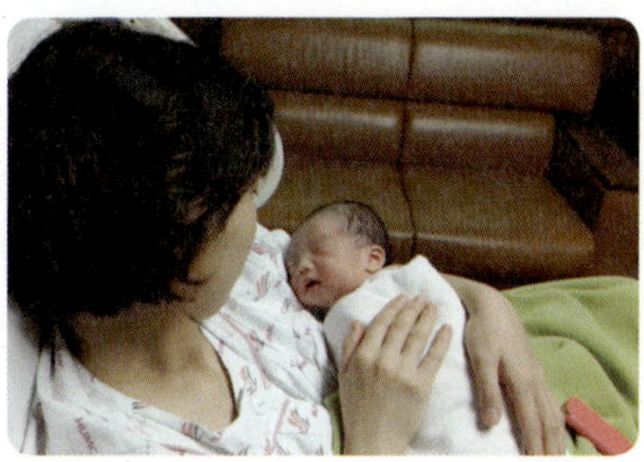

2 그림책으로 시작하는 영영아 놀이

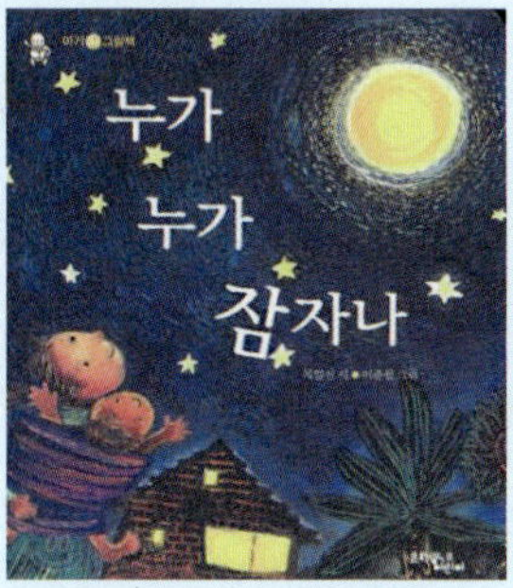

수준 영영아

주제 잠자리

제목 누가 누가 잠자나

글 / 그림 목일신 / 이준섭

출판사 문학동네어린이

출판연도 2003년 11월 25일

1 특징

아기를 재울 때 엄마는 자장가를 불러 줍니다. 자장가는 아기를 차분하고 안정되게 만들어 편안하게 잠들게 하지요. 『누가 누가 잠자나』는 목일신의 시에 그림을 붙인 시그림책입니다. 명확하고 밝은 그림보다는 밤을 나타내어 어둡지만 따뜻한 분위기로 모두가 잠든 이 세상을 잔잔히 보여 주고 있습니다.

2 영아놀이 연계성

자장자장

| 준비물 | 없음

- 엄마는 아기의 이부자리에 같이 누워 자장가를 불러 준다.
- 노래를 불러 준 후, 아기의 손, 발 등에 뽀뽀를 하며 스킨십 놀이를 한다.

3 활동 사진

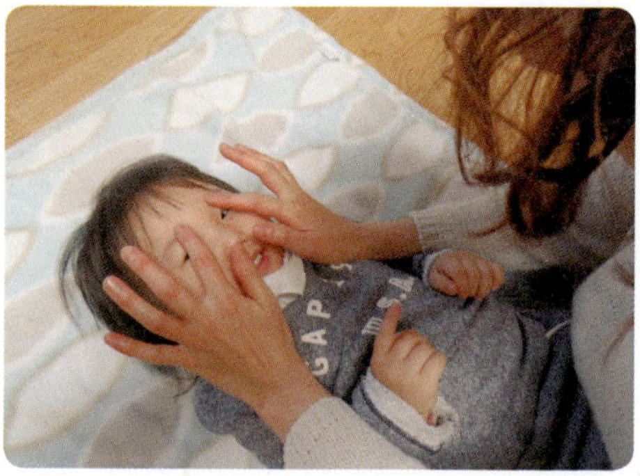
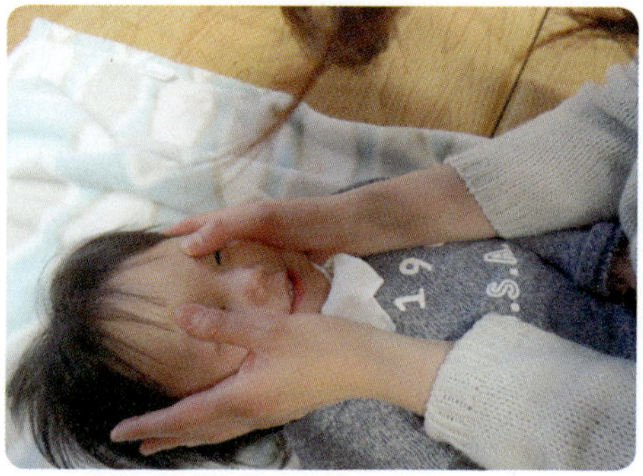

응용해요!

➔ 아기를 업고 이동을 할 때도 "누가 누가 잠자나."를 반복하여도 좋다.

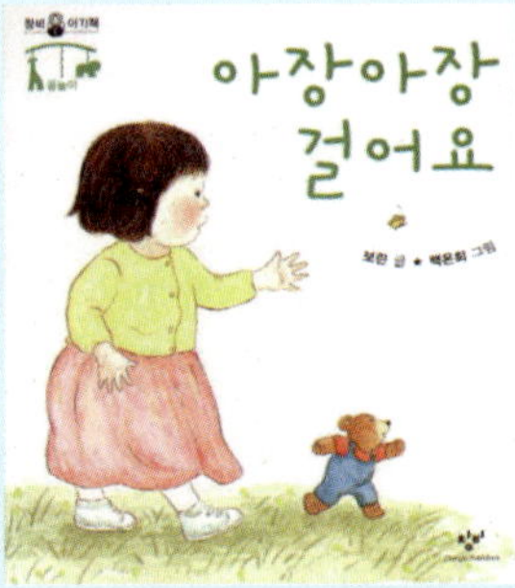

수준 영영아

주제 신체(놀이동화)

제목 아장아장 걸어요

글 / 그림 보린 / 백은희

출판사 창비

출판연도 2010년 12월 30일

1 특징

아기는 자신의 몸을 알아가면서 세상으로 나아가게 됩니다. 제일 먼저 눈, 코, 귀처럼 신체부위를 이용한 놀이를 통해 자신을 탐색하며 알아가게 되지요. 아기 동물들과 함께 놀이적인 행동을 보여 주는 그림을 보는 즐거움을 주며, 의성어, 의태어와 같은 입말체를 반복적으로 사용하여 듣는 즐거움을 선사합니다.

2 영아놀이 연계성

오일 마사지 놀이

| 준비물 | 오일 혹은 로션, 매트, 이불

- 목욕을 하고 난 후 아이를 마사지하며 할 수 있는 놀이로, 아기의 신체부위를 하나하나 문지르면서 그림책 내용을 이야기해 준다.
  - 오늘 엄마랑 걷고 났더니, 다리가 많이 아프구나.
  - 엄마랑 마사지 놀이하자.

- 눈눈눈~ 코코코~ 아이, 이쁘다!
- 눈은 어디 있나~ 여기! 코는 어디 있나~ 여기!

• 마사지를 하며 아기에게 신체부위의 명칭을 물어보며 아기만의 언어로 표현하도록 시간을 주고 들어 본다.
  - 우리 아기, 눈썹도 예쁘구나.
  - 우리 아기 귀가 참 예쁘네. 예쁜 귀로 아름다운 소리를 들어 보는 거야.

3 활동 사진

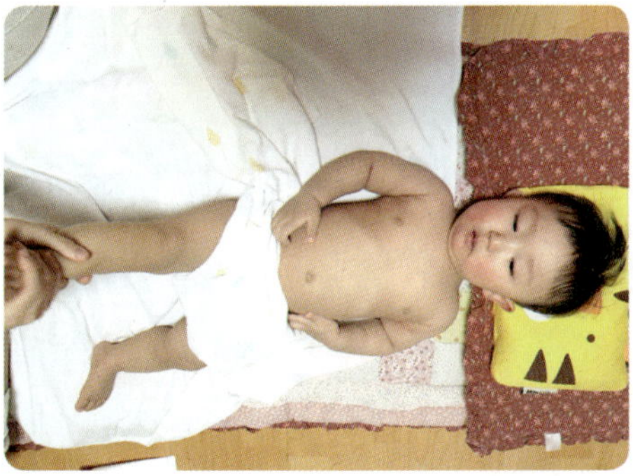

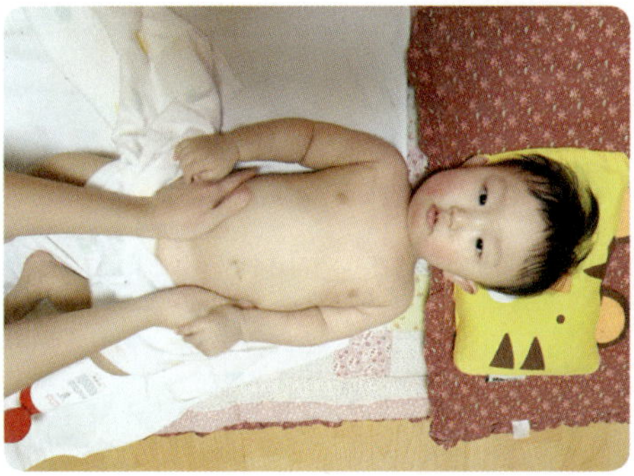

응용해요!

➔ 코코코 놀이로 확장해서 표현할 수 있다.

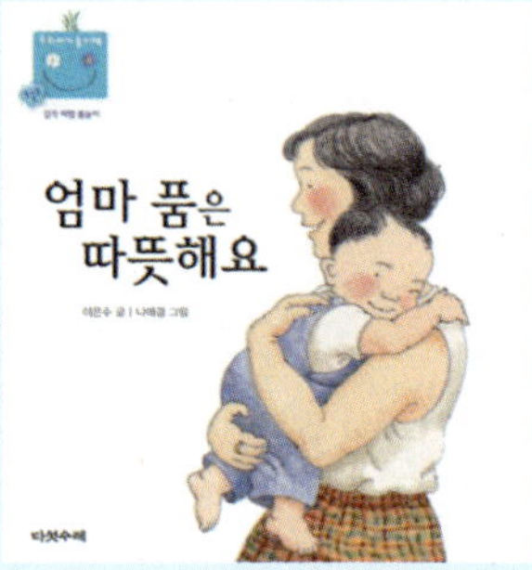

수준 영영아

주제 신체(놀이동화)

제목 엄마 품은 따뜻해요

글 / 그림 이은수 / 나애경

출판사 다섯수레

출판연도 2009년 5월 25일

1 특징

아기는 온몸의 감각을 통해 세상을 알아갑니다. 제일 먼저 가장 가까이에 있는 엄마와 아빠와의 스킨십뿐만 아니라 바람과 같이 자연을 느끼게 되는 감각에 집중해 봅시다. 의성어, 의태어의 사용과 더불어 반복적 구성으로 리듬감 있는 언어를 구사하고 있어 듣는 즐거움을 선사합니다.

2 영아놀이 연계성

엄마랑 목욕하기

| 준비물 | 욕조 혹은 물놀이 풀, 가재수건, 스펀지(부드러운 소재)

- 엄마와 함께 욕조에서 목욕을 하는 것이 좋은 방법이나, 그렇지 못할 경우는 아기만 물놀이할 수 있는 공간을 제공한다.
  - 엄마랑 물놀이해 볼까?
  - 우리 아기, 따뜻한 물로 목욕하면서 놀이해 보자~

- 엄마는 가재수건을 이용하여 따뜻한 물로 아기의 몸을 따뜻하게 닦아 준다.
  - 우리 아기, 깨끗하게 닦아 보자. 수건으로 닦아 줄게.
- 가재수건이나 스펀지 등을 물에 적셨다가 물을 짜는 놀이를 하며, 엄마는 계속 아기에게 스킨십을 한다.
  - 물을 쭈욱~ 짜 보았더니, 물에서 소리가 나네.
  - 물이 또 어떻게 나올까?
  - 엄마 손에 물을 떠서 우리 아기 몸에 뿌려 보자.

3 활동 사진

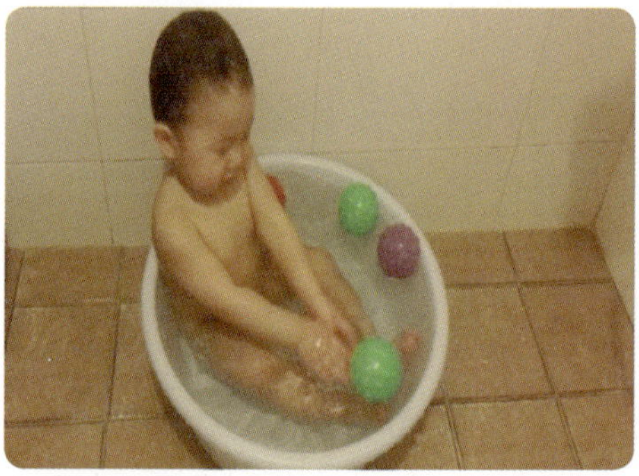

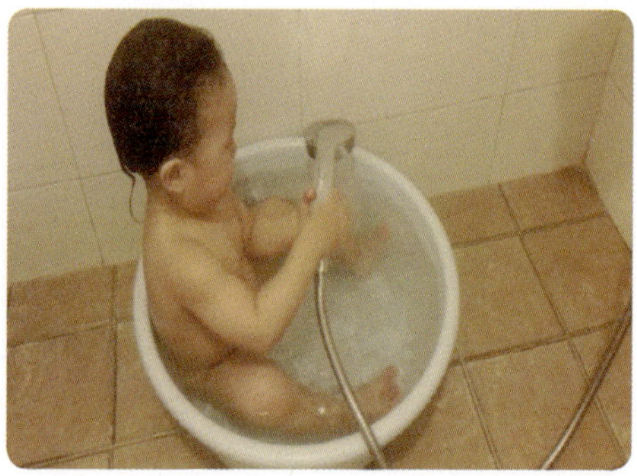

응용해요!

➔ 가정에서 불가능한 경우, 목욕탕에 가서 엄마는 아기를 엄마의 무릎 위에 앉혀 놓고 이야기하는 시간을 가져 볼 수 있다.

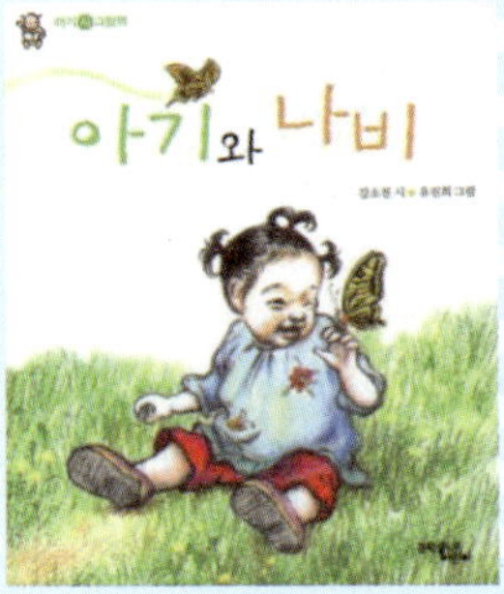

수준 영영아
주제 언어
제목 아기와 나비
글 / 그림 강소천 / 유진희
출판사 문학동네어린이
출판연도 2003년 11월 25일

1 특징

아기에게 붙었다 떨어져 날아가는 나비가 마치 아기와 함께 술래잡기를 시작한 듯합니다. 나비를 잡으려 아장아장 따라가는 아기와 그를 뒤따르는 강아지를 통해 자연과 더불어 놀이하는 모습에 미소 짓게 하네요. 강소천의 시가 사랑스러운 아기의 놀이하는 모습을 담은 그림을 만나 이야기로 다가옵니다.

2 영아놀이 연계성

아기와 산책 놀이

| 준비물 | 카메라, 비상약, 물티슈, 비닐봉투

- 아기와 집 앞에 산책을 나가며, 그림책에서 보았던 것들을 이야기 나눈다.
  - 엄마랑 산책 나가자. 산책에 나가서 어떤 친구를 만날까?
  - 아~ 저기 나비가 날아가네. 훨훨 날아가는구나.
- 집 앞을 산책하며 보이는 사물에 대해 엄마는 자세하게 이야기를 들려준다.
  - 나무가 무척 크구나. 나무에는 나뭇잎이 있네.

- "잔디밭에 꽃이 피어 있네. 노란색 꽃이 너무 예쁘다." 등 아기가 관심 보이는 것에 대해 엄마는 이야기를 들려준다.
  - 우리 아기에게 어떤 자연친구를 선물할까?
  - 나뭇가지가 있네. 손에 쥐여 줄게~

3 활동 사진

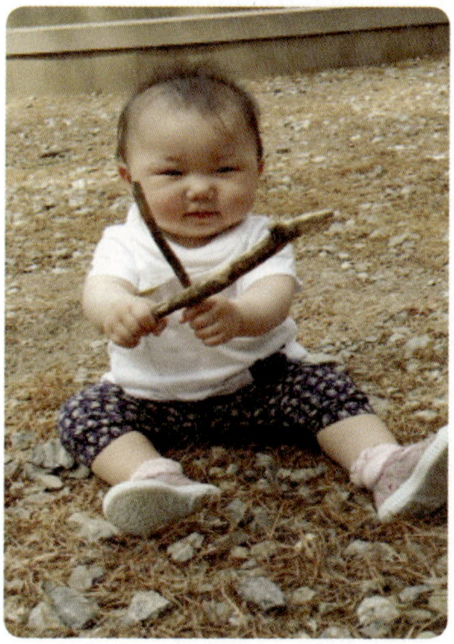
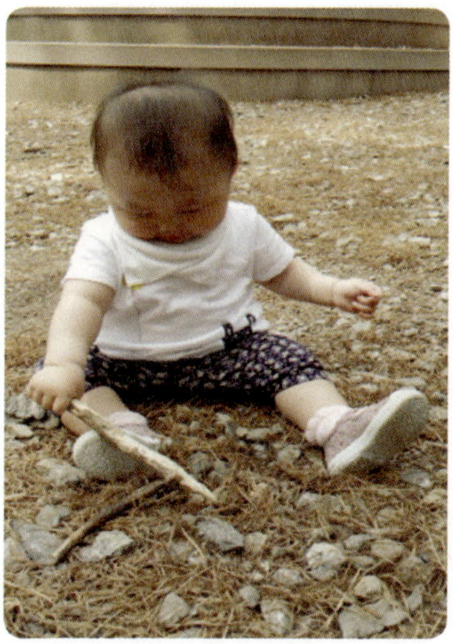

응용해요!

➔ 그림책에서 나온 자연물이 있을 때는 "우리가 봤던 거랑 똑같은 거네." 하며 같은 것임을 이야기해 준다.

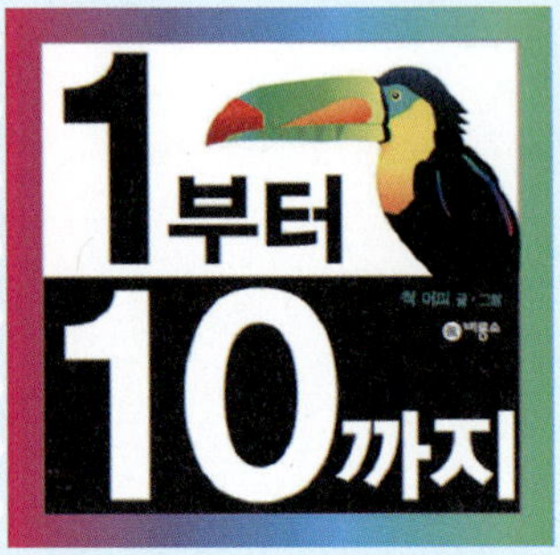

수준 영영아

주제 수

제목 1부터 10까지

글 / 그림 척 머피

출판사 비룡소

출판연도 2006년 2월 15일

1 특징

이 세상에는 다양한 수세기 책이 있습니다. 다양한 사물들을 세는 가운데 아기는 세상에 대해 궁금함을 품고 나아가게 합니다. 이러한 면에서 본 그림책은 수를 세는 대상에 초점 맞추기보다는 팝업이라는 장치를 사용하고 있어서 더욱 효과적으로 대상의 수세기를 인식하게 합니다.

숫자 뒤에 무엇이 숨어있을지 기대하며 숫자를 잡아당겨 보면 다양한 동물이 마술처럼 앞으로 혹은 위로 튀어나옵니다. 마치 까꿍놀이 하듯이 놀라움을 선사하는 그림책입니다.

2 영아놀이 연계성

숫자 까꿍판 놀이

| 준비물 | 물티슈 뚜껑, 인쇄한 그림책 그림, 아기 사진, 벽면 또는 우드락 판

- 인쇄한 그림책 그림이나 아기의 얼굴 사진을 물티슈 뚜껑 뒷면에 그림이 앞으로 보이도록 붙여 준다.

  - 까꿍! 뚜껑을 열어 보니 우리 아기 사진이 있네!

- 우리 아가도 한번 열어 볼까?
- 여기에는 숫자가 쓰여 있구나!
- 우리 아기가 또 열어 보자.
- 우리 아기 사진은 몇 개나 있을까?

• 우드락에 붙여 주거나 벽면에 붙여 물티슈 뚜껑을 열 때마다 "까꿍!"하고 열어 보고 열었을 때 보이는 동식물의 숫자를 엄마와 함께 세어 본다.

3 활동 사진

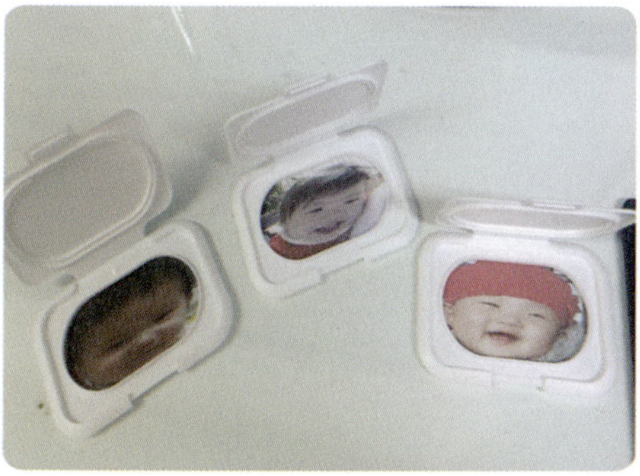

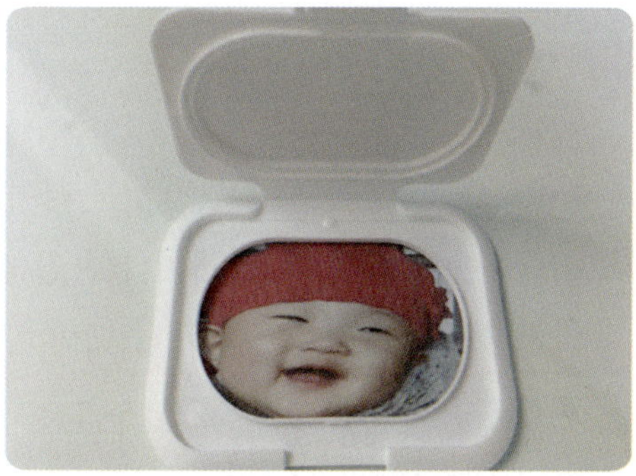

응용해요!

➔ 까꿍판 뒤에 숫자 외에 가족사진을 붙여 보고, 가족 수를 세어 보며 숫자 놀이를 연계해 본다.

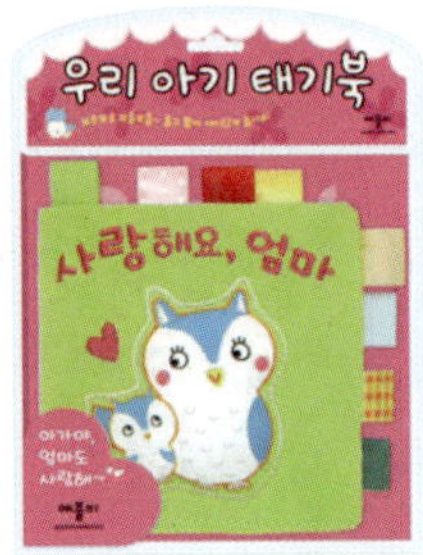

수준 영영아

주제 감각

제목 사랑해요, 엄마

글 / 그림 애플비 편집부

출판사 애플비

출판연도 2012년 6월 14일

1 특징

엄마와 아기 동물들이 주인공이 되어 서로 사랑을 표현하는 헝겊책입니다. 안쪽에 비닐이 있어 책장을 넘기거나 만질 때마다 소리가 나기 때문에 청각, 시각, 촉각적 감각을 활용하여 감상하게 됩니다.

어미와 함께하는 모든 새끼 동물은 모두 다 같은 마음입니다. 서로를 바라보고 보듬으며 사랑하는 마음을 전달하고 있지요.

2 영아놀이 연계성

엄마랑 셀프카메라 놀이

| 준비물 | 이불, 매트, 카메라

- 영영아와 엄마는 매트에 누워 이야기를 한다.
  - 엄마는 우리 아가를 무척 사랑해.
  - 머리부터 발끝까지 우리 아가를 사랑해~
  - 우리 아가랑 엄마랑 많이 닮았네.

- 카메라를 꺼내 엄마랑 셀프카메라를 찍어 보며 놀이해 본다.
  - 카메라에 엄마랑 아가가 있네~
  - 엄마랑 찰칵찰칵 사진 놀이를 해 볼까?
- 찍은 사진을 엄마랑 같이 보면서 서로의 표정에 대해 이야기 나눈다.

3 활동 사진

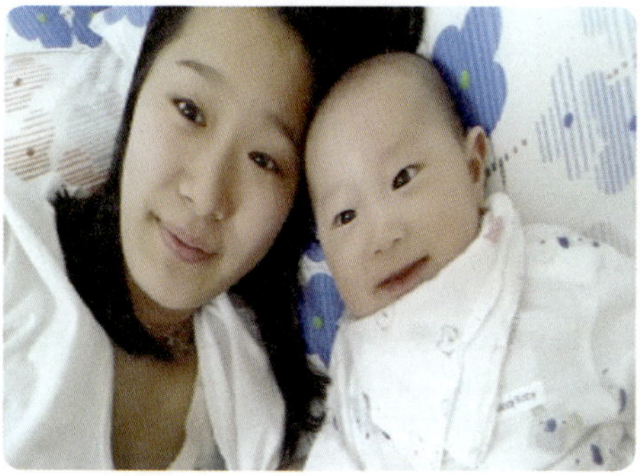

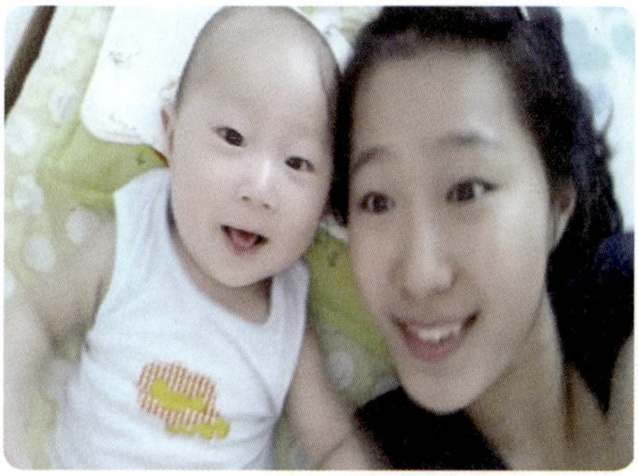

응용해요!

➔ 거울을 가지고 누워서 서로 마주 보며 다양한 표정 놀이를 해 본다.

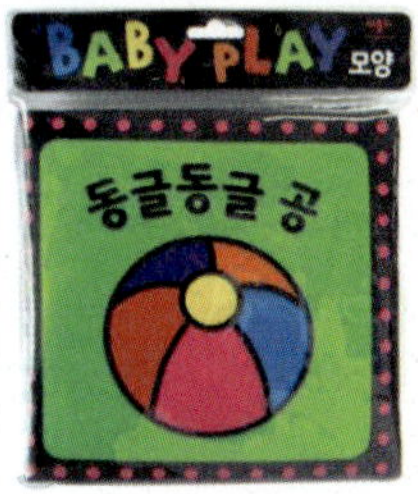

수준 영영아

주제 감각

제목 동글동글 공

글 / 그림 애플비 편집부

출판사 애플비

출판연도 2011년 1월 11일

1 특징

모양과 관련된 개념을 담아내고 있는 헝겊책입니다. 모양은 아기 주변의 사물 속에서 발견할 수 있는 것이어야 하지요. 원색 배경에 단순한 모양으로 그려진 사물을 통해 주변에 관심을 갖고 탐색할 수 있는 기회를 마련해 볼 수 있답니다. 바스락 소리를 품고 있는 헝겊책에서 느껴지는 감각적 체험과 더불어 시각적으로 보여주는 모양에 대한 개념을 소개해 보아요.

2 영아놀이 연계성

동글동글 공놀이

| 준비물 | 촉감공, 혹은 탱탱볼

- 책 속에 나오는 공을 영영아에게 제공하며 스스로 탐색하게 한다.
  - 동글동글 공이 있네~ 공은 어떤 친구일까? 우리 한번 만져 보자.
  - 떼구르르~ 공이 굴러가네.
  - 통통통! 튕겨 볼 수도 있구나!

- 아기 손에 공을 쥐게 해 주고 자유롭게 놀이를 하도록 한다.
  - 우리 아기도 공을 가지고 놀이해 보자. 엄마처럼 굴려 보자.
  - 어! 공이 굴러가네. 우리 아가도 따라가 볼까?
  - 엄마가 아기한테 공을 굴려 줄게.
- 아기와 함께 앉아 공을 바닥으로 떨어뜨리는 것을 보여 준다.
  - 엄마랑 공을 바닥으로 떨어뜨려 볼까?
  - 공이 바닥에 통통통 떨어지네!

3 활동 사진

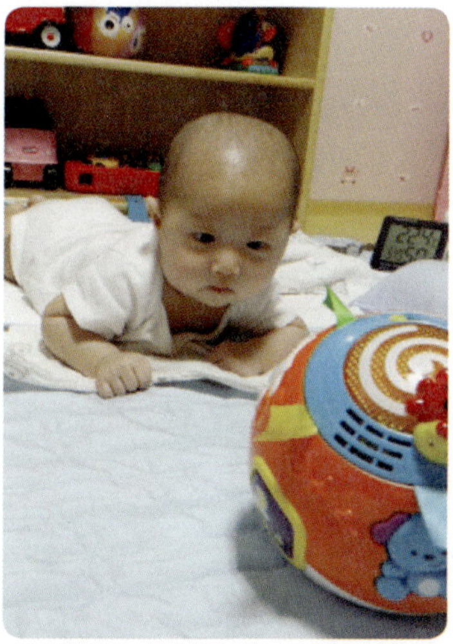

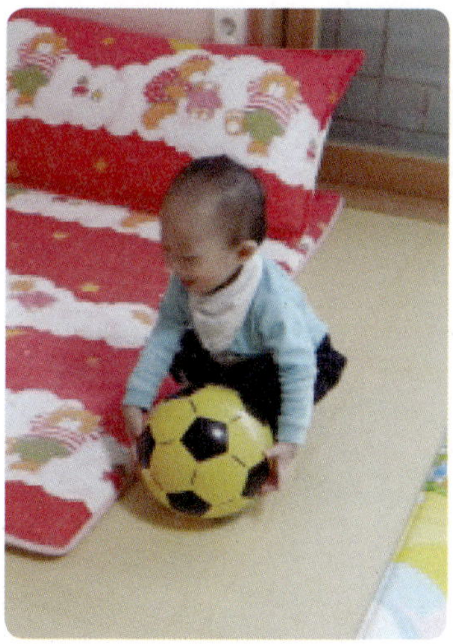

응용해요!

➔ 영아가 스스로 놀 수 있을 때 실외 공간으로 이동하여 자유롭게 놀이하도록 만들어 준다.

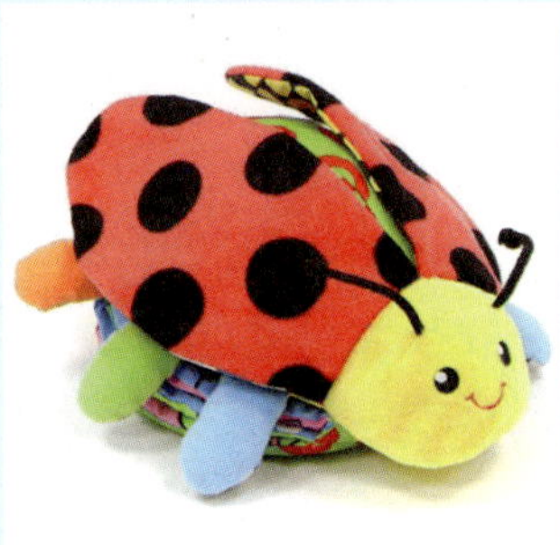

수준 영영아

주제 감각

제목 무당벌레는 내 친구

글 / 그림 애플비 편집부

출판사 애플비

출판연도 2011년 7월 30일

1 특징

만질 때마다 바스락 소리가 나는 입체적인 헝겊책으로서 무당벌레 모양의 토이북 형태입니다. 자극적이지 않은 색감을 사용한 그림과 함께 하고 있으며, 거울이 부착되어 있어서 또 다른 감각을 자극합니다.

2 영아놀이 연계성

내 손으로 척척

| 준비물 | 영아 기구, 헝겊책

- 아기를 기구에 앉혀 두고 엄마는 손가락으로 사물을 가리키며 이야기를 해 준다.
  - 우리 여기에 앉아서 무당벌레 책을 만져 보자.
  - 탁탁탁~ 우리 아기 책도 잘 만지네.

- 기구에 달려 있는 것을 확인하고 엄마는 아기의 손을 가져다 대며 함께 만져 본다.
  - 딸랑딸랑~ 나비에서 소리가 나네!
  - 뱅그르르~ 돌려 볼까?
  - 흔들흔들~ 엄마랑 움직여 보자.
- 오래 앉혀 두지 않고 영아가 탐색하는 시간을 정한 뒤 바닥에 내려놓는다.
  - 무당벌레 친구들아~ 우리 아가는 이제 맘마 먹으러 갈 거야.
  - 엄마랑 같이 바닥에 내려와 누워 보자.

3 활동 사진

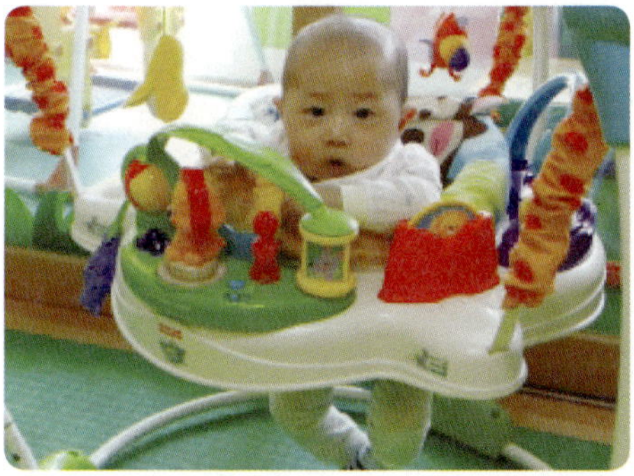

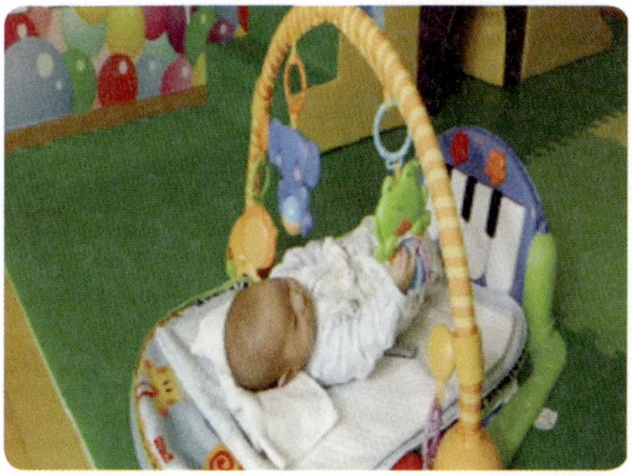

응용해요!

→ 아기가 기구 위에 있는 것들을 지속적으로 탐색하도록 엄마는 말을 건넨다.

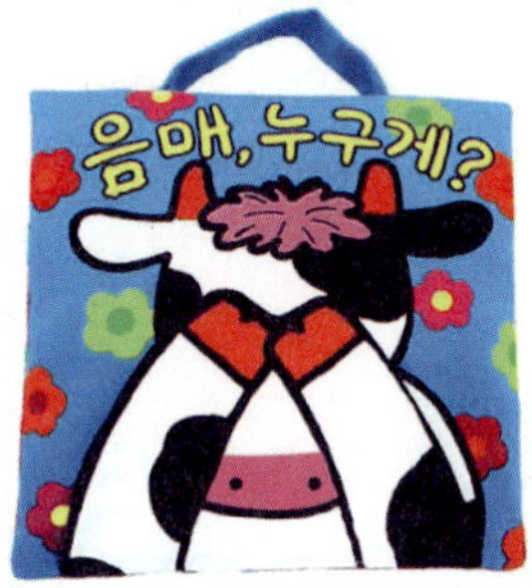

수준 영영아

주제 감각

제목 음매, 누구게?

글 / 그림 애플비 편집부

출판사 애플비

출판연도 2007년 11월 15일

1 특징

까꿍놀이 헝겊책으로서, 접혀 있는 부분을 열면 "까꿍!" 하며 동물 친구들의 얼굴이 나타납니다. 까꿍놀이를 유도하는 간단한 글과 형식을 취하고 있어서 읽으면서 놀이할 수 있는 즐거운 그림책입니다. 마지막 장면에는 거울이 부착되어 있어서 아기는 자신의 얼굴을 보며 놀이에 참여할 수 있습니다.

2 영아놀이 연계성

나는 누굴까? 의성어 놀이

| 준비물 | 헝겊책, 매트

- 아기를 매트에 눕히고 책을 건네며 자유롭게 탐색하도록 한다.
  - 오늘은 엄마랑 책을 가지고 놀이할까?
  - 책에 어떤 그림이 있는지 한번 살펴보자~

- 엄마 무릎이나 매트에 앉혀 두고 아이가 탐색하는 동안 엄마는 지속적으로 대화를 건넨다.
  - 냠냠~ 책 속의 친구가 맛있게 먹네.
  - 누구지~? 아~ 동물친구가 있구나.
  - 이건 누구야~? 꿀꿀꿀~ 돼지는 꿀꿀!
- 엄마는 다양한 의성어를 이야기하며 영아가 책에 관심을 갖도록 한다.
  - 꽥꽥꽥~ 오리가 소풍을 가요.
  - 멍멍멍~ 강아지가 신나게 달려가네!

3 활동 사진

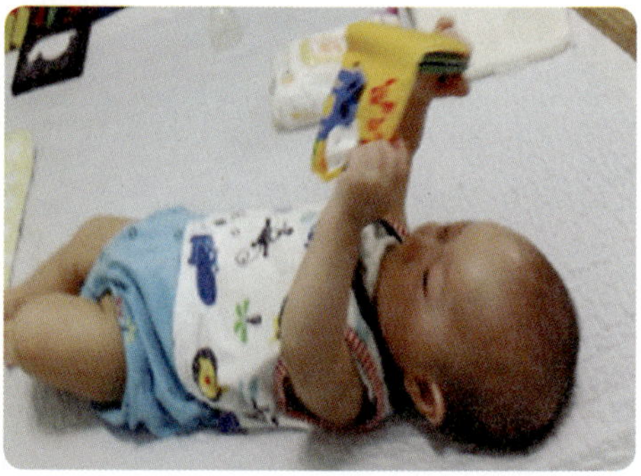

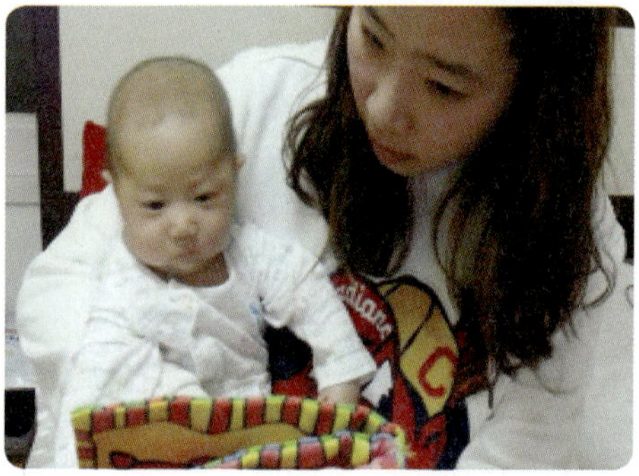

응용해요!

➔ 책 속에 있는 의성어 외에 다른 것을 엄마가 창의적으로 표현하고 들려준다.

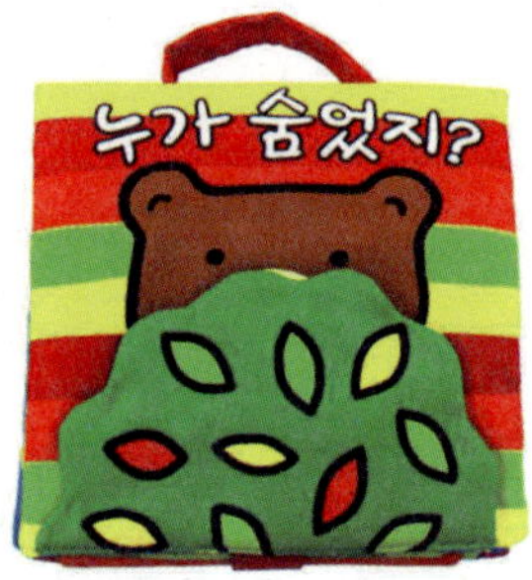

수준 영영아

주제 감각

제목 누가 숨었지?

글 / 그림 애플비 편집부

출판사 애플비

출판연도 2007년 11월 15일

1 특징

플랩북 형식으로 동물들의 신체 일부를 보여 주며 숨바꼭질을 시도하는 헝겊으로 만들어진 놀이책입니다. 누가 숨어 있을지 예측하며 플랩을 열고 닫는 놀이가 가능합니다. 동물을 가린 천 안에는 비닐 소리뿐만 아니라 다양한 소리 자료를 넣어서 감각적 경험을 제공하기도 합니다. 숨바꼭질을 하며 여러 동물의 이름을 알아가 보아요.

2 영아놀이 연계성

과일 안에 누가 숨었니?

| 준비물 | 바나나 모양 장난감, 사과, 그릇, 과일 모양 치발기

- 엄마는 과일 장난감을 아기에게 건네며, 탐색하도록 도움을 준다.
  - 어~ 맛있는 바나나 장난감이네.
  - 바나나 껍질을 벗기면 안에 어떤 것이 숨어 있을까?

- 장난감을 입으로 탐색을 하며, 엄마는 산이 강하지 않은 과일을 함께 제공한다. (과일을 먹을 수 있는 시기에 활동을 하는 것이 좋다.)
  - 말랑말랑 바나나가 숨어 있었구나.
  - 또 어떤 과일이 꼭꼭 숨어 있을까?
  - 안에 맛있는 냠냠이가 숨어 있었네!

3 활동 사진

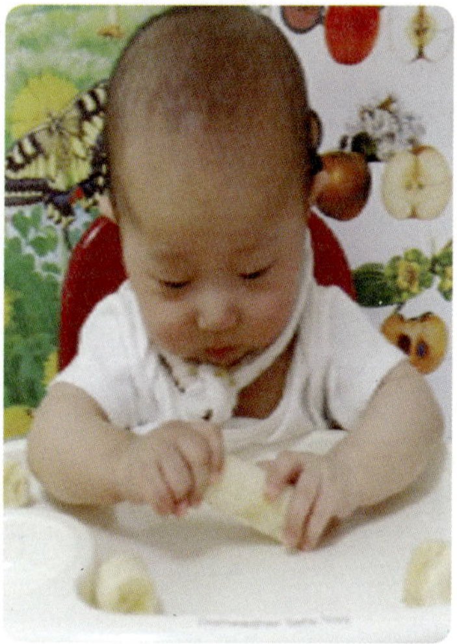

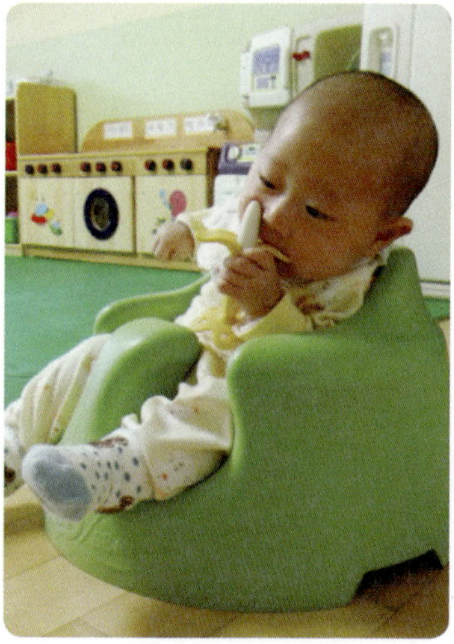

응용해요!

➔ 손으로 으깰 수 있는 부드러운 과일이나 고구마 등을 제공하며 탐색하도록 도와준다.

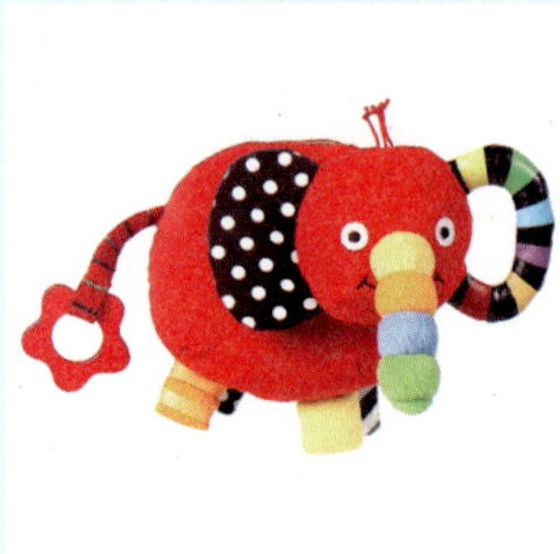

수준 영영아

주제 감각

제목 아기 코끼리 코야

글 / 그림 작은북 / 오연진

출판사 블루래빗

출판연도 2010년 12월 1일

1 특징

만질 때마다 바스락 소리가 나는 입체적인 헝겊책으로서 코끼리 모양의 토이북 형태라고도 할 수 있답니다. 코끼리의 일상을 보여 주는 이야기를 자극적이지 않은 색감을 사용한 그림과 함께 하고 있으며, 거울이 부착되어 있어서 또 다른 감각을 자극합니다. 꼬리에는 치발기가 붙어 있으며, 코끼리의 다리는 딸랑이, 삑삑이, 비닐 등 다양한 소리 재료가 들어 있어서 촉감뿐만 아니라 청각적 감각놀이를 즐길 수 있답니다.

2 영아놀이 연계성

동물 흉내 내기

| 준비물 | 그림책 속 동물 그림, 동물 머리띠, 동물 볼링핀, 음악

- 그림책 속에 나온 동물의 특징을 알고, 영아에게 코끼리 외에 다양한 동물을 제공한다.
  - 아기 코끼리가 아장아장 걸어가네.
  - 다른 동물 친구들도 있네! 동물들아, 안녕~

- 아기가 혼자 놀이를 할 때 엄마를 따라 할 수 있도록 엄마도 걸음걸이를 함께 표현해 본다.
  - 우리 아가, 엄마랑 같이 코끼리처럼 걸어 볼까?
  - 하나 둘~ 하나 둘~ 코끼리처럼 걸어요.
  - 아장아장~ 잘도 걸어요.

3 활동 사진

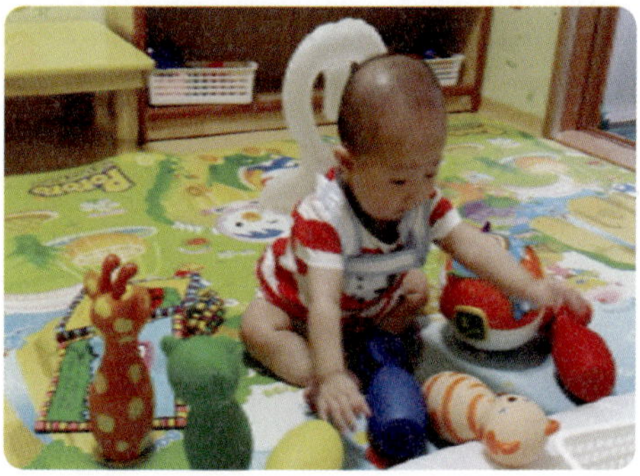

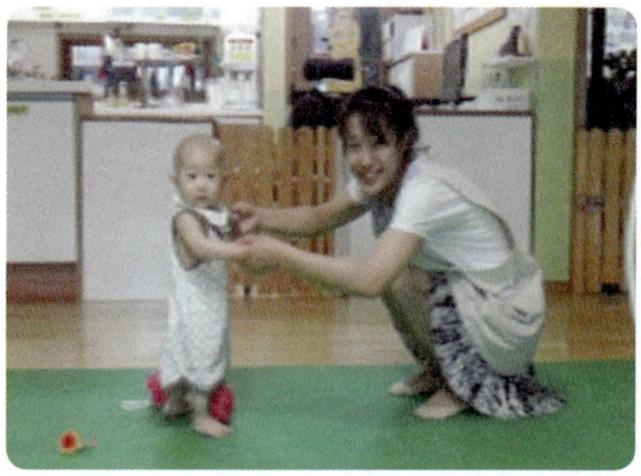

응용해요!

➔ 「동물농장」 노래를 듣고 노래 속 동물을 표현해 보는 것으로 확장할 수 있다.

3 그림책으로 시작하는 영아 놀이

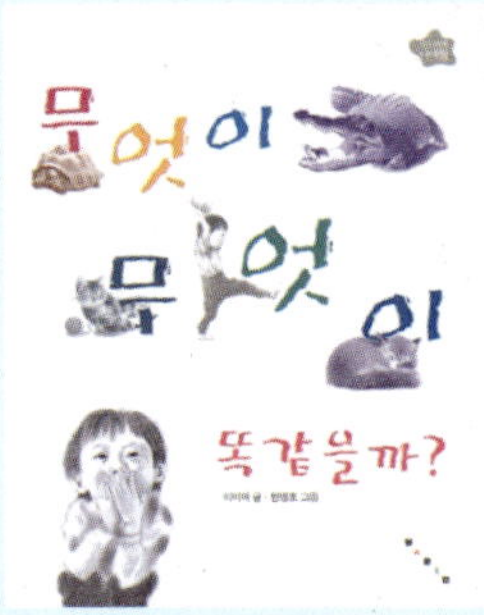

수준 영아

주제 일상생활

제목 무엇이 무엇이 똑같을까?

글 / 그림 이미애 / 한병호

출판사 보림

출판연도 2006년 9월 5일

1 특징

아기가 생활 속에서 먹고, 자고, 씻고, 배변하는 등의 일상 모습을 아기 동물들과 비교하며 보여 주고 있어요. 「무엇이 무엇이 똑같을까?」 노래가 연상되듯 동물들과 아기의 행동을 비교하는 모습이 사랑스럽습니다. '꼼지락꼼지락', '몽그작몽그작'과 같이 그 행동의 크기가 작고 귀여움이 연상되는 말씨가 사용되어 읽는 즐거움을 더합니다. 동화책 속 행동과 모습을 나타내는 의성어와 의태어는 나만의 단어로 새롭게 만들어 볼 수도 있어 재미납니다.

2 영아놀이 연계성

똑같은 물건 찾기

| 준비물 | 바구니, 장갑, 양말, 컵, 신발 등

- 집에서 짝이 되는 물건을 가지고 바구니에 담아 본다(준비물에 있는 것의 짝이 되는 물건을 사용하세요).

- 엄마가 바구니에서 컵을 꺼냈네~ 똑같은 컵은 어디 있을까?
- 예쁜 신발의 짝을 찾아볼까?

- 물건을 짝지어 놓고 "무엇이 무엇이 똑같을까?"를 이야기하며, 영아가 같은 것끼리 찾아 바구니에 담도록 도와준다.
  - 무엇이 무엇이 똑같을까♬ 꿀꺽꿀꺽 물컵이 똑같아요♪
  - 우리 아기 예쁜 두 손도(짝짝) 똑같아요♬
  - 우리 아기 장난감 중에 똑같은 물건을 또 찾아볼까?

3 활동 사진

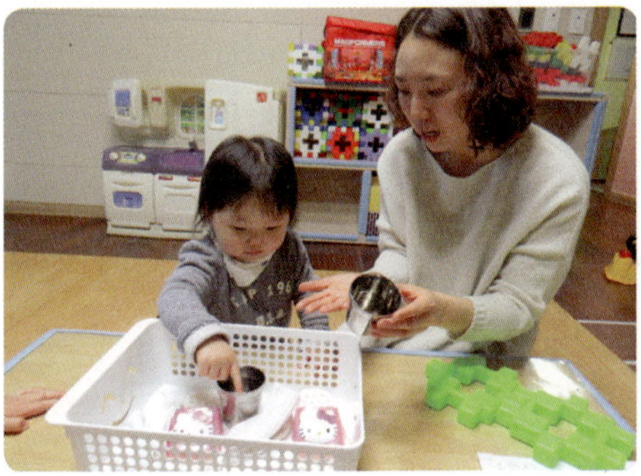

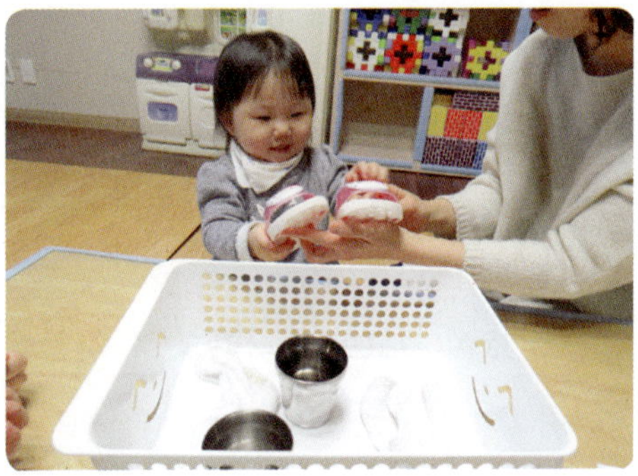

응용해요!

➔ 소리 나는 물건 중 같은 소리가 나는 것을 찾아보는 놀이로 표현해 본다.

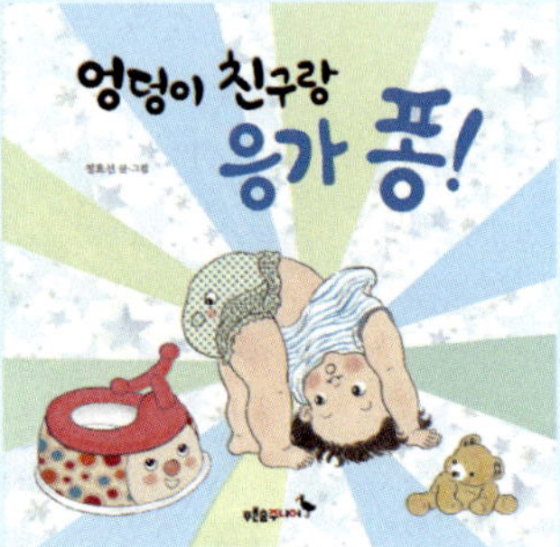

수준 영아

주제 일상생활

제목 엉덩이 친구랑 응가 퐁!

글 / 그림 정호선

출판사 푸른숲주니어

출판연도 2017년 4월 20일

1 특징

아기의 배변훈련 과정을 소재로 하는 그림책입니다. 변기를 '퐁당 응가통'이라고 친숙하게 표현하며, 배변 과정을 놀이스럽게 묘사하고 있습니다. 아기 변기통에 스스로 배변을 한다는 것은 쉽지 않은 과정이지만 때론 실수도 하는 모습을 자연스럽게 보여 주고 있습니다.

2 영아놀이 연계성

색깔 점토 놀이

| 준비물 | 색깔 점토, 비닐, 물티슈

- 색깔 점토를 영아가 탐색하도록 도와준다.
  - 조물조물~ 엄마랑 오늘 점토 놀이를 해 볼까?
  - 손가락으로 꾹꾹 눌러 볼까?
  - 토닥토닥~ 주먹으로 두드려 보자!

- 책 속에 나온 동물들의 응가를 표현해 본다.
  - 응가 하자. 끙끙, 끄응끙~ 염소 응가는 동글동글 작게 만들어 보자.
  - 우리 아가 응가는 어떻게 생겼을까?
- 영아의 응가를 만들어 보며, 점토 놀이를 한다.
  - 이야~ 우리 아가가 응가를 만들었네. 응가야, 안녕!

3 활동 사진

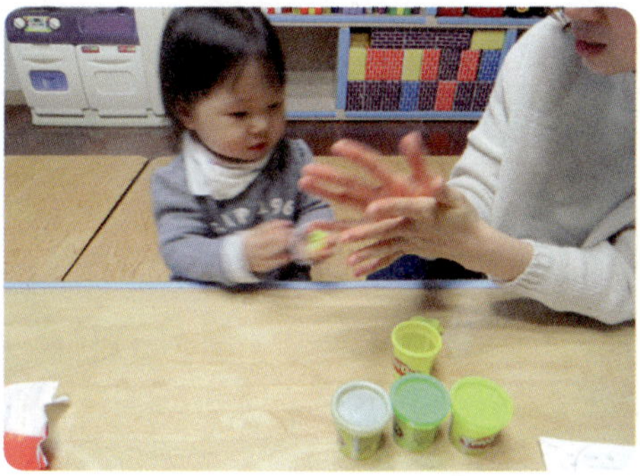

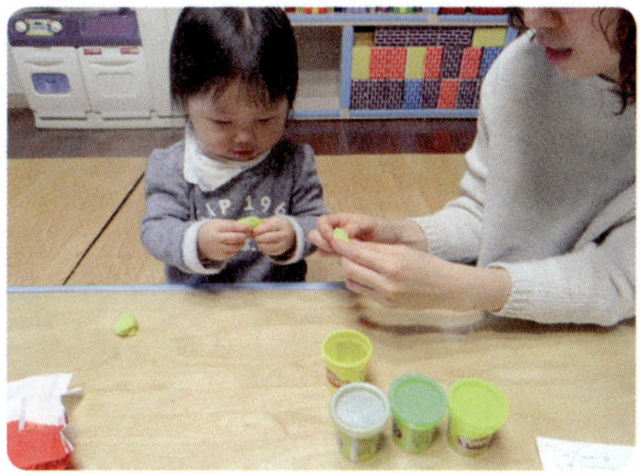

응용해요!

➔ 만든 응가 점토로 아기 변기에 넣어 보고 물 내리는 시늉의 역할 놀이를 표현해 볼 수 있다.

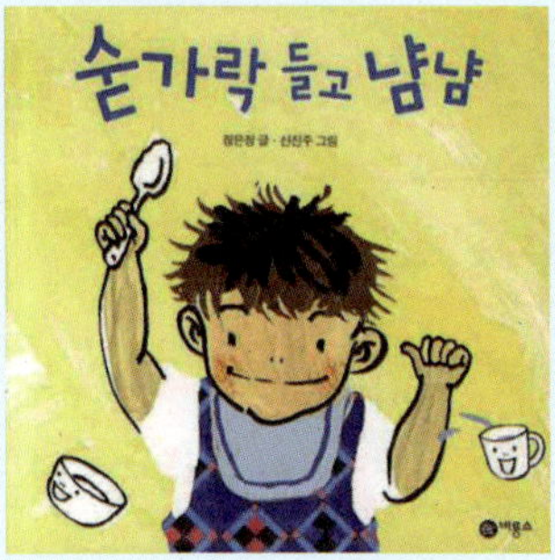

수준 영아

주제 일상생활

제목 숟가락 들고 냠냠

글 / 그림 정은정 / 신진주

출판사 비룡소

출판연도 2009년 10월 19일

1 특징

아기의 일상생활에서 밥 먹기는 중요한 일과입니다. 밥 먹을 때는 식탁에 앉아 숟가락을 사용하여 나름의 예절을 지켜야 하지요. 『숟가락 들고 냠냠』은 식사 시간이 되자 아기가 숟가락, 포크, 밥그릇, 컵 등을 끌고 상에 앉아 밥을 먹기까지의 과정을 보여 주고 있습니다. 아기에게 밥 먹는 것도 하나의 놀이와 같다는 분위기를 보여 줍니다.

2 영아놀이 연계성

삶은 나물 놀이

| 준비물 | 나물(삶은 것), 그릇 2개, 숟가락

- 영아가 앉아서 놀이를 하도록 공간을 만들고, 하나의 그릇에 삶은 나물을 담아 준다.
  - 오늘 엄마랑 나물로 맛있는 반찬을 만들어 볼까?
  - 띵까띵까~ 나물아, 따라와. 맛있는 반찬 만들자!

• 담고 난 후 숟가락을 건네주며, 엄마가 먼저 시범을 보인다.
  - 숟가락에 나물을 담아 볼까?
  - 나물을 조물조물 맛있게 만들어 보자~
• 한쪽 그릇에서 삶아준 나물을 탐색하고 옮겨 담으며 영아가 자유롭게 놀이하도록 엄마는 지켜본다.
  - 초록 나물을 그릇에 옮겨 볼까?
  - 나물을 포크로 콕 찍어 볼까? 하나~ 둘~!
  - 흔들흔들 나물아, 따라와. 그릇에 담아 보자.

3 활동 사진

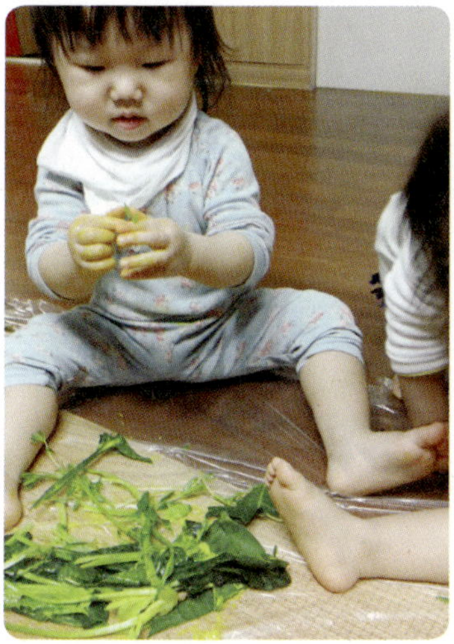
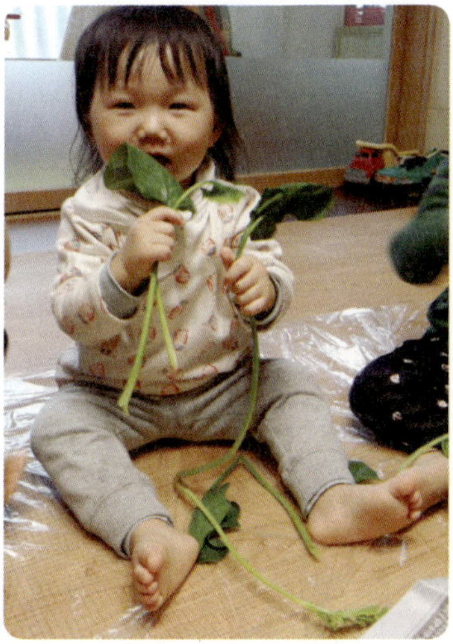

응용해요!

➔ 나물 외에 식사 때 사용할 수 있는 재료를 선택하여 탐색하는 기회를 가진다.

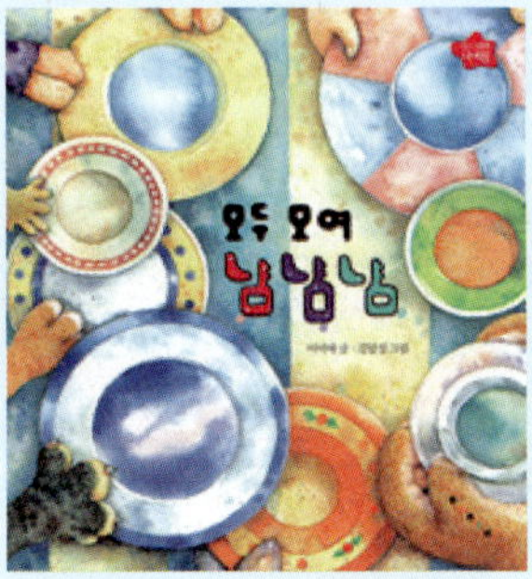

수준 영아

주제 일상생활

제목 모두 모여 냠냠냠

글 / 그림 이미애

출판사 보림

출판연도 2000년 11월 20일

1 특징

아기 동물들이 밥을 먹는다는 상황을 문답 형식으로 보여 주는 그림책입니다. 이때 다람쥐, 토끼, 병아리 등 차례차례 등장하는 아기 동물들이 왼쪽 지면에 쌓이듯 한자리에 있고 오른쪽 지면에는 새로운 아기 동물들이 등장하지요. 그리고 한 상에 모두 모여 저마다의 밥을 먹지요. 이때 사각사각, 뽀록뽀록, 날름날름, 깨작깨작, 할짝할짝 등 아기 동물들이 밥 먹는 모습과 소리를 의성어와 의태어로 들려주고 있어서 더욱 즐겁고 생동감 있게 느껴집니다.

2 영아놀이 연계성

상 차리기 놀이

| 준비물 | 상, 젓가락, 포크, 숟가락, 접시

- 식사 시간에 상 차리는 과정을 영아가 탐색하도록 한다.
  - 엄마랑 맛있는 밥상을 차려 볼까?
  - 상 위에 어떤 음식을 올려 볼까?

- 행주를 건네주고, 영아가 엄마를 따라 닦아 보도록 한다.
  - 쓱싹쓱싹~ 식탁을 닦아 보자. 우와! 우리 아가가 닦아 주니 깨끗한 식탁이 되었네.
  - 상에 밥을 올려 볼까? 도토리는 누구 밥이었지?
- 수저와 컵 등을 놓아 보며 놀이로 표현해 본다.
  - 맛있게 먹었더니 목이 마르네. 컵에 물도 따라 마셔 볼까?
  - 우리도 맛있게 먹어 보자. 토끼처럼 먹어 볼까? 사각사각~ 아, 맛있다!

3 활동 사진

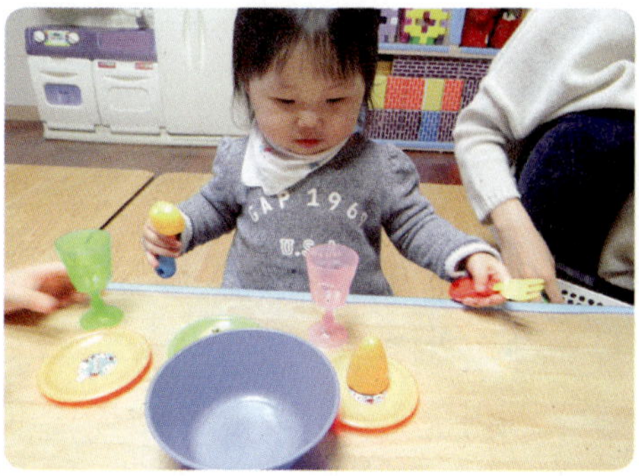

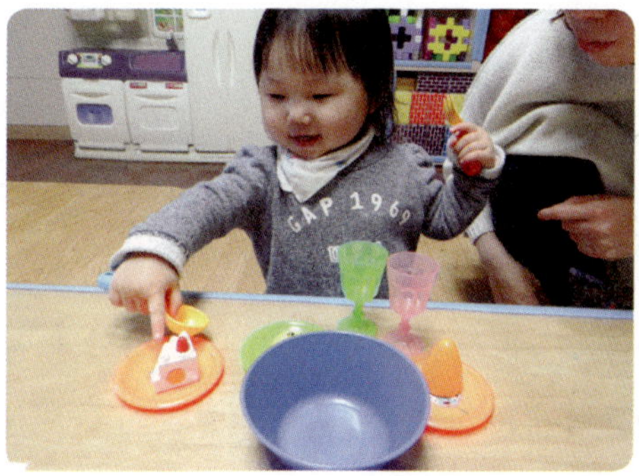

응용해요!

➔ 아기 접시 위에 모형 음식 놀잇감을 놓아 보며 상차림 놀이를 해 볼 수 있다.

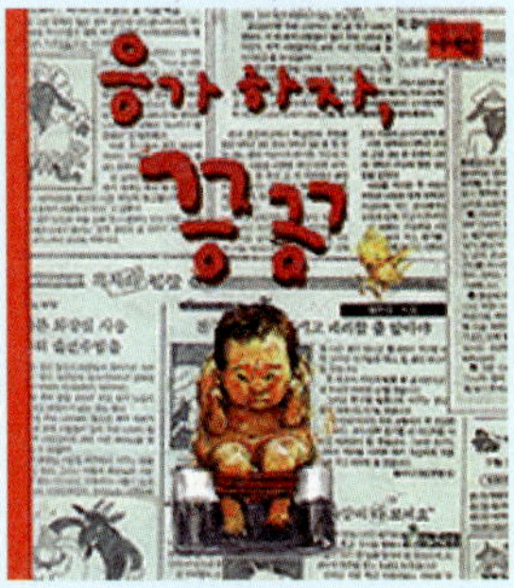

수준 영아

주제 일상생활

제목 응가 하자, 끙끙

글 / 그림 최민오

출판사 보림

출판연도 2004년 8월 30일

1 특징

아기들이 스스로 변기에 앉아 용변을 해결하는 배변훈련은 쉽지 않지만 중요한 과업 중 하나입니다. 『응가 하자, 끙끙』은 아기의 배변훈련 과정을 소재로 하는 그림책입니다. 동물들이 차례대로 나와 아기의 변기에 '끙끙' 똥을 성공적으로 눕니다. 이내 아기도 변기에 앉아 시도를 합니다. 아기는 한 번에 성공하지 못하지요. 그러나 괜찮습니다. 모든 동물이 응원해 줍니다. 발가락 끝까지 온몸에 힘을 주며 똥 누기를 시도하는 모습이 사랑스럽습니다. 똥을 누는 장면에서는 배경에 신문을 이용하여 화장실과 관련된 다양한 동물의 기사를 실어놓음으로써 아기만의 일이 아니라 혼자 스스로 똥을 눈다는 것은 모든 이가 함께하는 중요한 사건임을 이야기하고 있습니다.

2 영아놀이 연계성

변기 놀이

| 준비물 | 아기 변기, 똥 모형 종이, 인형

- 아기 변기가 있다면 변기를 사용하며, 변기가 없을 때는 블록을 이용하여 변

기를 만든다.

- 우와! 엄마가 변기를 만들어 줬네. 우리 아가도 변기에 앉아 볼까?
- 변기에서 응가~ 나왔나? 아직도, 아직, 아직 안 나오네.
- (종이를 주고) 어~ 종이 응가가 나왔네!

- 인형을 변기에 앉혀 보고, 응가 모형 종이를 바닥에 놓아 본다.
- 역할 놀이를 하며, 인형이 먼저 앉아 보고 다음 아기가 앉아 보며 자연스럽게 변기 놀이를 해 본다.
  - 우리 인형도 응가를 한대. 변기에 앉혀 볼까?
  - 응가 나왔나? 인형이 응가를 했나 봐. 아이, 잘했네!
  - 응가에게 인사를 해 볼까? 응가야, 안녕! 인형이 응가도 하고 멋지네!

3 활동 사진

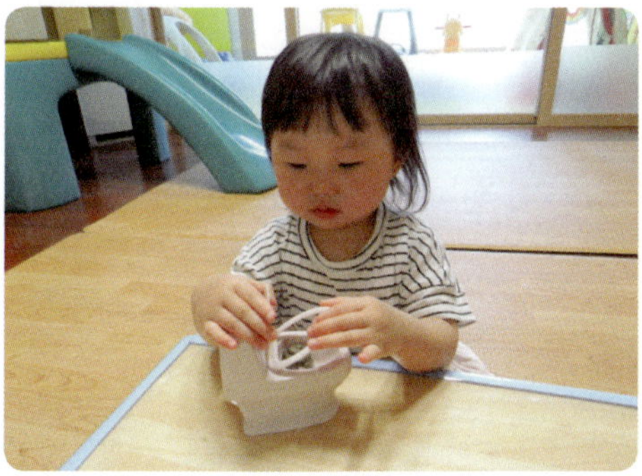

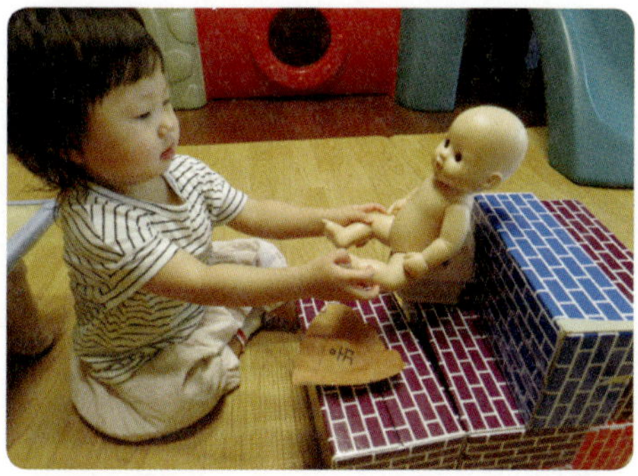

응용해요!

➔ 실제 변기에 앉아 보고, 변기에 앉아 책을 다시 한번 살펴본다.

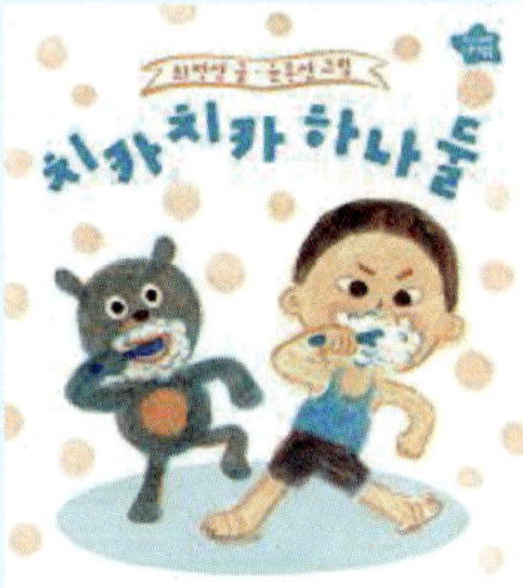

수준 영아

주제 일상생활

제목 치카치카 하나 둘

글 / 그림 최정선 / 윤봉선

출판사 보림

출판연도 2010년 7월 9일

1 특징

아기에게 이 닦기는 중요한 하루일과입니다. 그러나 즐겁지 않을 수도 있어서 부모와 씨름하는 시간이기도 하지요. 『치카치카 하나 둘』은 이 닦는 소리 '치카치카'를 반복적으로 사용하여 리드미컬하게 글이 읽힙니다. 아이와 곰 친구가 크게 다짐한 듯 씩씩한 모습으로 칫솔을 들고 양치하는 모습에 웃음이 나옵니다. 아이만 닦는 것이 아니라 온 가족이 차례차례 등장하며 함께 이를 닦는 모습이 즐겁습니다.

2 영아놀이 연계성

칫솔 그림 그리기

| 준비물 | 도화지, 물감, 팔레트, 칫솔, 치약

- 다 쓴 칫솔로 그림으로 그려 본다(활동을 하기 전 다 쓴 칫솔임을 영아에게 이야기한 후 놀이를 한다).
  - 우리 아기가 치카를 잘 했더니, 칫솔 머리카락(칫솔모)이 헝클어졌네.

- 칫솔로 그림을 그려 보자. 물감을 묻혀 볼까?
- (치약을 짜 주고) 치약으로 그림을 그려 볼까? 종이 위에 그려 보자.

• 칫솔에 치약을 짜거나 물감을 묻혀 그림으로 그려 본다.
  - 어! 예쁜 색깔이 칫솔에 묻었네. 종이 위에 문질러 볼까? 쓱싹쓱싹~
  - 치카치카 칫솔로 종이에 그리니까 재미있는 소리가 나네.
  - 우리 아기는 칫솔 그림도 참 잘 그리는구나!

3 활동 사진

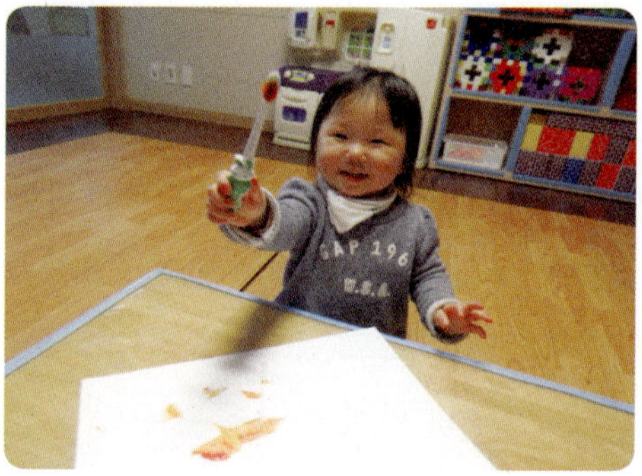

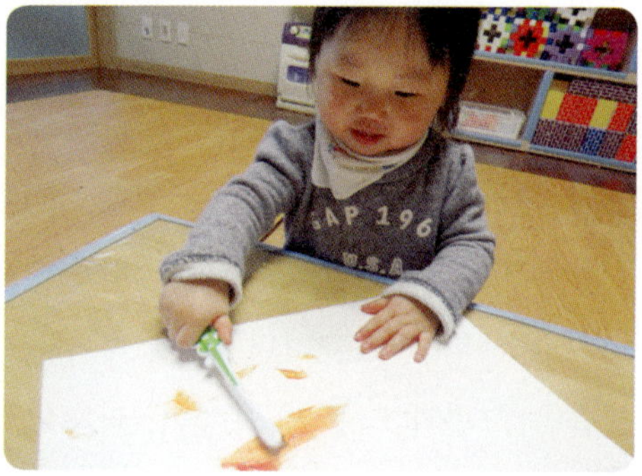

응용해요!

➔ 아스테이트지 혹은 비닐을 크게 펼쳐 놓고 그림으로 표현해 본다.

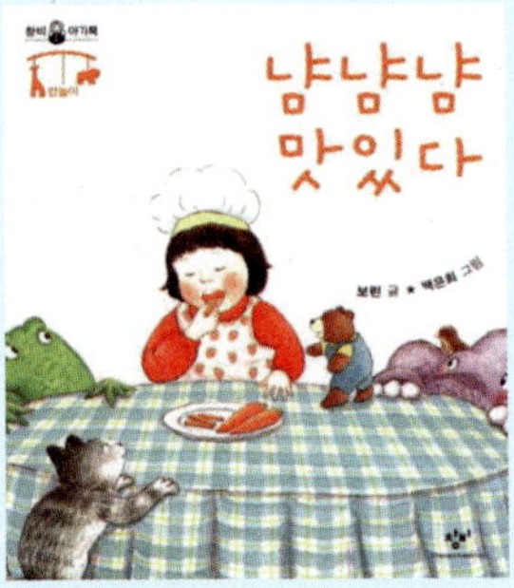

수준 영아

주제 일상생활

제목 냠냠냠 맛있다

글 / 그림 보린 / 백은희

출판사 창비

출판연도 2010년 12월 30일

1 특징

밥 먹는 과정에서 아기 주인공이 편식하지 않고 다양한 음식을 먹을 수 있다는 것을 즐거운 소꿉놀이를 통해 보여 주며, 동물 친구들이 함께하면서 더욱 놀이스럽게 묘사되고 있습니다. 동물 친구들이 차례차례 찾아오고 음식을 하나씩 먹는 모습을 그림과 더불어 의성어, 의태어와 간단한 문구의 반복적 사용을 통해 리듬감을 제공하는 글이 함께하여 흥미롭습니다.

2 영아놀이 연계성

당근 탑 쌓기

| 준비물 | 당근(삶은 것, 생것), 빵칼

- 당근을 아기에게 주고 자유롭게 탐색하도록 한다.
  - 똑똑똑! 당근이 왔어요~ 엄마가 오늘은 당근을 가져왔네.
  - 당근 냄새를 맡아 볼까? 처음 맡아 보는 냄새구나~

- 생당근을 이용하여 블록처럼 차례차례 높이 쌓아 본다.
  - 당근 탑을 만들어 볼까? 높이 높이 쌓아 보자!
  - 옆으로 놓아 볼까? 길쭉길쭉~ 기차처럼 놓아 보자.
- 쌓은 당근 블록을 무너뜨렸다가 다시 쌓아 본다.
  - 당근 탑을 쓰러뜨려 볼까?
- 빵칼이나 손으로 삶은 당근을 으깨 본다.
  - 삶은 당근이 따뜻하네. 엄마가 말랑말랑하게 삶아 주었어.
  - 숟가락으로도 꾹꾹 눌러 볼까? 당근이 으깨지는구나.
  - 당근 맛도 볼까? 맛이 어때?

3 활동 사진

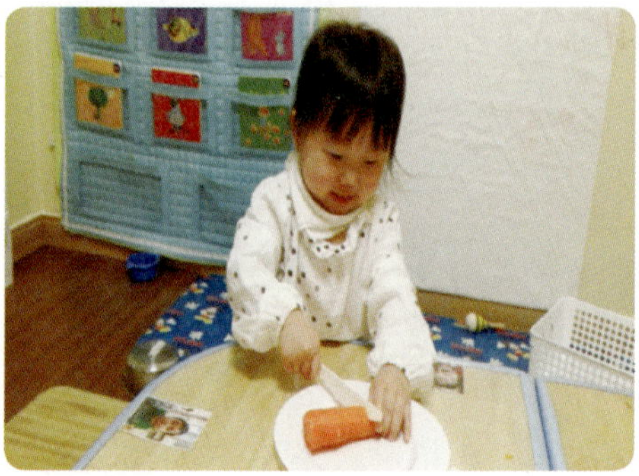

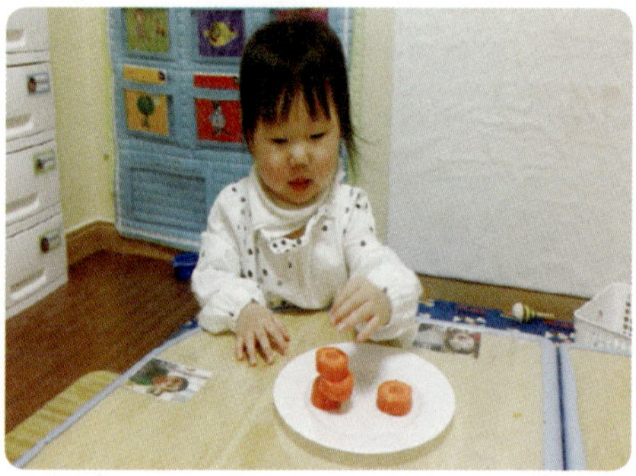

응용해요!

➔ 당근을 거부하는 아기에게 놀이를 통해 맛보게 하며, 당근을 썰며 맛이 어떤지 느껴 보는 기회를 가진다.

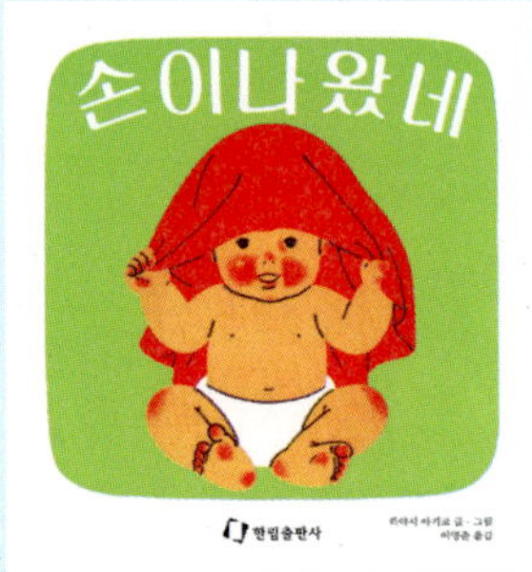

수준 영아
주제 일상생활
제목 손이 나왔네
글 / 그림 하야시 아키코 / 이영준 옮김
출판사 한림출판사
출판연도 1990년 4월 1일

1 특징

아기가 자신의 신체를 인식하는 과정은 하나의 놀이처럼 일상 속에서 흔한 모습입니다. 단순히 학습적으로 신체를 인식시킨다기보다 미숙하지만 혼자 옷을 입는 과정을 통해 놀이와 같기도 하고 혼자서도 옷을 입을 수 있다는 성취감을 보여 주기도 합니다.

'쑤우욱', '간질간질', '까르르', '빠지직'과 같은 다양한 의성어를 사용하여 시각적인 행동을 언어적으로도 느낄 수 있도록 하고 있습니다.

2 영아놀이 연계성

엄마, 아빠 옷 입기

| 준비물 | 엄마, 아빠 티셔츠

- 아기 옷은 혼자 입기 불편할 수 있으므로 엄마, 아빠의 큰 옷으로 먼저 입어 보는 경험을 한다.
  - 아빠 옷이 있네. 우리 아가도 아빠 옷을 입어 볼까?
  - 아빠 옷을 어떻게 입어 볼까?

- 영아에게 아빠 옷을 건네주며, 아기가 옷을 입어 보도록 도와주며, 놀이를 표현해 본다.
  - 엄마랑 같이 팔을 넣어 볼까?
  - 아빠 옷은 우리 아가 옷보다 정~말 크네!
  - 우리 아가 팔이 나왔네. 반대쪽 팔도 끼워 볼까?
  - 아빠 옷을 입으니까 정말 멋지다!
  - 양팔을 하늘로 쭈욱~ 뻗어 볼까?

3 활동 사진

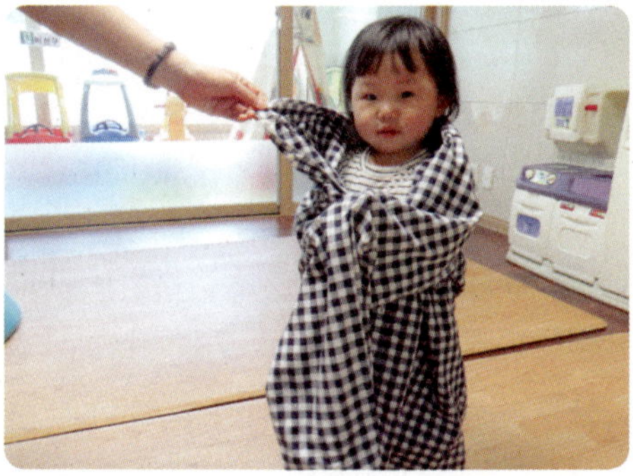

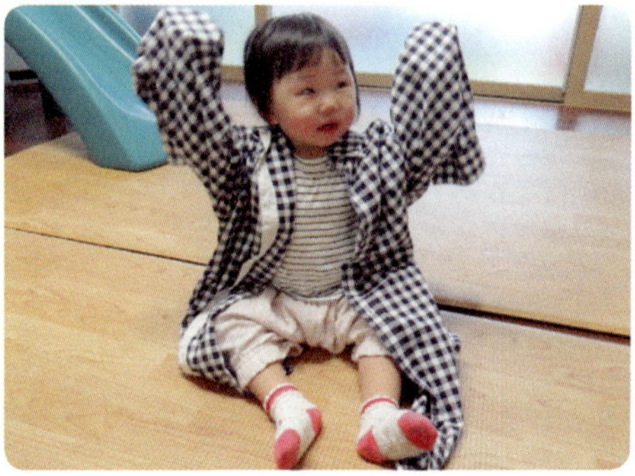

응용해요!

➔ 옷 입기가 수월해지면 엄마, 아빠의 양말 신기 활동을 해 본다.

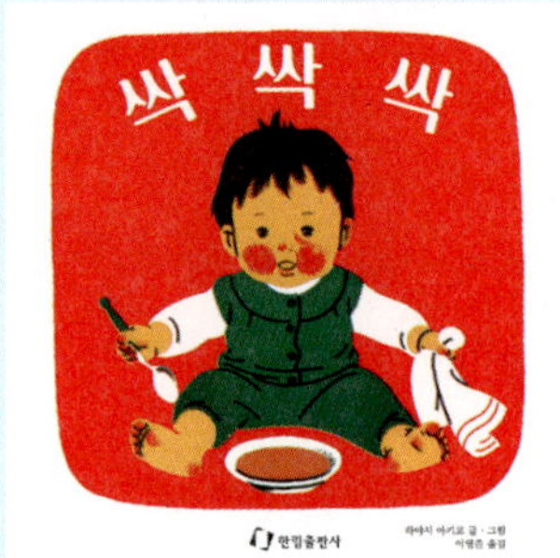

수준 영아

주제 일상생활

제목 싹싹싹

글 / 그림 하야시 아키코 / 이영준 옮김

출판사 한림출판사

출판연도 1989년 4월 1일

1 특징

아기가 음식을 먹다 보면 당연히 얼굴과 옷에 묻히게 되지요. 이때 일상 속에서 엄마는 아기를 깨끗하게 닦아 줍니다. 닦는다는 것은 청결과 관련되는 것으로 일과에서 흔히 있는 아기를 향한 엄마의 행동입니다. 이를 보고 익힌 아기는 밥 먹으며 엄마가 자신에게 해 주었던 것을 똑같이 동물 인형에게 해 줌으로써 닦는 과정을 놀이로 승화하고 있습니다. 아기가 동물 친구들을 닦아 주고 엄마는 아기를 닦아 주지요.

2 영아놀이 연계성

걸레질 놀이

| 준비물 | 아기 손에 잡힐 크기의 수건

- 엄마가 먼저 걸레질을 하는 방법을 보여 준다.
  - 엄마랑 걸레질 놀이를 해 볼까?
  - 엄마가 걸레를 접어서 줄게~ 우리 집을 깨끗하게 닦는 놀이를 해 보자.

- 영아가 잡고 놀이할 수 있는 크기의 수건을 쥐여 주며 놀이한다.
  - 어디를 닦아 볼까?
  - 바닥을 깨끗하게 닦아 보자. 싹싹싹~
- 커다란 유리창이나 바닥을 닦을 수 있도록 도와주며, 자유롭게 걸레질 놀이를 한다.
  - 유리에 얼룩이 묻었네. 싹싹싹~ 엄마랑 노래 부르며 닦아 볼까?
  - 빙글빙글 걸레를 돌려요♪ 손을 움직여요♬

3 활동 사진

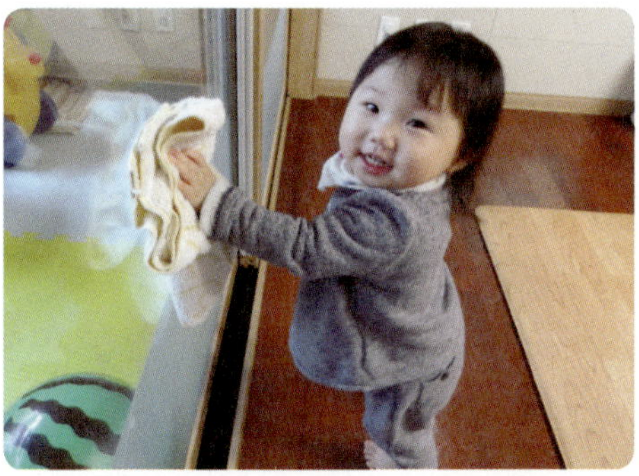

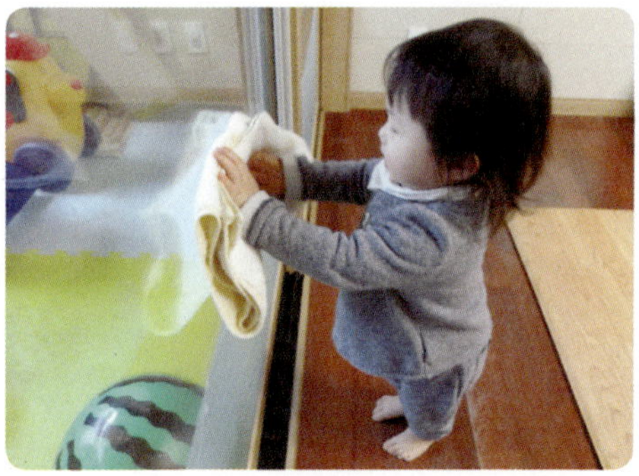

응용해요!

➔ 바닥에 물을 약간씩 흘려 주어 수건으로 닦아 깨끗해지는 것을 경험해 볼 수 있도록 도와준다.

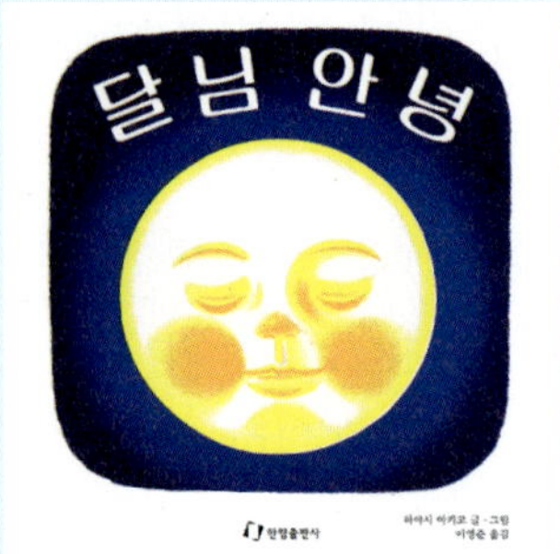

수준 영아

주제 잠자리

제목 달님 안녕

글 / 그림 하야시 아키코 / 이영준 옮김

출판사 한림출판사

출판연도 2010년 4월 1일

1 특징

모두가 잠들 시간, 밤이 되었어요. 깜깜한 밤을 밝혀 주는 달님이 하늘에 떴어요. 지붕 위 고양이도 반기는 듯합니다. 지나가는 구름이 가려 잠깐 걱정하지만 이내 달님이 활짝 웃으며 나타납니다. 이렇듯 아기들이 잠을 자는 밤을 배경으로 잠자리 이야기를 건네고 있습니다. 자연과 대화하듯 자연스럽게 아기에게 잠을 자는 세상을 보여 주는 그림책이랍니다.

2 영아놀이 연계성

할핀 달님동화 만들기

| 준비물 | 할핀, 달님 그림, 구름 그림, 크레파스

- 도화지에 달님과 구름 그림을 그려 주고 영아가 꾸며 본다.
  - 달님이 웃고 있네. 우리 달님을 꾸며 볼까?

- 할핀을 이용하여 구름과 달님 그림을 겹쳐 연결한 후, 구름을 움직여 달님을 가렸다가 보였다가 할 수 있도록 만든다.
  - 구름이 달님을 가렸네. 이제 우리 아가도 자야 할 시간이야.
- 잠들기 전 놀이를 하며 자연스럽게 잠들도록 한다.
  - 달님한테 인사하고 코~자자. 달님, 안녕!

3 활동 사진

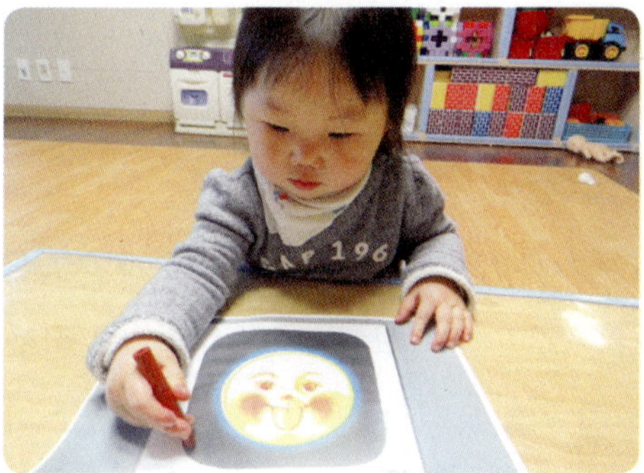

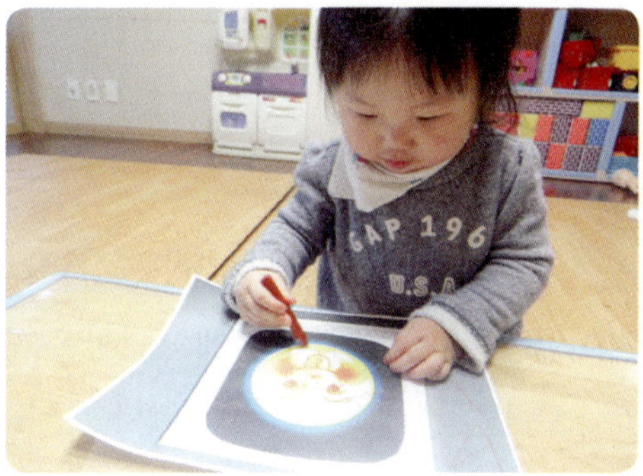

응용해요!

➔ 달님 그림으로 얼굴을 가리며 구름 아저씨가 되어 보는 놀이로 표현해 볼 수 있다.

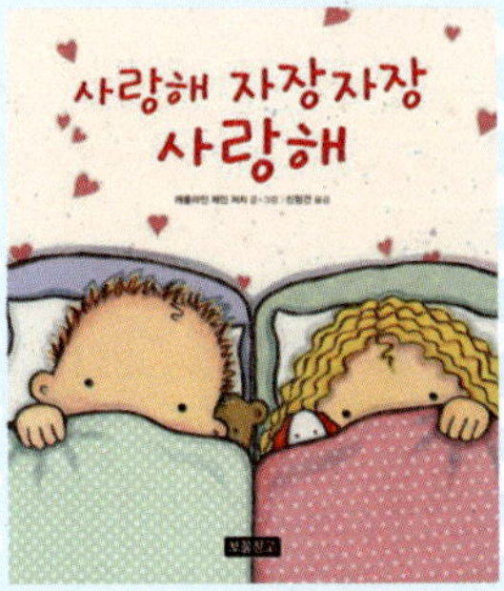

수준 영아

주제 잠자리

제목 사랑해 자장자장 사랑해

글 / 그림 캐롤라인 제인 처치 / 신형건 옮김

출판사 보물창고

출판연도 2012년 11월 20일

1 특징

아기가 잠들기까지의 과정을 남자아기와 여자아기를 나란히 등장시켜 잔잔하게 보여 주는 그림책입니다. 애착인형을 준비하는 것으로 시작하여 씻고 잠자리 이불 속으로 들어가기까지의 전 과정을 단계별로 천천히 보여 주고 있어서 그 사랑스러움에 미소짓게 합니다. 잠들기 힘들어하는 아기들도 함께 읽으며 사랑을 전하며 차분히 잠들기를 준비해 보아요.

2 영아놀이 연계성

친구들아, 잘 자

| 준비물 | 애착 인형, 조용한 음악

- 잠자리에 들기 전 아기가 같이 자고 싶은 인형을 고른다. 인형을 가져오기 전 다른 인형 친구들에게 "잘 자, 친구들아~"하며 인사를 하도록 도와준다.
  - (동화를 듣고) 오늘은 어떤 친구와 함께 코~ 잘까?
  - (아기가 가져갈 인형을 고른 후) 인형은 참 좋겠다! 우리 아기가 인형이랑 코~ 자고 싶다고 하네.

- 가져온 인형은 이불 옆에 놓고 아기와 같이 잘 준비를 하고, 엄마는 아기를 토닥여 주고, 아기는 인형을 토닥이며 잠을 재운다.
  - 인형이랑 같이 이불을 덮어 볼까?
  - 자장가도 불러 줄까?
  - 인형이 먼저 잠들었네. 우리 아가도 이제 잘 자요~

3 활동 사진

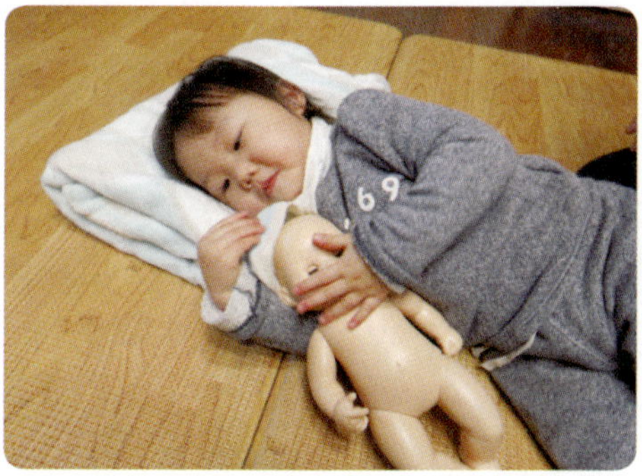

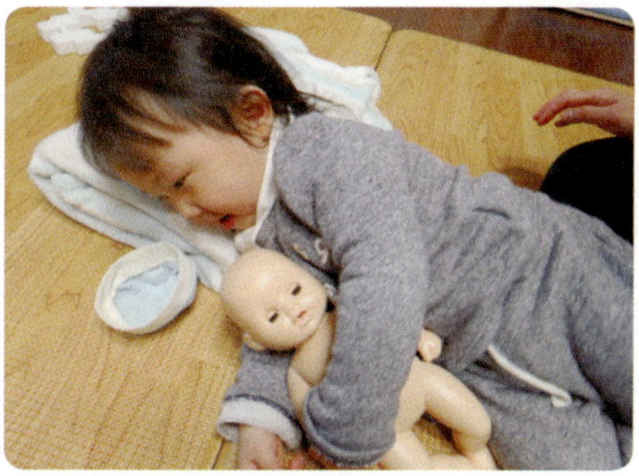

응용해요!

➔ 자고 일어나 인형에게 아침 인사를 하는 놀이로 표현해 볼 수 있다.

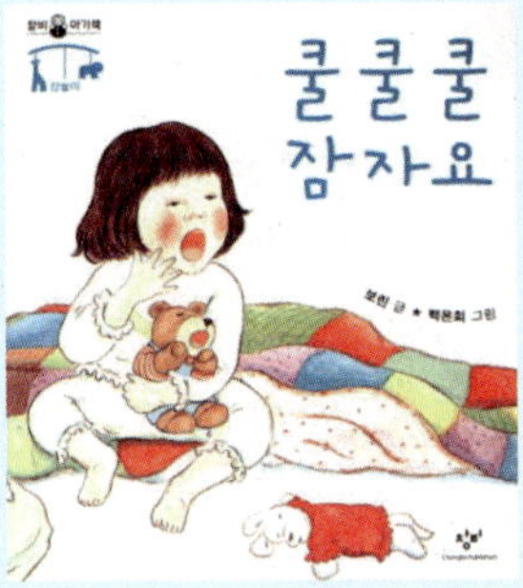

수준 영아

주제 잠자리

제목 쿨쿨쿨 잠자요

글 / 그림 보린 / 백은희

출판사 창비

출판연도 2010년 12월 30일

1 특징

아기가 잠들기 전에 인형 친구들과 놀이합니다. 즐거움 속에 잠드는 과정을 보여 주는 잠놀이 그림책이지요. 아기는 인형 친구들과 함께 잠옷으로 갈아입고 양치질을 하고 이불 위에 누워 이불 놀이도 합니다. 그러다 보면 어느새 아기는 스르르 잠이 들지요. 따뜻한 엄마의 손길이 아기와 인형 친구들에 덮어 주어 행복한 잠자리 시간을 묘사하고 있습니다. 또한, 리듬감 있는 문장을 반복적으로 사용하여 글을 읽으면서도 놀이적인 느낌을 줍니다.

2 영아놀이 연계성

김밥 놀이

| 준비물 | 아기 이불, 혹은 얇은 이불

- 바닥에 이불을 깔고 아기를 눕혀 이불과 함께 돌돌 만다.
  - 이불이 펼쳐져 있네. 이불에 누워 볼까?
  - 이불에 누우니까 포근하구나.

- 이불은 김이 되고 아기는 김밥 속 재료가 되어 천천히 돌려 보며, 이불을 감싼 채로 토닥여 주어 포근함을 느끼도록 한다.
  - 엄마랑 김밥 놀이를 해 보자.
  - 돌돌돌~ 이불 안에 쏙 들어가 볼까? 데굴데굴 굴러라~ 김밥아 굴러라~
  - (이불을 다 감싼 후) 우리 아기가 이불에 쏘옥 안겼네. 간질간질 맛있는 김밥이 완성되었어요~

3 활동 사진

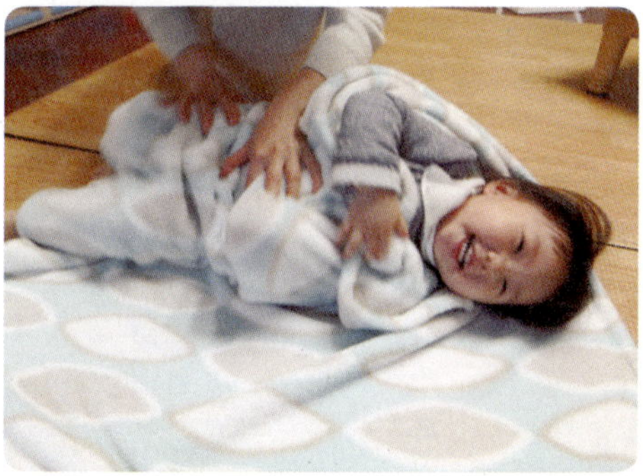

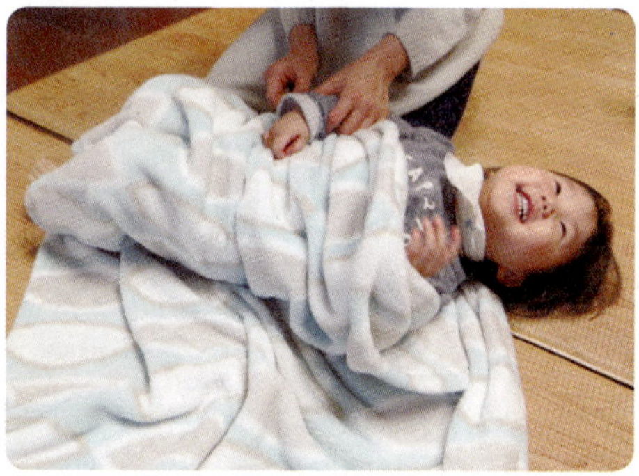

응용해요!

➔ 김밥 놀이에 이어서 '쓱싹쓱싹' 소리를 내며 썰기 놀이로 표현해 본다.

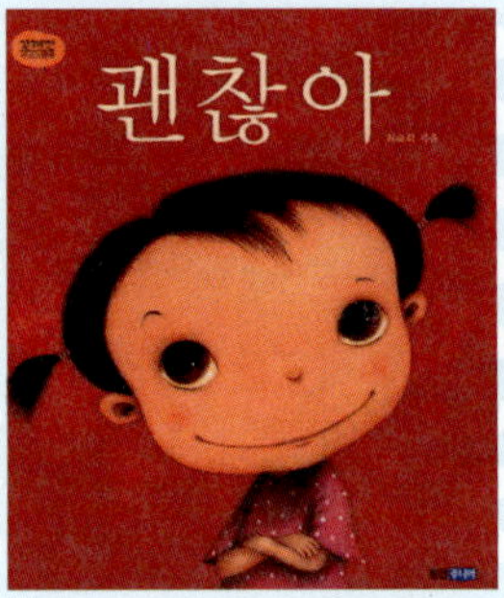

수준 영아

주제 사회성

제목 괜찮아

글 / 그림 최숙희

출판사 웅진주니어

출판연도 2005년 10월 25일

1 특징

동물들은 남과 다른 저마다의 특징이 있습니다. 『괜찮아』는 남과 다르다는 것은 단점이 아니라 나만이 가지고 있는 특별한 점이라는 것을 보여 줍니다. 고슴도치가 가시가 많아서 불편하고 이상해 보이나요? 하지만 어떠한 적도 그 가시가 무서워 다가오지 못하니 불편하고 이상한 외모가 아니라 고슴도치 자신을 보호해 주는 특별한 특징인 것이지요. 그러니 괜찮다고 우리에게 말을 건네줍니다.

2 영아놀이 연계성

밀가루 놀이

| 준비물 | 밀가루 반죽, 수수깡, 나무젓가락, 빵칼

- 엄마는 밀가루를 반죽하는 모습을 보여 주고, 어느 정도 반죽이 되면 아기에게 떼어 준다.
  - 엄마가 밀가루에 물을 넣었더니, 가루가 뭉쳐지네.
  - 조물조물 뭉쳐서 반죽이 되었구나!

- 아기가 반죽을 탐색하게 하고, 밀가루 반죽에 수수깡이나 나무젓가락 등을 꽂아 주며, 그림책 속 개미, 고슴도치, 기린 등을 만들어 본다.
  - 우리 아가도 만져 보자. 말랑말랑 손으로 눌러 보자.
  - 손가락으로 콕콕 찍어 볼까? 두들겨 볼까?
  - 우리 아기가 반죽 위에 수수깡을 꽂았더니 고슴도치가 되었네.
  - 밀가루를 길게 쭈욱~ 당겨서 기린 목처럼 만들어 볼까?
  - 동글~ 동글~ 3개를 만들어서 개미를 만들어 보자!

3 활동 사진

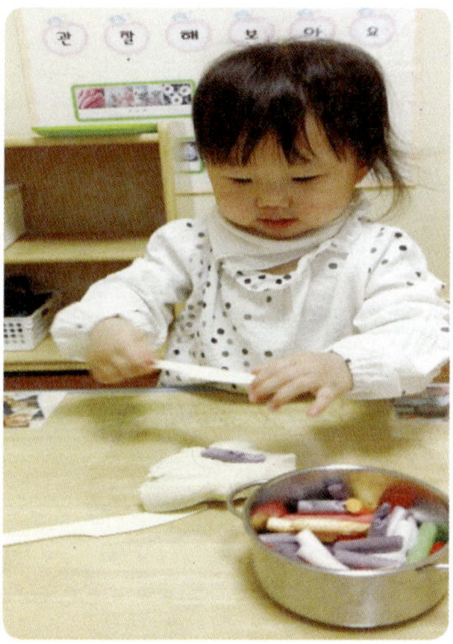

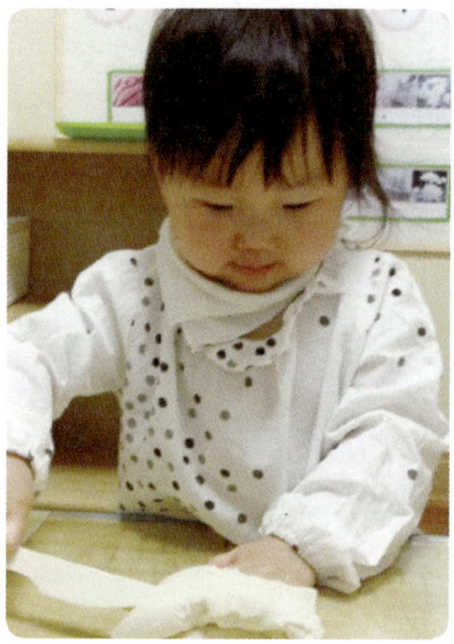

응용해요!

➔ 밀가루 반죽에 다양한 채소즙을 넣어 여러 가지 색깔의 반죽을 만들 수 있다.

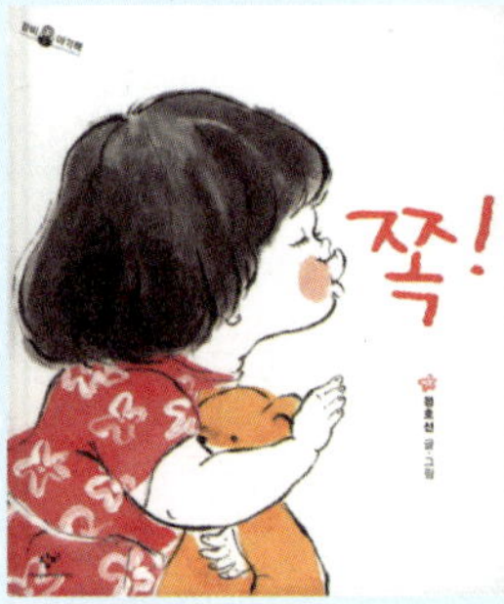

수준 영아

주제 사회성

제목 쪽!

글 / 그림 정호선

출판사 창비

출판연도 2010년 7월 15일

1 특징

사랑이 가득한 아기는 주변 대상들을 찾아다니며 뽀뽀를 합니다. 아기에게 뽀뽀는 사랑을 주고받는 표현 수단으로서 굉장히 중요한 스킨십이며, 때론 놀이가 됩니다. 엄마에게 뽀뽀를 받으며 엄마의 사랑을 확인하듯이 아기는 자신의 인형 장난감뿐만 아니라 만나는 모든 이에게 엄마에게서 받은 사랑을 똑같이 전하고 있습니다. 사랑을 건네며 즐겁고 사랑을 받아서 즐거운 하나의 놀이와 같습니다.

2 영아놀이 연계성

립스틱 놀이

| 준비물 | 아스테이트지, 매직펜, 립스틱

- 아스테이트지에 영아가 매직펜을 이용하여 자유롭게 그림을 그리도록 한다. (매직펜을 사용할 때는 안전하게 사용하도록 도와준다.)
  - 매직펜으로 그림을 그려 보자. 모자(매직펜 뚜껑)를 벗기고 투명 종이에 끼적여 볼까?
  - 곰인형, 강아지를 그려 볼까?

- 그림을 완성한 후, 반대쪽으로 아스테이트지를 뒤집어 문이나 거울 등에 붙여 준다.
  - 거울에 그림을 붙여 보자. 거울에 그림이 비치네.
  - 거울로 보니까 그림이 정말 더 멋지구나!
- 아기 입술에 립스틱을 발라 주고 아기는 아스테이트지에 뽀뽀를 하며 입술 자국을 찍어 본다.
  - 엄마가 우리 아기 입술에 립스틱을 발라 줄게. 입술을 우~ 해 보자!
  - 거울 그림에 뽀뽀를 쪽! 해 볼까?
- 완성한 그림은 벽에 게시하며 작품으로 표현해 본다.
  - 우리 아기 입술 참 예쁘다. 쪼옥~ 쪽!

3 활동 사진

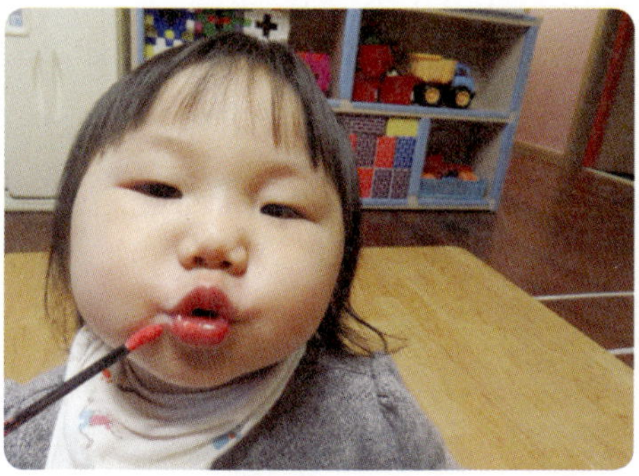

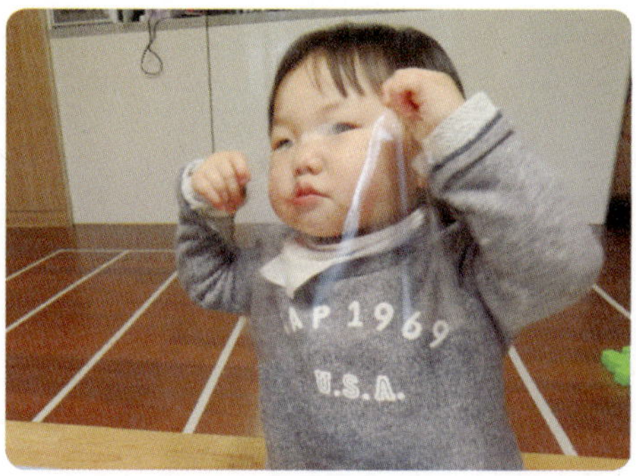

응용해요!

➔ 도화지에 립스틱을 찍어 아기의 입술 모양을 가위로 오려 다른 모양을 꾸미는 방법으로 표현해 볼 수 있다.

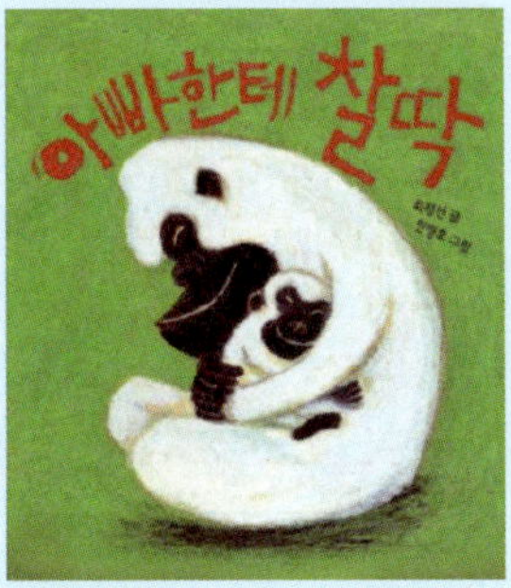

수준 영아

주제 사회성

제목 아빠한테 찰딱!

글 / 그림 최정선 / 한병호

출판사 보림

출판연도 2011년 1월 10일

1 특징

아기에게 사랑을 주고 보살펴 주는 양육자로서 엄마뿐만 아니라 아빠도 굉장히 중요합니다. 많은 그림책이 엄마와의 사랑을 주고받는 모습을 그리고 있다면, 『아빠한테 찰딱!』은 아빠의 등장을 그리고 있다는 면에서 눈에 띕니다. 아기 동물들은 있는 힘껏 아빠를 향해 달려갑니다. 그리고 찰딱 안기지요. 새침데기, 재롱둥이, 어리광부리 등 다양한 성격의 아기 동물들이 아빠에게 달려가 포근하게 안기는 모습이 사랑스럽습니다.

2 영아놀이 연계성

크레인 놀이

| 준비물 | 이불

- 아빠(엄마)는 아기의 뒤에서 허리를 감싸 안아주고 들어 준다.
  - 아빠(엄마)에게 안겨 볼까?
  - 크레인이 되어 볼 거야. 크레인처럼 아빠(엄마)가 위로 안아 줄게.

- 아빠(엄마)는 들었다 내렸다를 반복하고, 아기는 크레인이 되어 바닥에 놓여 있는 인형 또는 쿠션을 잡아 올리는 놀이를 해 본다.
  - 자, 이제 크레인이 출발합니다~ 위로 올라갑니다!
  - 아가야, 바닥에 있는 인형을 안아 볼까?
  - 크레인이 내려가면 발로 쿠션을 톡! 하고 쳐 보자!
- 아기는 손으로 잡아보기도 하고, 발로 잡아 보며 크레인 놀이를 해 본다.

3 활동 사진

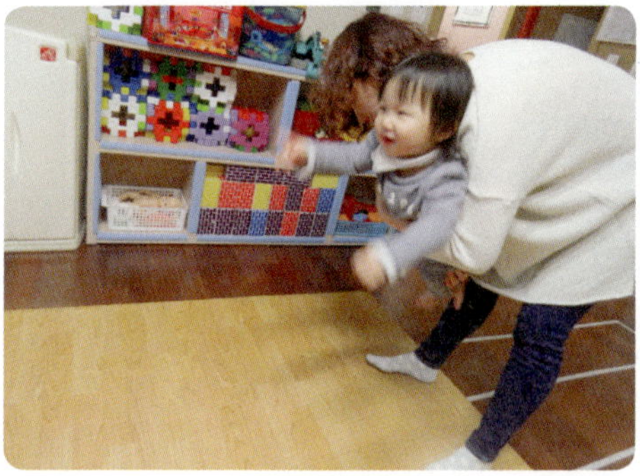
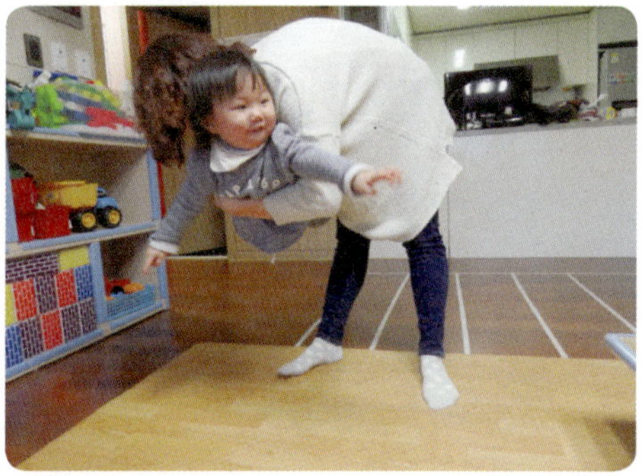

응용해요!

➔ 안전을 위해 이불이나 매트 위에서 놀이를 하며, 아기가 바닥에 떨어지지 않도록 주의한다.

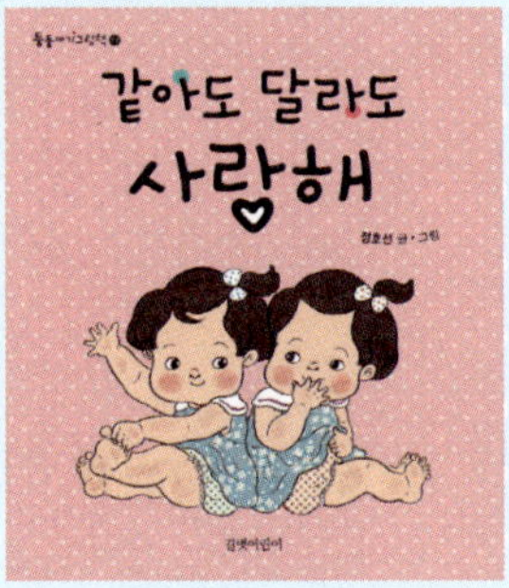

수준 영아

주제 사회성

제목 같아도 달라도 사랑해

글 / 그림 정호선

출판사 길벗어린이

출판연도 2016년 10월 31일

1 특징

같은 듯 다른 쌍둥이 아기를 주인공으로 하고 있습니다. 포동한 아기의 모습이 만져 보고 싶을 만큼 사랑스럽게 묘사되고 있습니다. 그림과 더불어 조각 천을 활용하여 옷이나 이불을 콜라주로 표현하고 있어서 평면적인 느낌과 입체적인 느낌이 공존하여 흥미롭습니다.

2 영아놀이 연계성

자석이 되어 보자

| 준비물 | 시트지(3~4가지 색)

- 3~4가지 색의 시트지를 신체 부위에 붙여 보며, 엄마는 시트지를 떼어 아기에게 주고 아기는 자유롭게 몸에 붙여 본 후 아기와 엄마가 자석처럼 만나는 놀이를 한다.

  - 이거는 시트지야~ 엄마 옷에 붙여 볼까?
  - 엄마는 팔에 붙여야겠다!
  - 우리 아가는 어디에 붙여 볼까?

- 아기의 시트지와 엄마의 시트지가 만나면 안아 주는 놀이로 표현한다.
  - 엄마 빨간색이랑 우리 아기 빨간색이랑 만나 볼까?
  - 엄마 머리에 초록색이 있네. 우리 아가 배에 있는 초록색이랑 만나 볼까?
  - 엄마랑 꼬옥 안아서 만나 볼까?
  - 발바닥 뽀뽀도 해 보자.

3 활동 사진

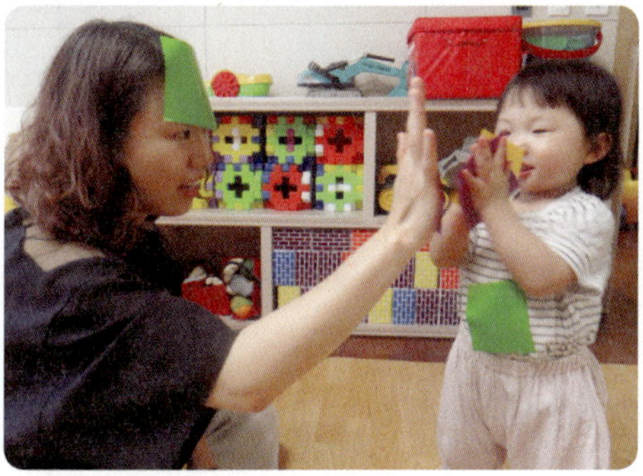

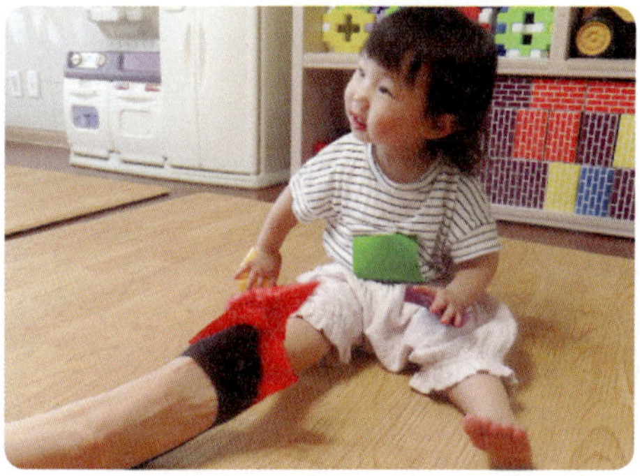

응용해요!

➔ 신체 놀이 후 시트지를 바닥에 붙여 아기가 건너가는 놀이로 연계할 수 있다.

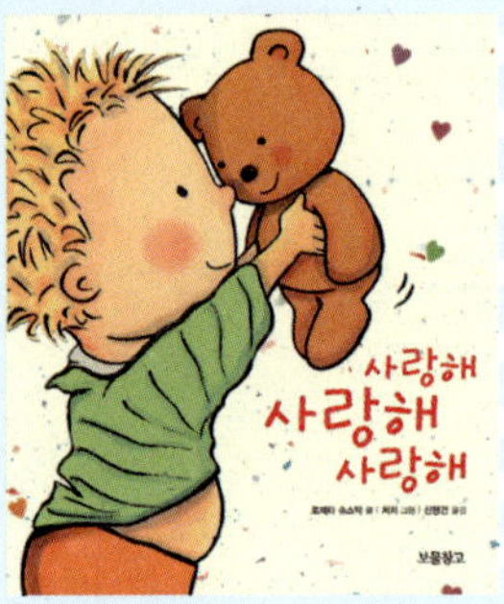

수준 영아

주제 사회성

제목 사랑해 사랑해 사랑해

글 / 그림 버나뎃 로제티 슈스탁 / 캐롤라인 제인 처치 / 신형건 옮김

출판사 보물창고

출판연도 2006년 12월 20일

1 특징

엄마의 사랑을 전하는 책으로 아기는 평소의 행동과 놀이를 그대로 하는 모습 속에서 엄마는 사랑을 전합니다. 생애 첫 시기 동안 엄마의 사랑을 인식하게 되는 애착의 형성은 평생에 영향을 주는 만큼 굉장히 중요한 발달과업입니다. 그러한 면에서 『사랑해 사랑해 사랑해』는 사랑스러운 아기의 모습뿐만 아니라 그 어떤 것이라도 아기의 구석구석을 사랑한다는 엄마의 마음이 전달되는 사랑스러운 그림책입니다.

2 영아놀이 연계성

내 몸 따라 그리기

| 준비물 | 전지, 연필, 색연필

- 전지에 아기를 눕혀 주고 아기의 신체를 따라 연필로 그림을 그린다.
  - 커다란 종이가 있네. 종이 위에 누워 볼까?
  - 엄마랑 같이 몸을 따라 그려 보자. 움직이지 말고 그대로 멈춰 보렴.

- 신체를 따라 그린 후, 색연필로 신체를 자유롭게 색칠한다.
  - 짠! 우리 아기 몸이 이렇게 생겼구나~
  - 색연필로 예쁘게 꾸며 볼까?
- 가위로 아기의 신체를 따라서 오린 후 벽면에 붙인다.
  - 엄마가 가위로 우리 아기 몸을 오려서 붙여 줄게.
  - 벽에 붙여 볼까? 옆에서 보자~ 우리 아기 몸이랑 똑같네!

3 활동 사진

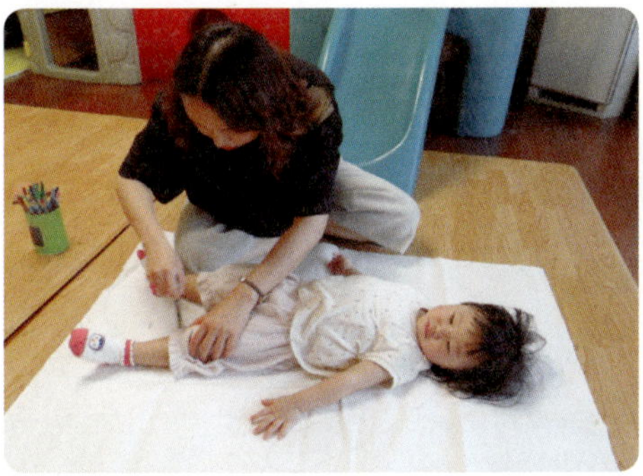

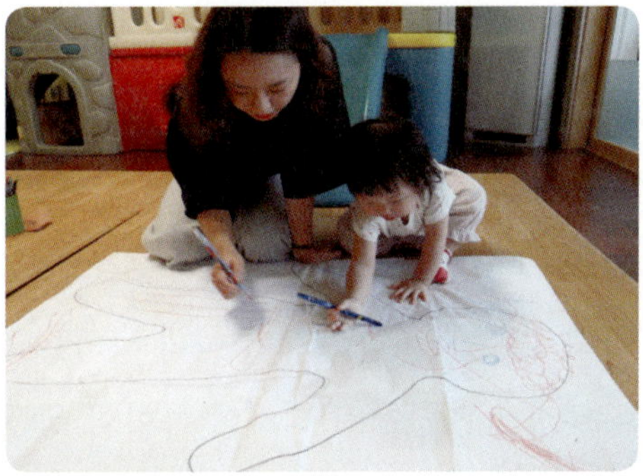

응용해요!

➔ 아기의 얼굴 사진을 인쇄하여 전지의 얼굴 부분에 사진을 붙여 주는 놀이로 확장할 수 있다.

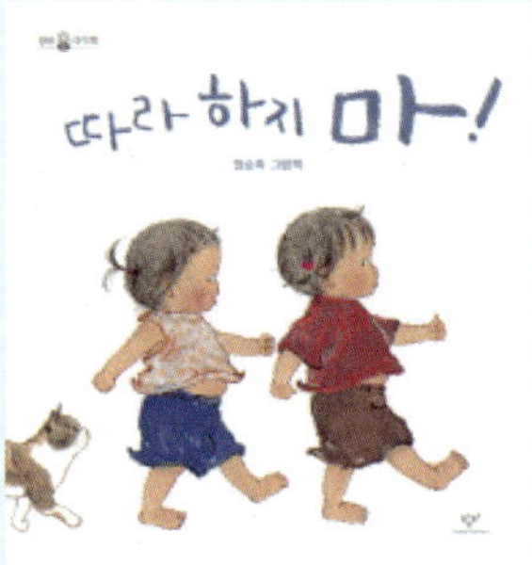

수준 영아

주제 사회성

제목 따라 하지 마!

글 / 그림 정순희

출판사 창비

출판연도 2016년 2월 22일

1 특징

아기들은 매 순간 가만히 있지 않습니다. 끊임없이 몸을 움직이고 무언가 놀이를 하지요. 그림책 속 순이는 심심해합니다. 그래서 강이가 하는 모든 행동을 따라 합니다. 누군가의 행동을 따라 한다는 것은 재미있는 놀이가 됩니다.

배경을 하얗게 처리하여 아이의 행동에 집중하게 하는 그림책으로 우리 아이들의 일상을 보는 듯하여 미소가 절로 나옵니다.

2 영아놀이 연계성

비누 거품 놀이

| 준비물 | 세제, 빨대, 물감, 도화지, 가위, 테이프

- 세제에 물감을 섞어 엄마는 빨대로 거품을 불어 본다. 영아가 빨대를 불 수 있는 정도가 되면 영아도 함께 불어 본다.
  - 쏘옥 쏙~ 빙글빙글 비눗방울이구나~
  - 엄마가 불어 볼까? 뽀글뽀글 거품이 생겼네!
  - 비눗방울에 물감도 넣어 볼까?

- 도화지에 거품을 찍어 내고 잘 말린다.
  - 뽀글뽀글 거품이 생겼네, 종이를 올려 볼까?
  - 우와~ 거품 모양이 찍혔네. 동그라미가 생겼어.
  - 비눗방울 종이를 어디에 붙여 볼까?
- 말린 거품을 가위로 오려 내어 아기가 좋아하는 물건에 테이프를 이용하여 붙여 보는 놀이를 한다.

3 활동 사진

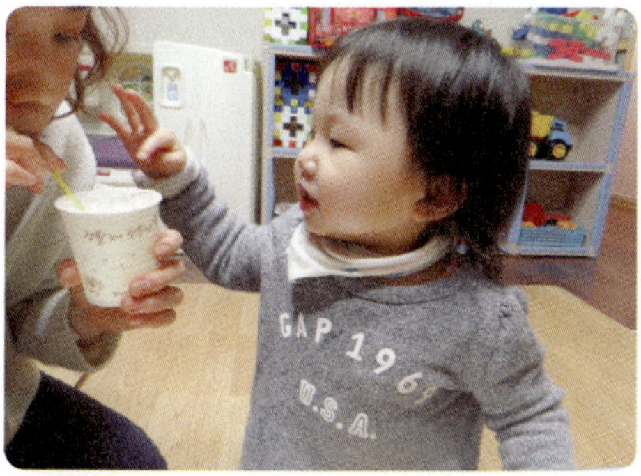

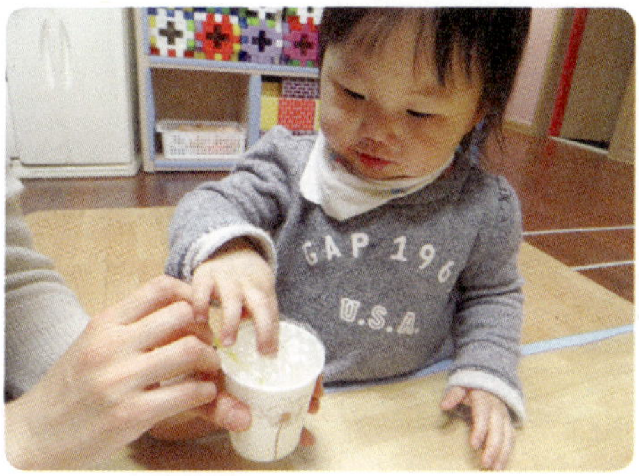

응용해요!

➔ 아기가 평소 좋아하는 것이 어떤 것인지 엄마는 알아보고, 아기가 좋아하는 것을 엄마도 잘 알고 있음을 공유해 본다.

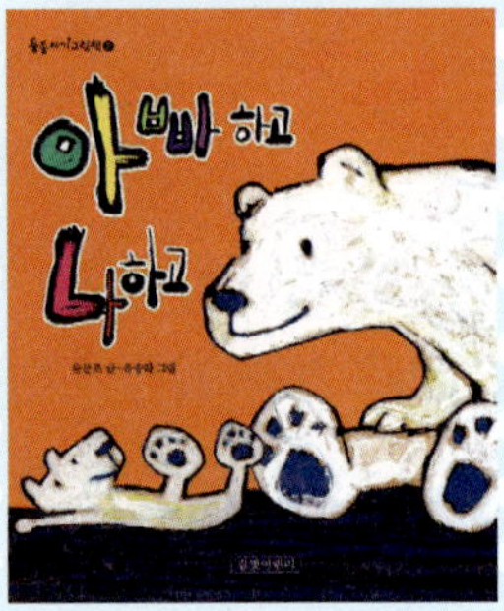

수준 영아

주제 사회성

제목 아빠하고 나하고

글 / 그림 유문조 / 유승하

출판사 길벗어린이

출판연도 2011년 3월 5일

1 특징

아기가 엄마와 일상을 경험한다면 아빠와는 즐거운 신체놀이를 경험합니다. 이러한 아빠와의 경험은 사회성과 신체적 발달을 자극하는 중요한 의미를 지닙니다. 그러한 면에서 『아빠하고 나하고』는 아빠와의 놀이를 소재로 담고 있으며, 펭귄, 얼룩말, 악어, 고릴라, 코알라, 사자 등 다양한 아기 동물이 아빠와 함께하는 내용을 담고 있습니다. 우리 아빠는 나를 하늘 높이 번쩍 들어 올려 주고 있어서 그 즐거운 상황이 그대로 전달되는 듯합니다.

2 영아놀이 연계성

면도크림 놀이

| 준비물 | 큰 비닐, 면도크림, 수건

- 큰 비닐을 바닥에 테이프를 이용하여 고정한다.
  - 커다란 비닐 위에 앉아 볼까?
  - 비닐을 손으로 문질러 볼까? 소리가 나네~

- 면도크림은 아빠가 면도할 때 사용하는 것임을 사전에 이야기하고 아기 손바닥에 짜주어 탐색하는 시간을 가진다.
  - 아빠가 면도할 때 쓰는 크림이야. 아빠처럼 크림으로 수염을 만들어 보자~
- 비닐 위에 면도크림으로 그림을 그려 보고, 확장활동으로 아기가 비닐 위에 올라가 면도크림을 발로 탐색해 본다.
  - (손에 크림을 묻히고) 우와~ 미끌미끌 손을 문질러 볼까?
  - 비닐 위에 손으로 문질러 볼까?
  - 발바닥으로 문질러 보자. 미끌미끌 춤을 춰 보자!
  - 다리에도 쓱싹쓱싹 발라 보자.

3 활동 사진

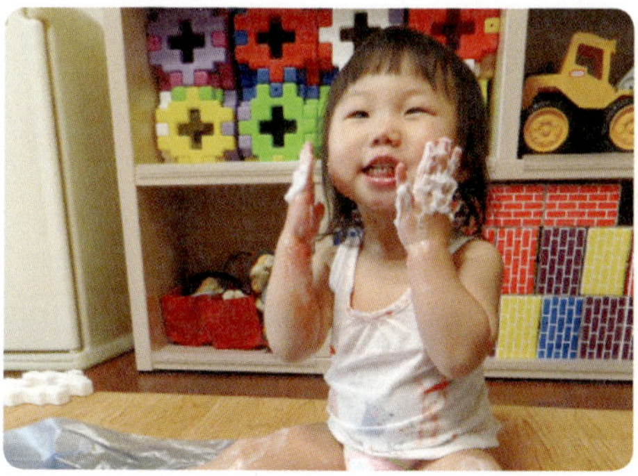

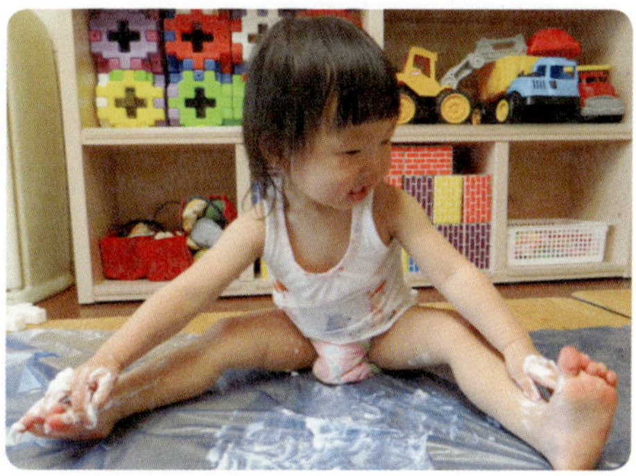

응용해요!

➔ 면도크림을 입 주위에 묻혀 보고, 아빠랑 같이 면도하는 모습을 흉내 내어 본다.

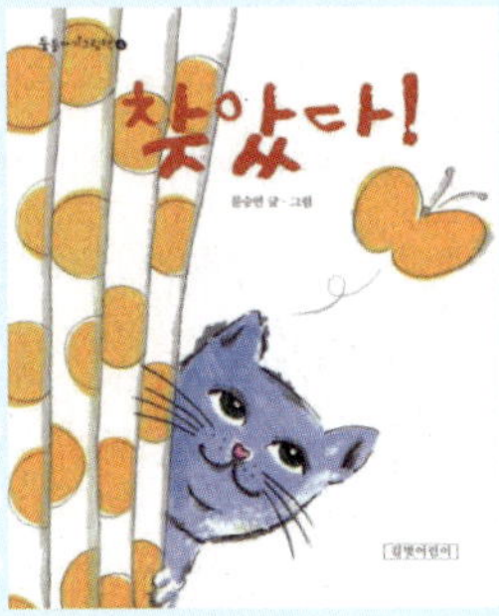

수준 영아

주제 신체

제목 찾았다!

글 / 그림 문승연

출판사 길벗어린이

출판연도 2008년 5월 15일

1 특징

아기 고양이는 노란 나비를 쫓아다닙니다. 그러나 나비는 고양이의 마음을 아는지 모르는지 장면마다 배경 사물들 속에 숨어버리네요. 책을 읽는 아기는 고양이와 함께 배경 속에 숨어 있는 나비를 찾아보는 숨은그림찾기와 같은 놀이에 참여하게 됩니다. 나비가 어디 숨어 있는 걸까요? 함께 찾아보아요.

2 영아놀이 연계성

숨바꼭질 놀이

| 준비물 | 없음

- 엄마와 아기가 고양이와 나비가 되어 숨바꼭질 놀이를 한다.
  - 꼭꼭 숨어라~! 엄마가 먼저 숨어야지!
  - 커튼 뒤에 숨어 볼까? 우리 아가 엄마 찾아봐라~
- 엄마는 아기에게 먼저 "우리 아기 꼭꼭 숨어 볼까?" 하고 먼저 이야기한다.
  - (커튼을 들고) 우리 아기 꼭꼭 숨어라! 엄마가 찾아볼까?
  - 우리 아기 어디에 숨어 있지? 까꿍, 찾았다!

- 아기가 숨을 공간이 마땅하지 않을 경우, 의자를 활용하여 숨을 공간을 만들어 준다.
  - 의자 아래에도 숨어 볼까?
  - 엉금엉금 기어서 숨어 보자.
  - 꼭꼭 숨어라♪ 머리카락 보인다♬ 다 숨었니?

3 활동 사진

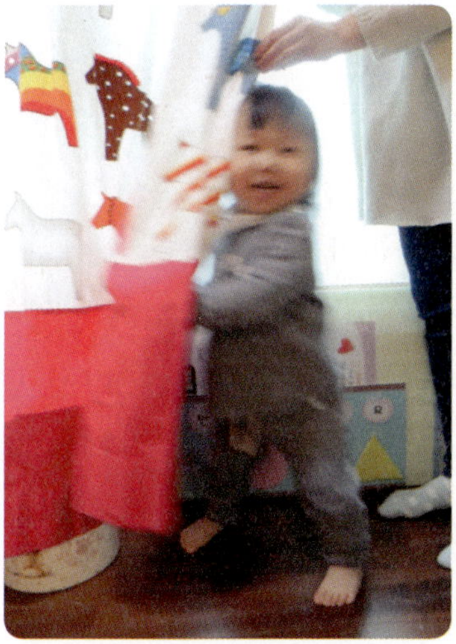

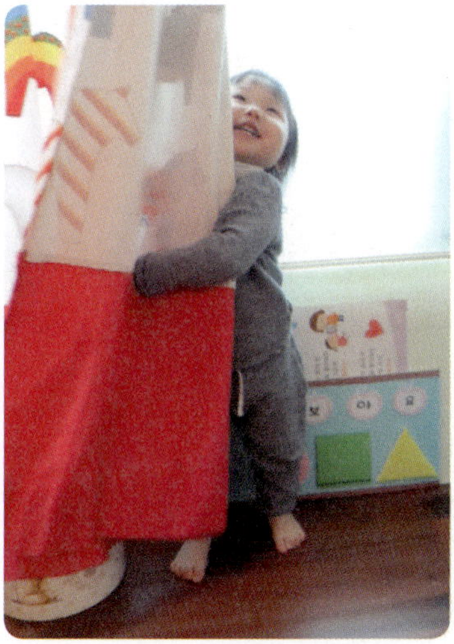

응용해요!

➔ 아기가 보이지만 보이지 않는 것처럼 "어? 우리 아가 어디 갔지?"하며 못 본 척하며 투명인간 놀이를 할 수 있다.

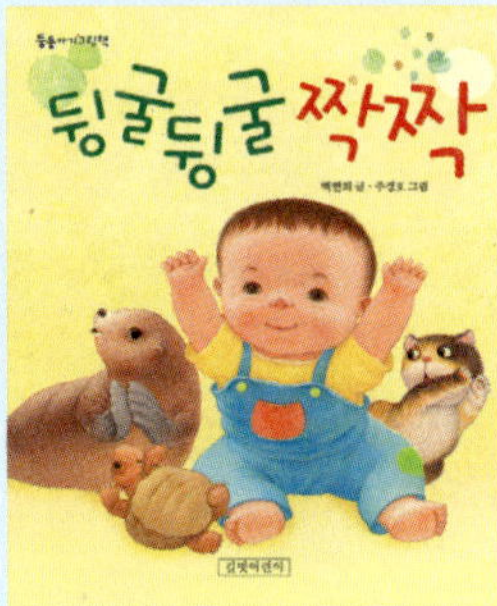

수준 영아

주제 신체

제목 뒹굴뒹굴 짝짝

글 / 그림 백연희 / 주경호

출판사 길벗어린이

출판연도 2010년 11월 10일

1 특징

손뼉치기, 뒹굴기 등 아기가 할 수 있는 신체놀이를 보여 주고 있습니다. 아기가 몸을 움직일 때마다 아기 동물들도 함께해 주어 아기 독자도 따라 할 수 있음직한 분위기를 연출합니다. 의성어, 의태어뿐만 아니라 단어의 반복적 구성으로 언어적 리듬감을 주어 듣는 즐거움을 제공하여 신체적 움직임을 더욱 신나게 만듭니다.

2 영아놀이 연계성

흔들흔들 노래 배우기

| 준비물 | 「흔들흔들 송」 음원(조재운 작사 / 김희빈 작곡), 매트

흔들흔들 흔들흔들 흔들흔들 흔들흔들 흔들흔들 흔들흔들 기분 좋게 흔들어 봐
흔들흔들 흔들흔들 오늘은 좋은 일이 반드시 생길 거야
왼쪽으로 흔들고 (흔들) 오른쪽으로 흔들어 (흔들)
기분 좋게 자신 있게 즐거운 하루 되세요
왼쪽으로 흔들고 (흔들) 오른쪽으로 흔들어 (흔들)
기분 좋게 자신 있게 즐거운 하루!

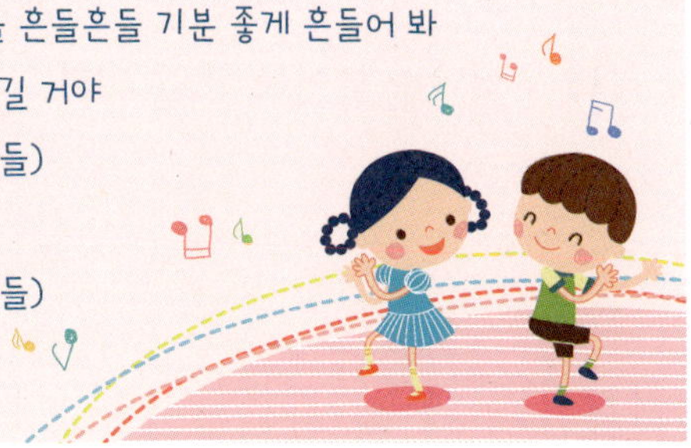

- 엄마는 평소 아기가 놀이할 때 「흔들흔들 송」 노래를 들려주며 아기가 노래에 익숙해지도록 환경을 제공한다.
  - 엄마가 노래를 들려줄게. 우리 흔들흔들 춤을 춰 보자.
  - 우리 아기 춤도 잘 추네~
- 노래에 맞춰 '흔들흔들' 부분에는 엉덩이를 흔들고, 신체 부분을 다양하게 흔들고 움직일 수 있도록 한다.
  - 하마처럼 한 발 한 발 쿵쿵♪ 곰돌이도 엉덩이를 내밀어 흔들흔들♬
  - 꽈당! 아이코, 넘어졌네~ 벌떡 일어나 보자!

3 활동 사진

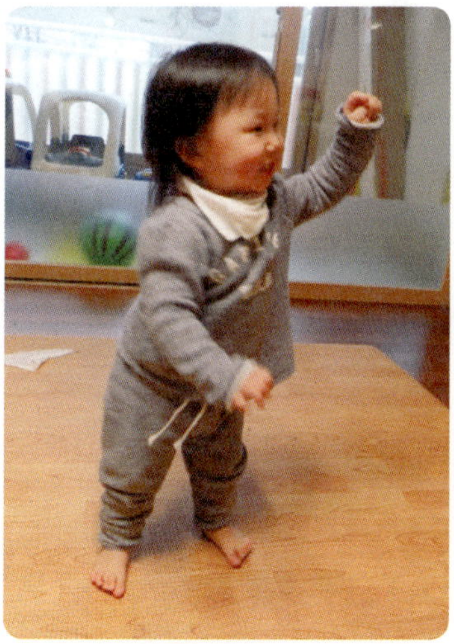

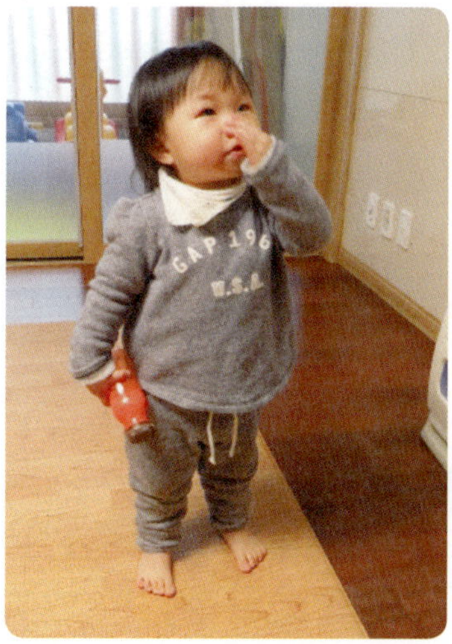

응용해요!

➔ 신체를 인식할 수 있는 「머리 어깨 무릎 발」 노래를 아기와 같이 들으며 아기 스스로 신체를 가리켜 보는 놀이로 표현해 본다.

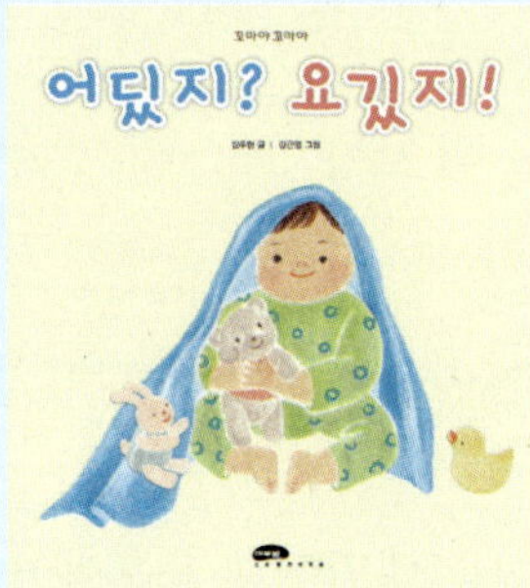

수준 영아

주제 신체

제목 어딨지? 요깄지!

글 / 그림 김주현 / 강근영

출판사 마루벌

출판연도 2016년 4월 25일

1 특징

우리 아기들은 자신의 신체를 탐색하며 건강하게 자아를 키워갑니다. "어딨지?" 하며 찾는 장면과 "요깄지!" 하며 찾은 장면이 반복적으로 이루어지는 구성입니다. 반복적 구성은 리듬감을 제공하고 어디 있는지 찾는 행위는 아기들의 까꿍 놀이와도 닮아 있네요. 아기 주변에 있는 친숙한 장난감을 활용하여 신체 여기저기를 탐색하게 하는 모습이 즐겁습니다.

2 영아놀이 연계성

인형 헹가래 놀이

| 준비물 | 수건, 여러 가지 동물 인형

- 수건 가운데에 아기가 좋아하는 인형을 하나씩 넣은 후 엄마와 아기가 수건 양쪽 끝을 잡고 좌우로 흔드는 헹가래 놀이를 할 수 있다.
  - 인형을 수건 위에 올려 볼까?
  - 인형이 무척 재미있겠다~ 인형을 흔들어 볼까?

- 처음 흔들 때는 수건을 반으로 접어 인형이 보이지 않게 흔들다가 나중에 수건을 펼치면서 놀이한다.
  - 인형 없다~ 여기 있네 ~까꿍!
  - 흔들흔들~ 아기 인형이 잘 자고 있네.
  - 아기가 잘 자게 천천히 흔들어 볼까?

3 활동 사진

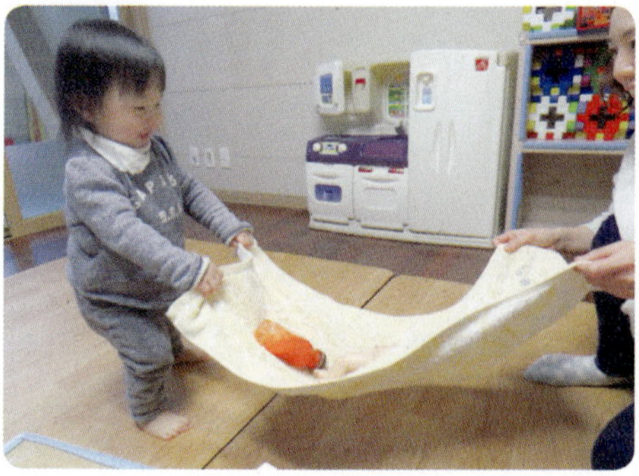

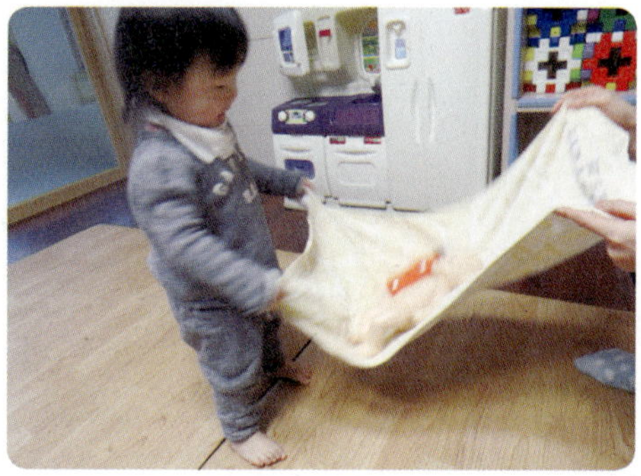

응용해요!

➔ 헹가래 치는 것을 영아가 어려워하면 바닥에 인형을 두고 그 위에 수건을 덮었다 걷어내는 방법으로 놀이를 표현한다.

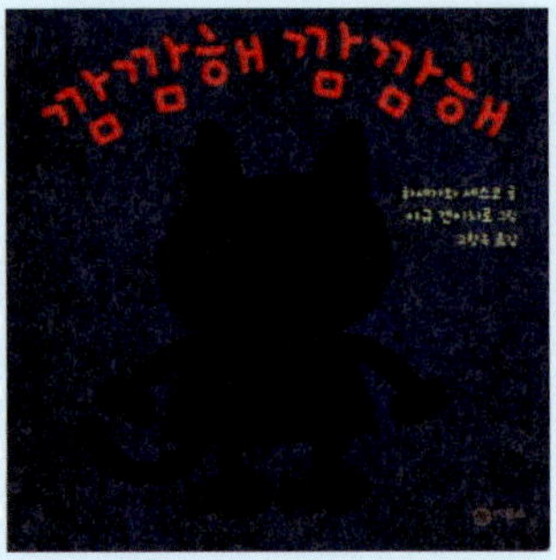

수준 영아

주제 신체

제목 깜깜해 깜깜해

글 / 그림 하세가와 세스코 / 야규 겐이치로 그림 / 고향옥 옮김

출판사 비룡소

출판연도 2013년 2월 15일

1 특징

아기 동물들은 어둠 속에서 검은 그림자로 등장합니다. 깜깜해서 아무것도 보이지 않자 불 좀 켜 달라고 질문합니다. 그리고는 다음 장에서 불이 켜지며 그림자의 주인공을 보여 주네요. 어두워서 아무것도 보이지 않으니 누구인지 궁금증을 유발시키다가 환하게 불이 켜지면 바로 아기 동물들을 확인할 수 있습니다. 꺼진 불을 켜면서 다음 장에는 어떤 동물이 나올지 상상해 보는 반복적 구성으로 이루어져 있습니다. 이 자체가 놀이다워서 책을 읽는 재미가 있습니다.

2 영아놀이 연계성

까꿍 돋보기 놀이

| 준비물 | 셀로판지, 검은색 도화지, 가위, 풀

- 검은색 도화지는 돋보기 모양으로 오려 내고 가운데 구멍을 내어 구멍을 셀로판지로 붙여 본다.
  - 까꿍~ 엄마가 까꿍 돋보기를 가져 왔네.
  - 엄마가 눈에 까꿍 돋보기를 대고 있어~ 우리 아가가 빨간색으로 보이네.
  - 눈에 가져다 대어 볼까? 엄마가 다른 색으로 보이니?

- 완성된 돋보기를 가지고 얼굴을 가리고 보이는 놀이를 표현해 본다.
  - 엄마랑 까꿍 돋보기를 만들어 보자. 아가가 손가락으로 가려 보자.
  - 빨간색이랑 파란색이랑 같이 대어 볼까? 깜깜해~ 잘 안 보이네.
  - 우리 아기 까꿍! 엄마가 어떻게 보일까? 엄마는 무척 궁금하다.

3 활동 사진

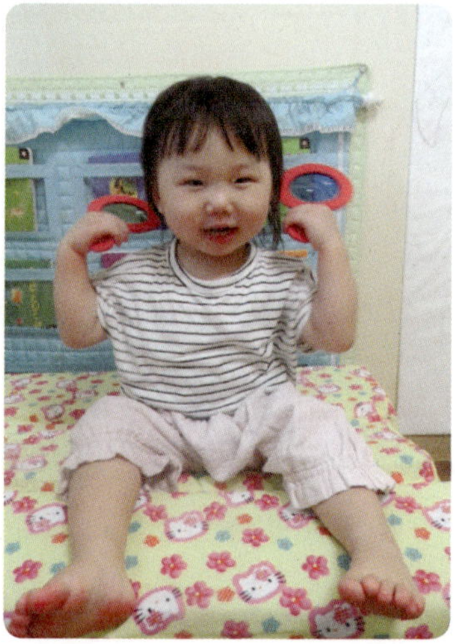
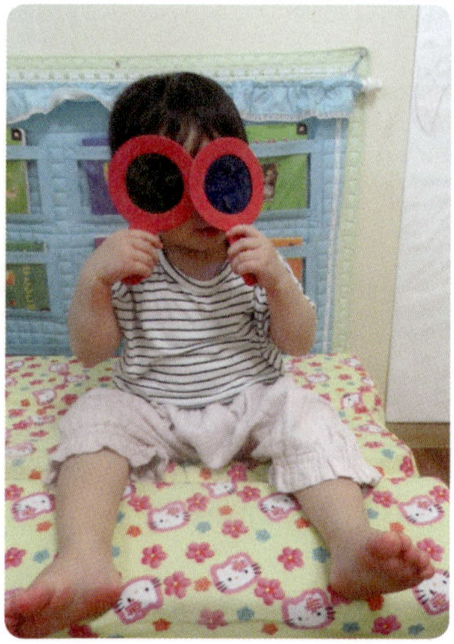

응용해요!

➔ 까꿍 돋보기 자료

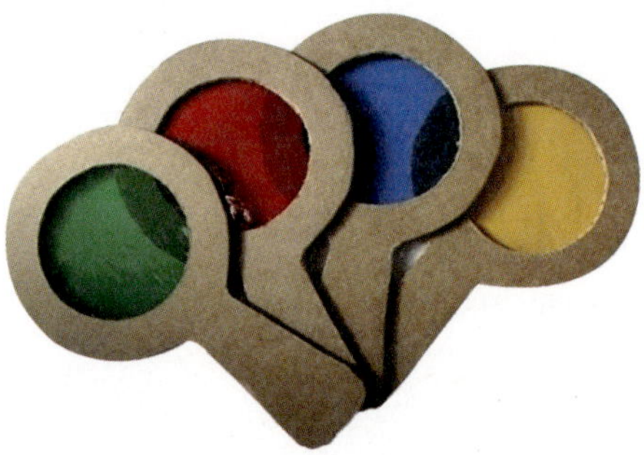

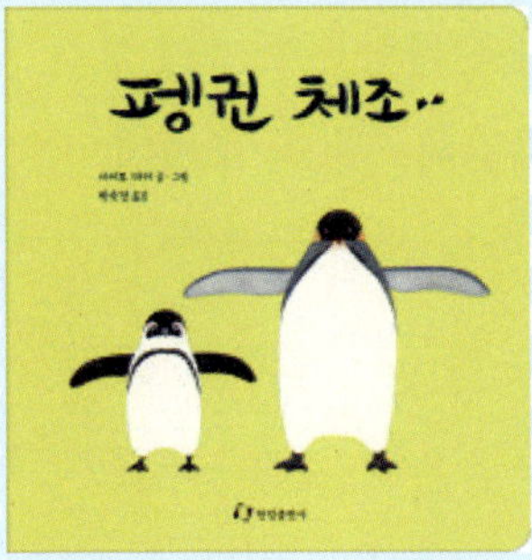

수준 영아

주제 신체

제목 펭귄 체조

글 / 그림 사이토 마키 / 박숙경 옮김

출판사 한림출판사

출판연도 2017년 2월 20일

1 특징

아기에게는 신체적 움직임 자체가 놀이이며, 신체적 자극을 주어 성장을 도와줍니다. 펭귄의 다리가 짧아 뒤뚱거리며 걷는 모습은 우리 아기들 모습 같기도 하여 친근하게 느껴지네요. 펭귄의 다양한 움직임을 보여 주며 아기가 따라 해 보고 싶게 만듭니다. 다리 들기, 숨 고르기 등 아기의 작은 움직임은 펭귄 체조와 어울립니다. 노란 배경에 검은 펭귄이 자리함으로써 펭귄의 움직임에 집중할 수 있습니다.

2 영아놀이 연계성

선 따라 걷기

| 준비물 | 전기 테이프, 가위, 신나는 음악

- 엄마는 전기 테이프로 다양한 모양의 선을 붙여 보며, 아기가 걸어갈 수 있는 공간을 만들어 본다.
  - 엄마가 바닥에 선을 붙이네. 왜 붙이지?
  - 엄마가 선을 붙이니까 길이 생겼네.

- 지그재그 모양과 직선, 두 줄 등 다양한 길을 만들어 주고 완성 후 엄마가 먼저 길을 따라 걷는 시범을 보인다.
  - 엄마가 선 위를 걸어가네. 옆으로 걸어 볼까?
- 아기는 엄마가 만들어 준 길을 따라 걸어 보며, 엄마는 "사뿐사뿐 걸어 보자. 되똥되똥~" 하며 이야기를 계속해서 들려준다.
  - 우리 아가도 엄마처럼 걸어 볼까?
  - 하나 둘~ 하나 둘~ 선을 따라 걸어 보자.
  - 지그재그로 걸어 볼까?

3 활동 사진

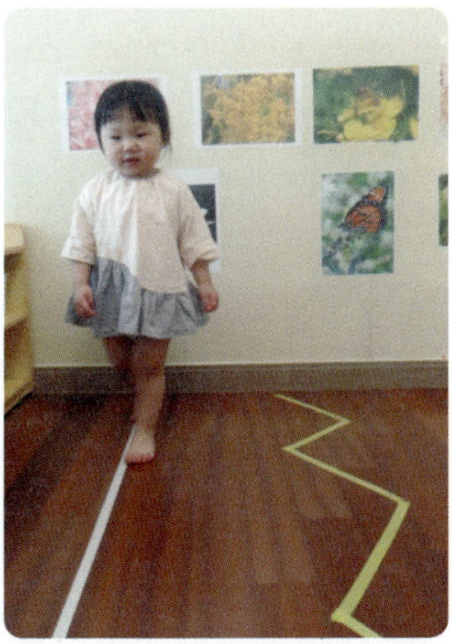

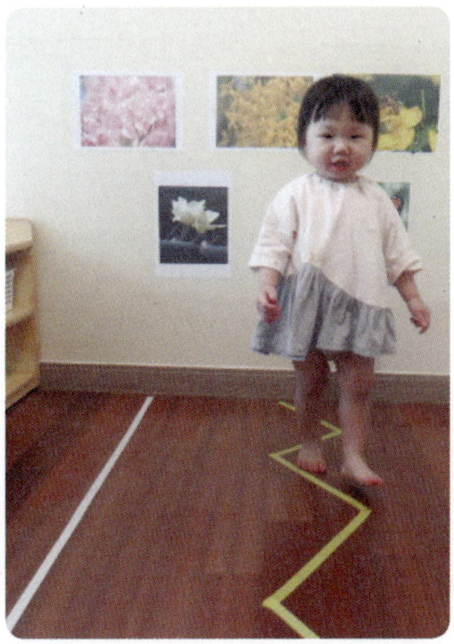

응용해요!

→ 걷는 것이 다양해지면 동물처럼 흉내를 내어 '깡총깡총' 등 뛰는 것으로 단계를 높여 볼 수 있다.

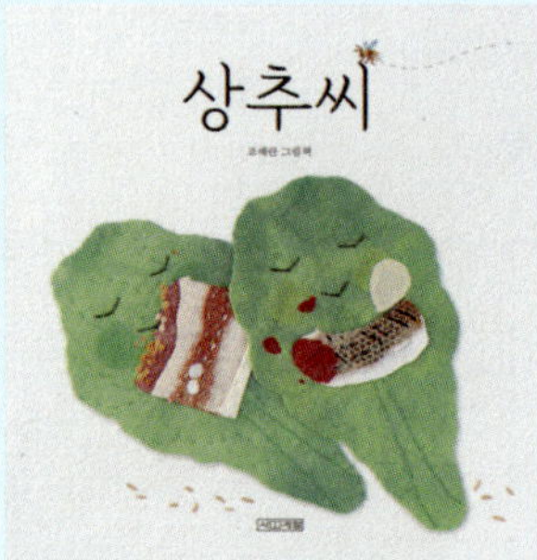

수준 영아
주제 신체
제목 상추씨
글 / 그림 조혜란
출판사 사계절
출판연도 2017년 3월 27일

1 특징

깨알같이 아주 작고 작은 바람에도 날아갈 만큼 아주 약한 씨앗이 있습니다. 씨앗은 작은 텃밭에 뿌려지고 세심한 보살핌 속에서 무럭무럭 자랍니다. 자라나는 모든 것을 키우지는 않습니다. 솎아 주지 않으면 모든 상추가 죽어 버릴 테니까요. 단순히 물만 준다고 성장하는 것은 아니거든요. 작은 상추씨는 보살핌 속에서 물뿐만 아니라 이 세상의 바람, 비, 햇빛을 잘 받고 무럭무럭 자라 상추가 되면 우리에게 맛있는 반찬이 되지요. 그리고 열심히 뜯어 먹다 보면 굵은 대 위로 씨를 맺고 내년을 위한 여러 개의 씨를 우리에게 주지요.

조혜란 작가의 바느질로 하나하나 만들어 낸 그림은 직물이 주는 따뜻하고 포근함으로 상추의 성장과정을 사랑스럽고 생동감 있게 보여 줍니다.

2 영아놀이 연계성

식물 키우기

| 준비물 | 작은 화분, 강낭콩, 물, 흙

- 단기간에 성장하는 것의 관찰을 영아가 탐색하도록 강낭콩을 심어 보는 활동

을 한다.

- 씨 씨 씨를 뿌리고~ 또 또 물을 주었죠♪
- 엄마랑 씨앗을 심어 볼까?

- 아기가 관찰할 수 있는 크기의 화분에 흙을 담고 콩을 넣고 다시 흙을 넣은 후, 빛이 잘 드는 곳에 두어 아기가 자주 관찰하도록 제공한다.
- 물을 주고 난 후 식물 변화를 보고 아기에게 어떻게 변화되는지 계속해서 이야기해 준다.
  - 화분에 씨앗을 넣기 전에 흙을 먼저 담아 볼까?
  - 콩을 쏘옥~ 넣어 보자. 흙을 또 담고 토닥토닥해 보자.
  - 어디에 화분을 둘까? 해님이 보이는 곳에 두고 지켜보자.

3 활동 사진

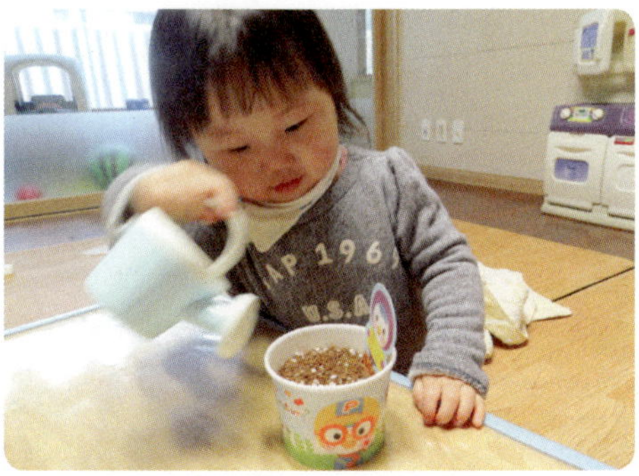

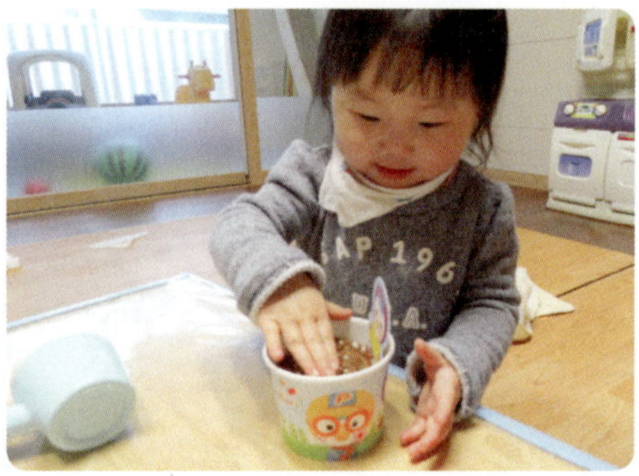

응용해요!

➔ 식물이 사라짐을 느낄 수 있기 때문에, 그 외적으로 2~3가지의 식물이나 동물을 집에서 같이 키워 보는 것도 좋다.

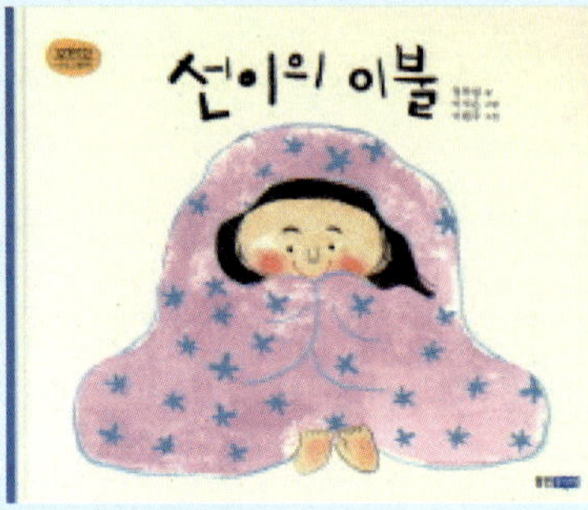

수준 영아

주제 신체

제목 선이의 이불

글 / 그림 정하섭 / 이지은

출판사 웅진주니어

출판연도 2012년 2월 23일

1 특징

아기에게 내 것이 생긴다는 것은 신나는 일이지요. 예쁜 새 이불이 생긴 아기 주인공의 마음과 같은 동물 친구들이 찾아옵니다. 모두 선이의 이불이 좋은가 봐요. 모두 함께 이불 속으로 들어가 그 포근함을 즐기는 듯합니다. 이렇듯 새로 생긴 이불에 대한 애정을 형성해 가는 과정을 동물 친구들과 함께하면서 반복적 구성으로 놀이와 같은 분위기를 만들어 냅니다.

2 영아놀이 연계성

이불 어부 & 물고기 놀이

| 준비물 | 얇은 이불, 매트, 신나는 음악

- 아기는 물고기가 되고, 엄마, 아빠는 어부가 되어 물고기 잡기 놀이를 한다.
  - 엄마가 이불을 준비했는데, 이건 어망이야. 물고기를 잡는 그물이지.
  - 엄마랑 같이 물고기 잡으러 갈까?

- 엄마, 아빠는 이불 양쪽을 잡고 천천히 움직이며 아기 쪽으로 향해 본다.
  - 고기를 잡으러 어디로 갈까나♬
  - 엄마, 아빠 이제 출발한다~!
- 반복 후 아기와 엄마가 한 편이 되어 아빠를 잡아 보는 등 놀이 방법을 바꿔 본다.
  - 우리 아기 물고기 잡았다~ 정말 예쁜 물고기구나!
  - 자~ 다시 물고기를 놓아줄까?
  - 우리 아기 물고기가 뛰어가고 있어요~ 어서 잡아서 안아 줘야지!

3 활동 사진

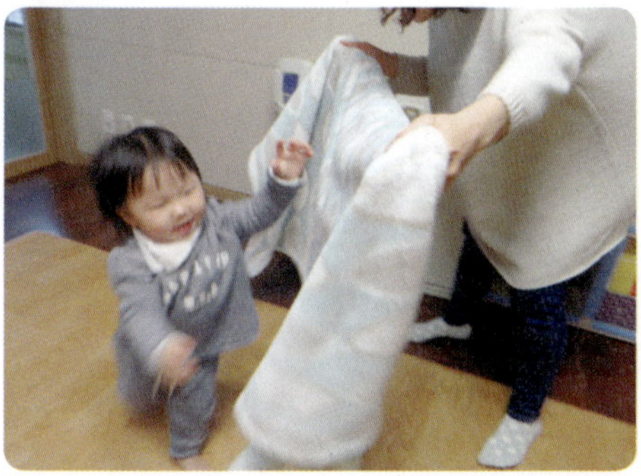

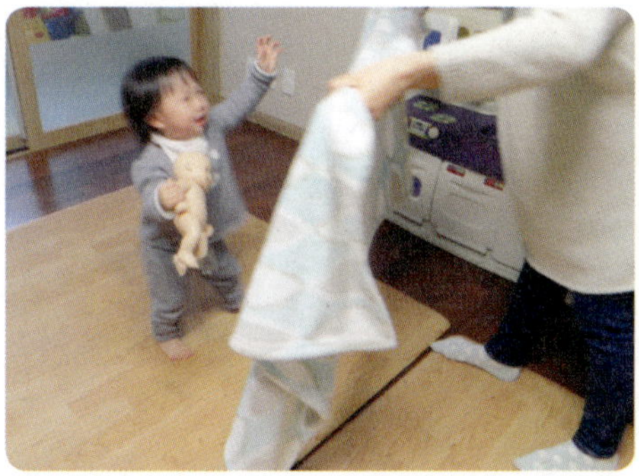

응용해요!

➔ 이불 썰매 놀이를 하며 아기는 이불에 앉고 엄마, 아빠가 끌어 주는 놀이로 확장할 수 있다.

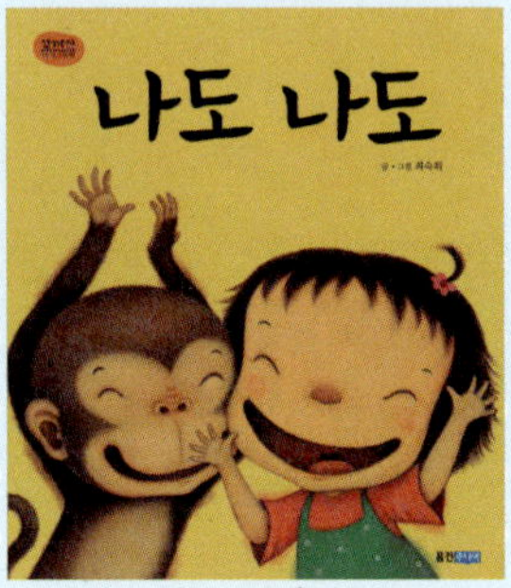

수준 영아

주제 신체

제목 나도 나도

글 / 그림 최숙희

출판사 웅진주니어

출판연도 2009년 6월 10일

1 특징

아기는 참으로 여러 가지를 해낼 수 있는 능력을 지니고 있습니다. 동물 친구들이 노래하고 달리고 점프하는 등 다양한 행동을 보이지만 아기 주인공은 '나도 나도' 하며 거뜬히 동물 친구들을 따라 하지요. 우리 아기 독자들도 아기 주인공처럼 동물 친구들을 따라 해 보아요. 동물 친구들이 한 행동 이외에 또 할 수 있는 행동은 무엇이 있는지도 함께 생각해 보아요.

2 영아놀이 연계성

거울 놀이

| 준비물 | 아기 전신이 보이는 거울, 신나는 음악

- 엄마는 아기를 거울 앞에 세운다.
  - 어! 거울에 우리 아기 모습이 보이네.
  - 우리 거울 보고 춤을 춰 볼까?

- 엄마와 아기와 함께 거울을 보며 다양한 표정을 지어 본다.
  - 거울을 보고 한번 웃어 볼까?
  - 엄마 얼굴을 보고 따라 해 볼까? (아기가 엄마의 표정을 거울을 통해 따라 하도록 해 본다.)
  - 우리 아가가 움직이니 거울 속 친구도 따라 움직이네.
  - 팔을 올려 볼까?
  - 다리를 움직이니 어떠니?

3 활동 사진

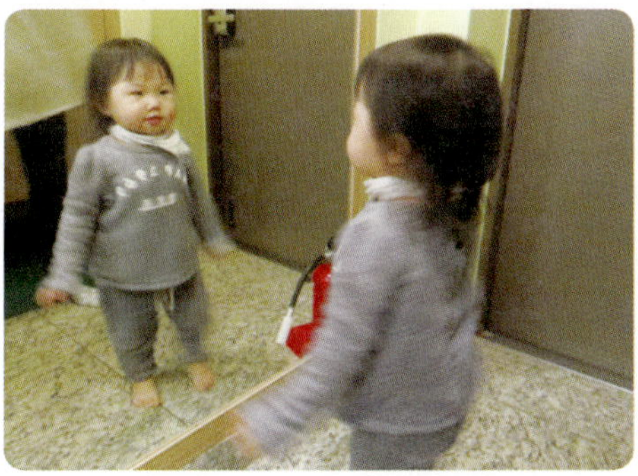

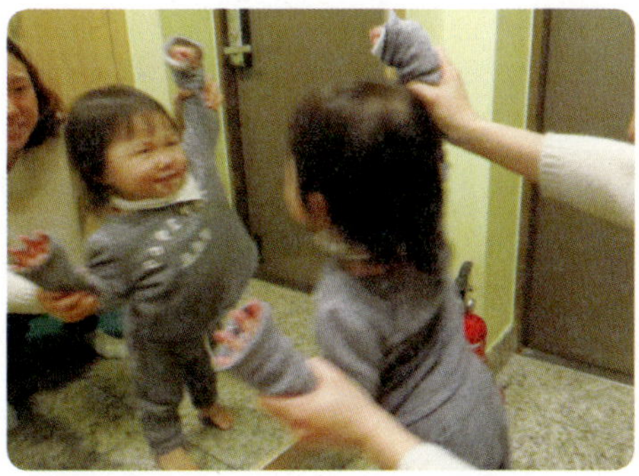

응용해요!

➔ 보자기나 머리띠 등 소품을 이용하여 아기를 꾸며 주고 아기는 거울을 통해 변화된 모습에 흥미를 갖도록 유도한다.

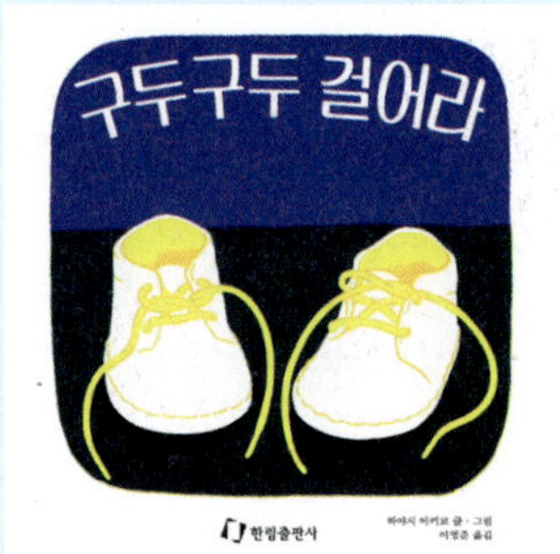

수준 영아

주제 신체

제목 구두구두 걸어라

글 / 그림 하야시 아키코 / 이영준 옮김

출판사 한림출판사

출판연도 1990년 4월 1일

1 특징

지금 막 걸음마를 시작한 아기는 걷다가도 넘어지고 때론 뛰고도 싶고 그러다가 넘어지기 일쑤이지요. 그러나 이내 씩씩하게 다시 일어나 앞으로 나아가는 아기의 하루는 정말 무궁한 에너지가 느껴집니다. 이러한 아기의 하루를 신발을 통해 보여 주고 있습니다. 신발은 아기를 대신하여 걷고 뛰고 넘어지고 다시 일어나 걷고 그리고는 피곤한지 쿨쿨 잡니다. 이러한 신발의 모습을 보고 있자면 걸음마를 시작한 아기의 모습이 눈에 선하게 연상되네요.

2 영아놀이 연계성

발바닥 찍기 놀이

| 준비물 | 전지 2장, 물감, 큰 일회용 접시, 물티슈

- 전지 2장을 연결해서 바닥에 고정한 후, 큰 일회용 접시에 물감을 짜고 그 위에 물티슈를 올린다.
  - 엄마랑 물감 놀이하자. 커다란 종이를 붙여 보자.
- 아기가 물티슈 위를 밟아 보도록 한다. 거부감을 느낄 수 있으므로 천천히 물감을 묻혀 보게 한다.

- 물티슈 위에 발바닥을 올려놓아 볼까?
- 촉촉한 느낌이 드는구나. 차가운 느낌도 나네.
- 물감을 한번 넣어 볼까? 우리 아기 발에 예쁜 물감이 묻었네.
- 종이로 자리를 옮겨 볼까? 종이 위를 걸어 보자.

• 아기가 물감이 찍힌 발로 전지 위를 걸어 다니면 엄마는 『구두구두 걸어라』 처럼 '쿵쿵쿵', '톡톡' 등의 단어를 계속해서 사용한다.
- 쿵쿵쿵 뛰어 볼까?
- 전지 위에서 신나게 춤춰 보자!

• 다 걸은 후 물감을 말려 발바닥 모양을 오려 보는 놀이로 표현한다.

3 활동 사진

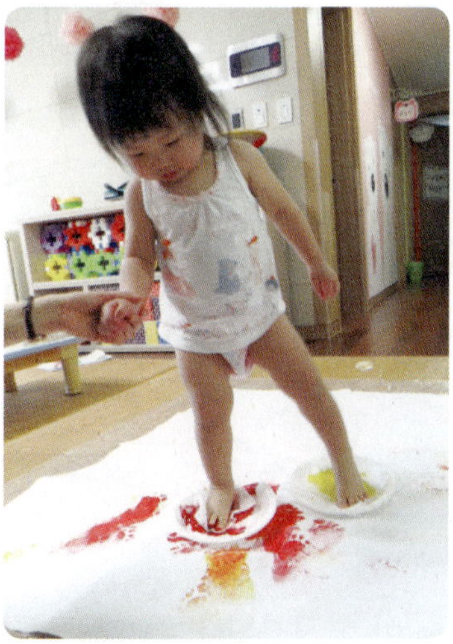

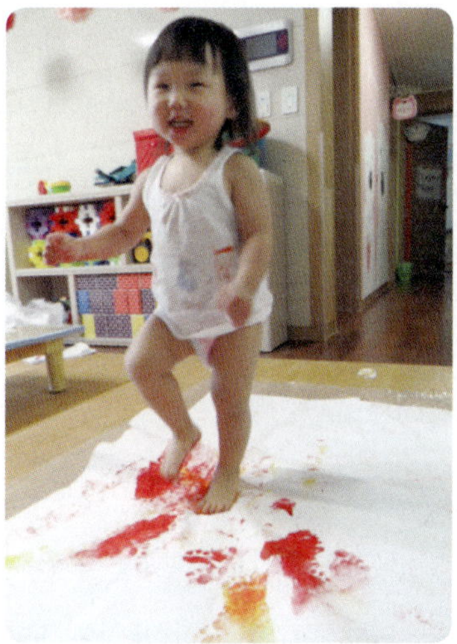

응용해요!

➔ 아빠 구두 또는 엄마 구두를 신어 보며 실내에서 걸어 보는 놀이로 표현해 볼 수 있다.

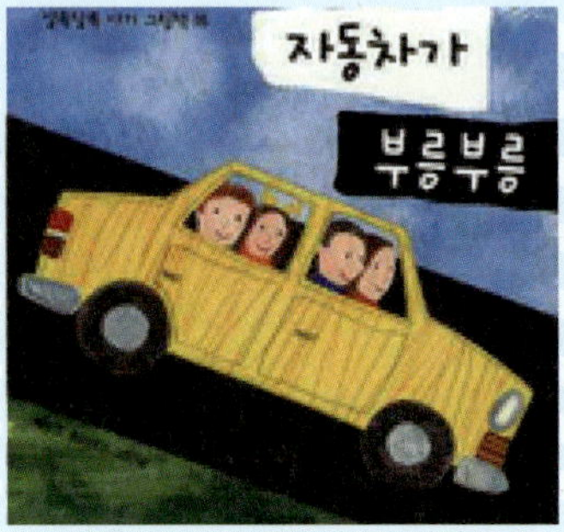

수준 영아

주제 신체

제목 자동차가 부릉부릉

글 / 그림 삐떼르 호라체크

출판사 시공주니어

출판연도 2007년 9월 30일

1 특징

현대를 살아가는 아기에게 자동차는 태어나는 순간부터 친숙하게 접하는 교통수단입니다. 그래서 자동차를 타고 어디론가 간다는 이야기는 친숙하지요. 자동차와 관련된 다양한 의성어를 사용하여 간결한 문장이 운율적으로 구성되어 있어 듣는 즐거움을 줍니다. 리드미컬한 글을 읽어 주는 어머니의 목소리를 들으며, 가족이 함께 할머니 댁에 가는 여정을 보는 것은 즐겁기만 하답니다.

2 영아놀이 연계성

롤러 그림 그리기

| 준비물 | 모루, 휴지심, 롤러, 물감, 도화지

- 엄마는 다 쓰고 남은 휴지심에 모루를 꼬아 고정시킨다. (모루는 유아교육 용품점이나 미술 재료를 판매하는 곳에서 구할 수 있다.)
- 다양한 모양으로 모루를 말아 준다.
- 바닥에 전지를 고정하고, 휴지 롤러에 물감을 묻힌 후 영아가 자유롭게 굴려 보도록 한다.

- 휴지심을 굴리기 어려울 경우, 롤러를 이용하여 굴려 본다.
  - 데굴데굴 굴려 그림을 그려 볼까?
  - 롤러에 물감을 묻혀 볼까? 골고루~ 골고루~
  - 도화지 위에 롤러를 굴려 보자. 어떤 모양이 나올까?
  - 콕! 콕! 찍어도 볼까?

3 활동 사진

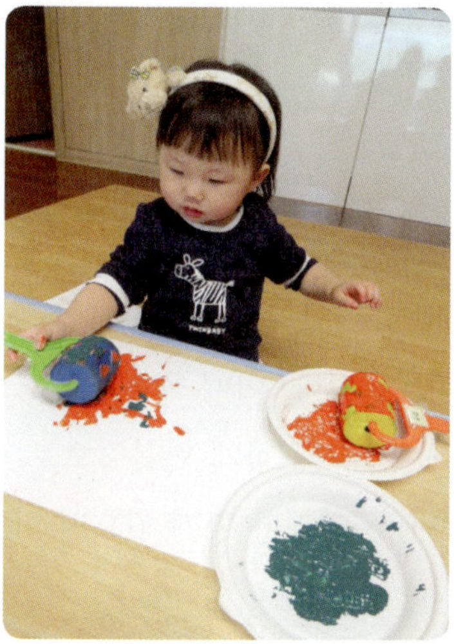

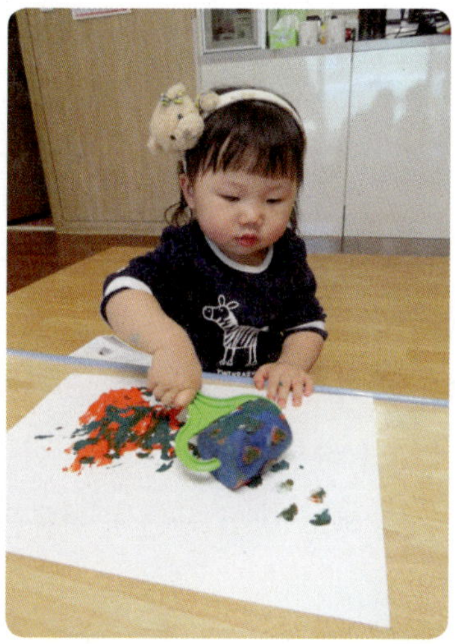

응용해요!

➔ 장난감 자동차 바퀴에 물감을 묻혀 굴려 보는 놀이로 확장해 볼 수 있다.

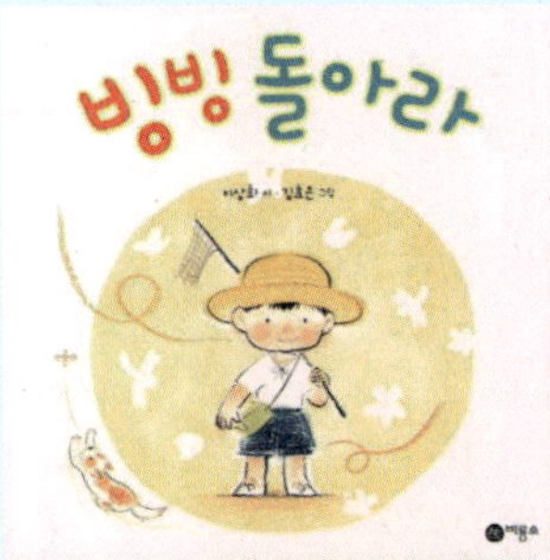

수준 영아

주제 신체

제목 빙빙 돌아라

글 / 그림 이상희 시 / 김효은

출판사 비룡소

출판연도 2012년 3월 13일

1 특징

우리 주변을 살펴보면 공통된 모습으로 움직이는 것을 발견할 수 있습니다. 『빙빙 돌아라』는 돌아가는 모습을 하는 곤충들의 움직임과 바람개비처럼 돌아가는 장난감을 보여 줍니다. 아기 주인공도 따라 빙빙 돕니다. 이때 움직이는 모습이나 돌아갈 때 나는 소리를 나타내는 의성어, 의태어를 간결하게 반복적으로 시적 운율감을 넣어 사용하고 있어 듣는 즐거움을 줍니다. 아기와 함께 읽으며 직접 돌아보며 읽어 보아요.

2 영아놀이 연계성

투명 우산 꾸미기

| 준비물 | 투명 우산, 매직펜, 스티커, 시트지, 가위

- 투명 우산에 매직펜을 이용하여 아기가 자유롭게 그림을 그리며 우산을 꾸며 본다.
  - 빙글빙글 우산이 있네. 여기에 그림을 그려 볼까?
  - 어떤 색으로 할까? 엄마는 빨간색으로 그려 봐야겠어.

- 그림책에 나오는 나비, 잠자리, 꽃 등을 시트지에 엄마가 그려 주고 가위로 오리면 아기는 투명 우산에 붙여 꾸며 본다.
  - 엄마가 나비를 그려 줄까? 노란 나비를 우산 위에 붙여 볼까?
  - 또 엄마가 어떤 걸 그려 볼까? 아가가 손으로 가리켜 볼까?
- 완성된 우산을 가지고 빙글빙글 돌려 보며, 그림들이 어떻게 보이는지 살펴본다.
  - 우산이 예쁘게 꾸며졌네. 빙글빙글 돌려 볼까?
  - 우산을 돌리니까 그림이 더 예뻐 보이는구나.

3 활동 사진

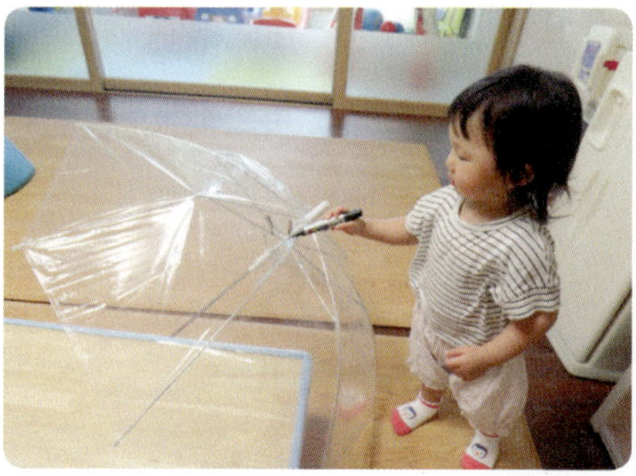

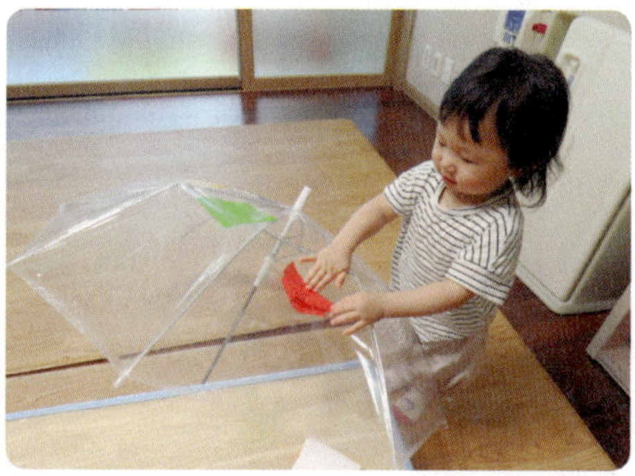

응용해요!

➔ 실내에서 돌릴 때 다칠 위험이 있으므로 실외에서 놀이를 하거나, 실제 비가 오는 날 쓰고 이동하는 놀이로 표현해 본다.

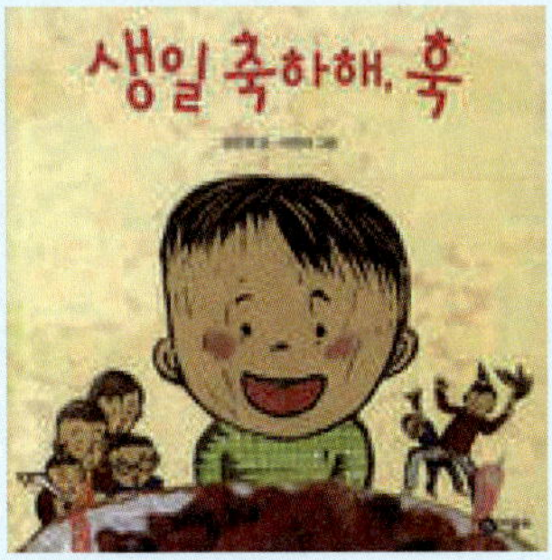

수준 영아

주제 신체

제목 생일 축하해, 훅

글 / 그림 정은정 / 이진아

출판사 비룡소

출판연도 2009년 10월 19일

1 특징

입에 바람을 모아 불 수 있는 아기에게 생일날 촛불 끄기는 정말 신나는 놀이가 됩니다. 그래서 초가 녹아 없어질 때까지 반복적으로 불 끄기를 하기도 합니다. 이러한 아기들의 행동을 놀이적으로 엮었습니다. 주인공 아기가 커다란 케이크를 앞에 두고 초를 불고 있네요. 그러나 여기서 끝나지 않고 엄마, 아빠, 할머니, 할아버지 등 가족들이 차례차례 등장하며 초를 부는 반복이 즐겁습니다.

2 영아놀이 연계성

생일 케이크 만들기

| 준비물 | 작은 머핀, 생크림, 과일 조각, 시리얼, 견과류, 포크, 접시

- 작은 머핀의 윗부분을 빵칼로 자른 후, 그 위에 생크림을 엄마가 얹혀 주고 아기는 숟가락으로 발라 본다. 골고루 발라지지 않을 때 엄마가 도와준다.
  - 엄마가 여기 여러 가지 재료를 가져 왔어. 재료로 무얼 만들까?
  - 우와, 맛있는 빵이 있네. 빵으로 케이크를 만들어 볼까?
  - 생크림을 떠서 빵 위에 올려 보자.

- 생크림을 바르고 난 후, 아기가 올리고 싶은 과일이나 시리얼, 견과류 등을 올리며 케이크를 만들어 본다.
  - 생크림 위에 어떤 과일을 올려놓을까? 어떤 과일을 올리면 케이크가 더 맛있을까?
  - 딸기도 올리고 포도도 올려 보자.
- 실제 초를 꽂아 보고 생일 노래를 부르고 초를 끄며 놀이를 한다.
  - 케이크가 완성되었네. 우리 노래를 불러 볼까?
  - 생일 축하합니다♪ 후~! 하고 불어 보자!

3 활동 사진

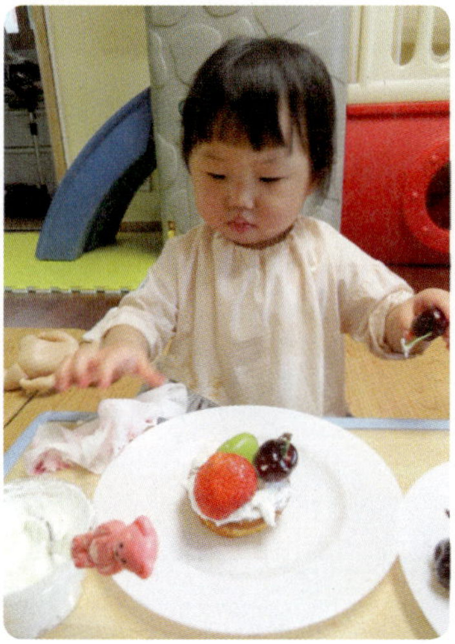

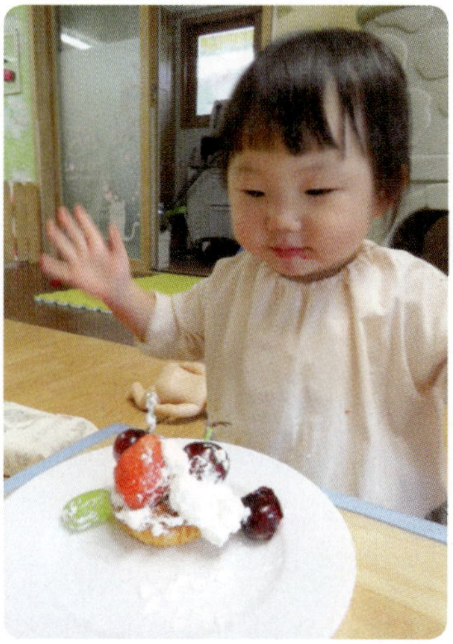

응용해요!

➔ 빵을 먹이지 않을 경우 떡으로 케이크를 만들어 보고 아이와 초 끄기 놀이를 경험해도 좋다.

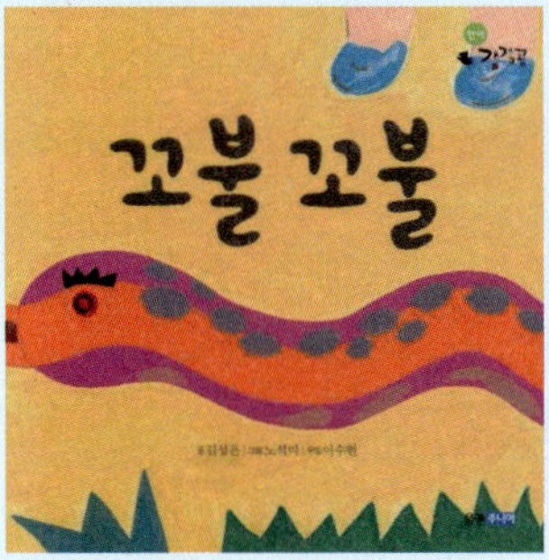

수준 영아
주제 신체
제목 꼬불꼬불
글 / 그림 김성은 / 노석미
출판사 웅진주니어
출판연도 2006년 11월 5일

1 특징

꼬불꼬불하다는 단어의 의미를 주변 사물들을 보여 주며 알게 하는 말놀이 그림책입니다. 단순한 선과 자극적이지 않은 색을 사용하여 뱀, 산길, 라면 면발 등의 그림을 통해 꼬불꼬불하다는 형태적 의미를 이해하며, 의성어와 의태어를 사용하여 운율적인 글을 듣는 즐거움을 함께 줍니다.

2 영아놀이 연계성

라면 놀이

| 준비물 | 삶은 라면, 소꿉놀이 도구, 큰 비닐, 다양한 크기의 그릇

- 아기에게 삶은 라면을 주며 탐색하는 시간을 제공한다.
  - 꼬불꼬불 라면이 있네. 엄마가 왜 라면을 주었지?
  - 라면을 한번 만져 볼까?
- 면발의 촉감을 느껴 보고 맛을 보기도 한다.
  - 말랑말랑하구나. 조물조물해 볼까? 느낌이 어떠니?
  - 맛은 어떨까? 아! 고소한 맛이 나는구나.

- 큰 비닐을 바닥에 깐 후 그릇과 소꿉놀이 도구를 주어 아기가 자유롭게 면발을 가지고 놀이를 하도록 한다.
  - 라면을 큰 그릇에 옮겨 볼까? 큰 그릇에 가득 담아 보자.
  - 작은 그릇에도 옮겨 볼까?
  - 조물조물 라면으로 맛있는 음식을 만들어 보자.

3 활동 사진

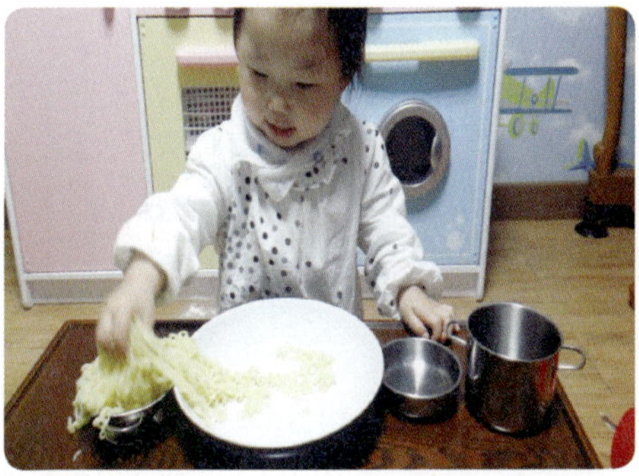

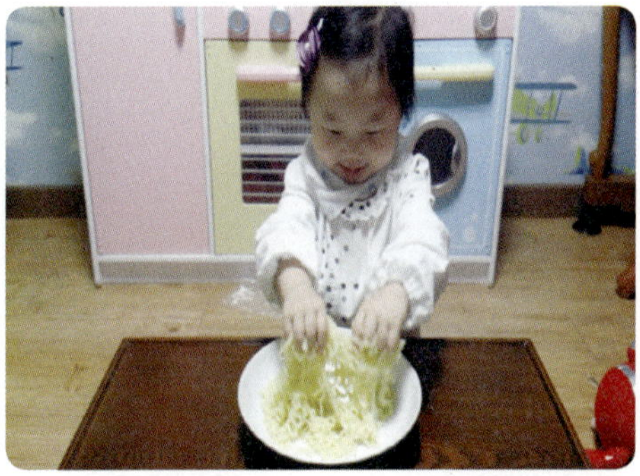

응용해요!

➔ 삶은 면발을 물에 부어 보고, 삶지 않은 면도 주면서 아기가 자유롭게 탐색하도록 재료를 제공해 준다.

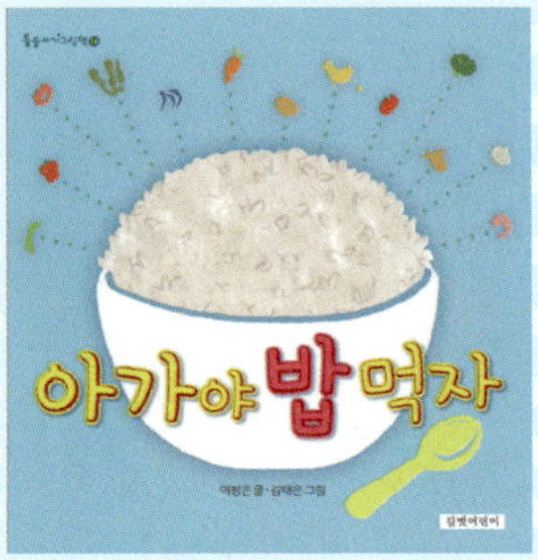

수준 영아

주제 신체

제목 아가야 밥 먹자

글 / 그림 여정은 / 김태은

출판사 길벗어린이

출판연도 2015년 6월 30일

1 특징

이유식을 하는 순간 아기들은 먹는 것에 관심이 많아집니다. 특히, 주식인 밥은 아기에게 다양한 요리법에 따라 변신하며 끼니마다 아기를 즐겁게 합니다. 『아가야 밥 먹자』는 쌀을 중심 재료로 하여 콩밥과 같은 잡곡밥도 나오고 야채들과 버무리면 볶음밥이 되는 다양한 밥을 보여 줍니다. 세밀화와 같이 상세하게 묘사하여 그림 속 밥은 김이 몽글몽글 나는 따뜻한 밥과 같은 온기가 느껴지는 듯합니다. 지금 바로 하얀 쌀밥에 무언가를 섞어 보아요. 어떤 재미난 밥이 될까요?

2 영아놀이 연계성

색색깔 두부 놀이

| 준비물 | 두부, 비닐, 소꿉놀이 도구, 야채즙(당근즙, 시금치즙, 오미자즙 등)

- 처음 두부 그대로의 모습을 아기에게 제공하며 두부를 탐색하게 한다.
  - 네모난 모양의 음식은 무엇일까?
  - 이 친구의 이름은 두부라고 해. 두부에서는 이런 냄새가 나는구나.

- 그릇에 여러 가지 야채즙을 놓은 후 그 안에 두부를 집어넣고 으깨 본다.
  - 여기 당근즙이랑 시금치즙이 있네.
  - 여기에 두부를 넣어 볼까?
- 으깬 두부의 냄새를 맡아 보고 야채즙이 섞인 후의 냄새는 어떻게 다른지 이야기해 준다.
  - 조물조물~ 주물러 보자. 두부 색깔이 변했네.
  - 숟가락으로 두부를 떠볼까?
- 소꿉놀이 도구로 두부 놀이를 해 본다.
  - 두부를 냄비에 담아 보자.
  - 두부로 무슨 요리를 만들어 볼까?

3 활동 사진

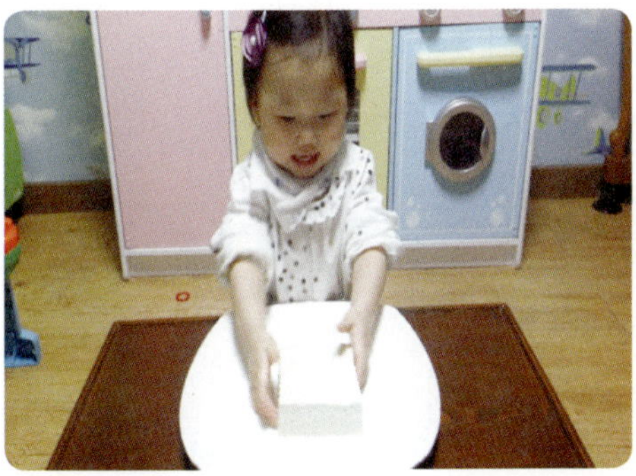

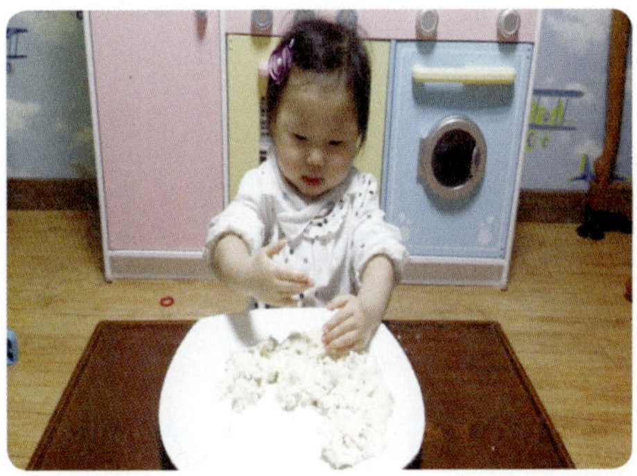

응용해요!

➔ 두부 외에 자극적이지 않은 재료의 냄새를 맡아 보며 그림책 속 다양한 밥 냄새를 찾아 제공해 본다.

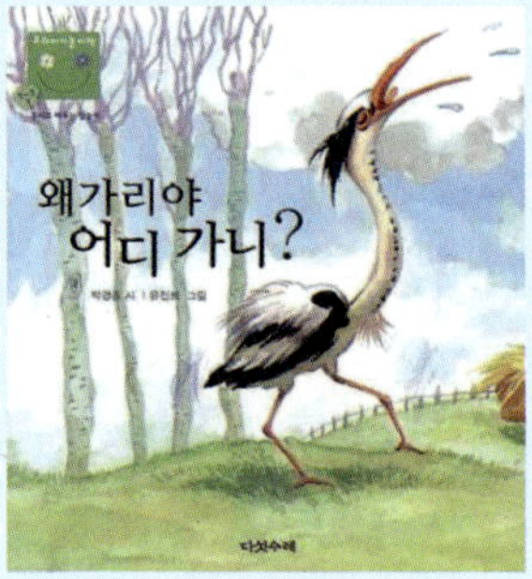

수준 영아
주제 언어
제목 왜가리야 어디 가니?
글 / 그림 박경종 / 유진희
출판사 다섯수레
출판연도 2009년 5월 15일

1 특징

왜가리의 모습을 단순하게 묘사한 박경조 시인의 시를 그림책으로 엮어냈습니다. 왜가리라는 토종 새를 인물로 사용하였지만 흔히 볼 수 없는 새라는 측면에서 새롭습니다. 그림에서는 왜가리가 앞으로 갈 때마다 뒤따르는 아기 동물을 차례대로 등장시켜 다양한 배경적 읽기 즐거움을 줍니다. 왜가리를 뒤따르며 어디 가냐고 물을 때마다 똑같이 대답하는 왜가리를 보는 것이 즐겁습니다.

2 영아놀이 연계성

엄마 아빠 징검다리 건너기

| 준비물 | 매트, 신나는 음악

- 엄마와 아빠의 다리가 징검다리가 되며, 영아는 건너가고 엄마, 아빠는 "어디 가니?" 하며 영아에게 계속해서 질문한다.
  - 엄마가 다리를 쭉 뻗고 앉아 볼게.
  - 엄마 다리는 이제 징검다리야.
  - 엄마 다리를 어떻게 건너갈까?

- 영아가 대답을 하지 않더라도, 반복되는 문장을 말하며 아기에게 계속해서 물어보며, 영아가 건너가도록 도와준다.
  - 엄마가 "어디 가니?" 하고 물으면 우리 아기는 "왝!" 하고 이야기해 볼까?
  - 어디 가니? 다리를 건너가 볼까?

3 활동 사진

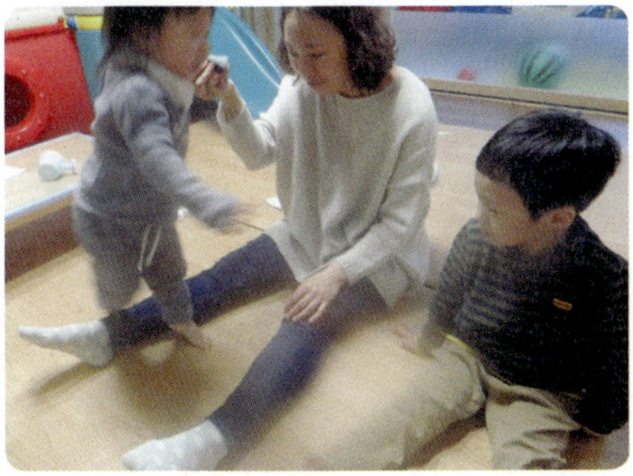

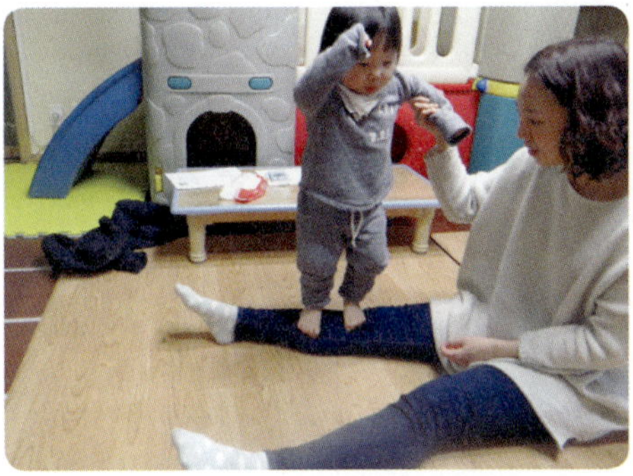

응용해요!

- 영아가 익숙해지면 점프해서 건너도록 한다.
- 영아가 건너가는 동안 왜가리가 했던 말을 엄마, 아빠가 반복해서 이야기해 준다.

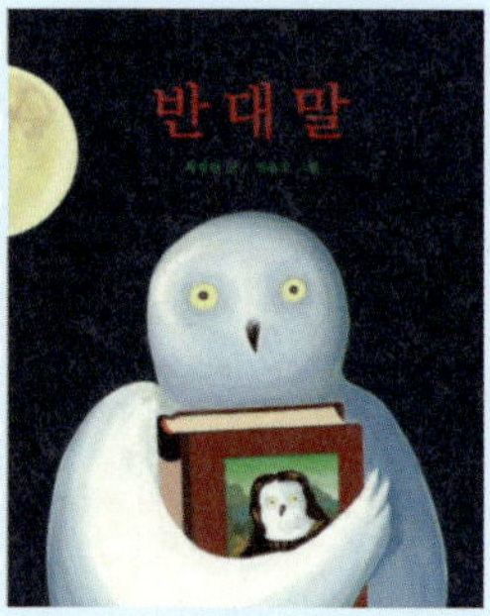

수준 영아

주제 언어

제목 반대말

글 / 그림 최정선 / 안윤모

출판사 보림

출판연도 2010년 1월 11일

1 특징

크다와 작다, 두껍다와 얇다 등 반대되는 상황을 통해 낱말의 의미를 보여 주는 그림책입니다. 책이라는 매체를 사용하여 올빼미의 재미있는 상황 설정으로 사랑스럽고 쉽게 단어의 의미를 이해할 수 있습니다. 이제 막 말을 배우는 아기가 다양한 단어를 접할 수 있다는 측면에서 즐겁습니다.

2 영아놀이 연계성

스티커 놀이

| 준비물 | 스티커, 그림책 인쇄물 혹은 그림책 그대로 사용

- 책 속에 등장하는 반대말을 기억하도록 엄마는 영아에게 스티커를 주며, '두껍다', '얇다' 등의 단어를 이야기하며 말하는 단어에 스티커를 붙여 본다.
  - 동화책 내용과 똑같은 그림이 있네.
  - 스티커를 붙여 볼까?
  - 올빼미가 무척 큰 책을 가지고 있다. 커다란 올빼미에게 스티커를 붙여 볼까?

- 영아가 단어를 어려워하면 이해하기 쉽게 상호작용해 준다.
  - 위에 앉아 있는 올빼미는 누굴까?
  - 안에 꼭꼭 숨어 있는 올빼미는 누구니?

3 활동 사진

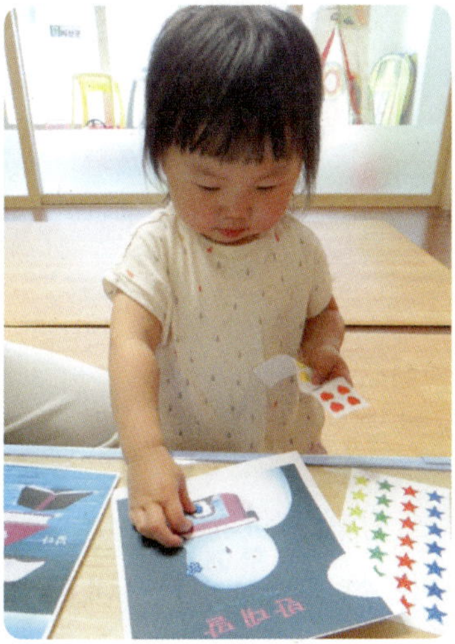

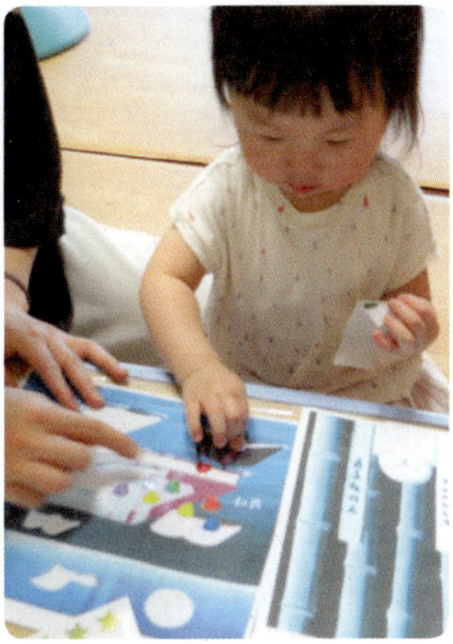

응용해요!

➔ 반대말이 어려울 경우 같은 것끼리 찾는 카드 놀이로 수정할 수 있다.

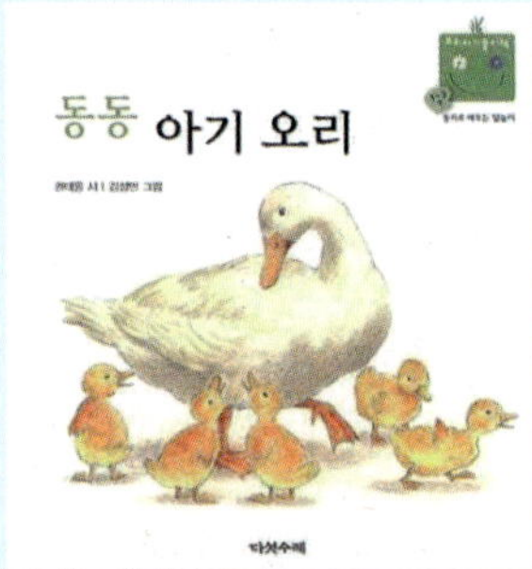

수준 영아

주제 언어

제목 동동 아기 오리

글 / 그림 권태응 / 김성민

출판사 다섯수레

출판연도 2009년 5월 15일

1 특징

엄마 오리와 아기 오리들의 함께하는 하루일과를 사랑스럽게 그리고 있습니다. 오리의 모습을 간결하게 표현하며 운을 맞춰 사용한 의성어, 의태어로 인해 노래처럼 운율감이 느껴집니다. 리듬감 있는 글을 따라 오리의 뒤뚱거리는 행동을 보는 것이 즐겁습니다. 보는 즐거움과 듣는 즐거움이 동시에 찾아오네요.

2 영아놀이 연계성

오리 가족 소풍

| 준비물 | 노래 자료, 오리 인형

- 손유희를 익히며 「오리 가족 소풍」 노래를 반복해서 불러 본다.
  - 엄마랑 노래를 한번 배워 볼까?
  - 오리 가족이 소풍을 간대~ 도시락을 가지고 어떻게 걸어갈까?
  - 아빠 오리랑 엄마 오리랑 아기 오리가 언덕을 넘었더니 "야호"하고 이야기를 한다.
  - 엄마를 따라 해 보자.

3 활동 사진

오리 가족 소풍

작사 작곡 미상

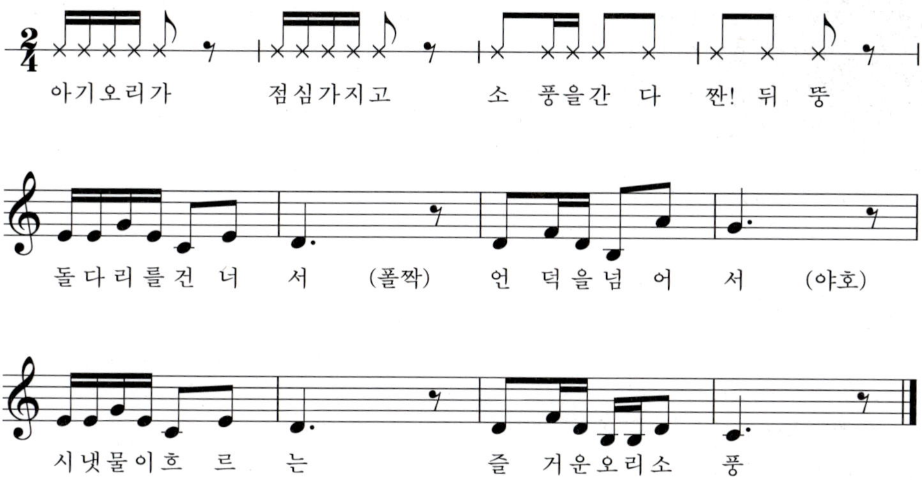

엄마 오리가 (검지 하나 하나 내면서) / 점심 가지고 (두 검지로 크게 네모를 만들며)
소풍을 간다 (걸어가는 시늉) / 뒤뚱 (만화처럼 옆으로 휭 달려가듯이 손과 얼굴을 반대로)
아기 오리가 (약지 하나 하나 내면서) / 점심 가지고 (두 약지로 작게 네모를 만들며)
소풍을 간다 (위와 똑같이)

돌다리를 건너서 (오른 손가락으로 왼팔 어깨까지 걷는다)
폴짝 (어깨에 있는 손가락을 폴짝 뛰듯 귀 근처에 놓으며) – 추임새
언덕을 넘어서 (귀 근처에 있는 손가락을 머리 위로 놓으며)
야호 (손가락을 멀리 뛰듯이 크게 원을 그리며 손 제자리) – 추임새
시냇물이 흐르는 (시냇물 흐르는 손 모양) / 즐거운 오리 소풍 (손을 좍 펴서 옆으로 흔들기)

응용해요!

➔ 오리 가면을 만들어 쓰고 「오리 가족 소풍」 노래에 맞추어 움직여 본다.

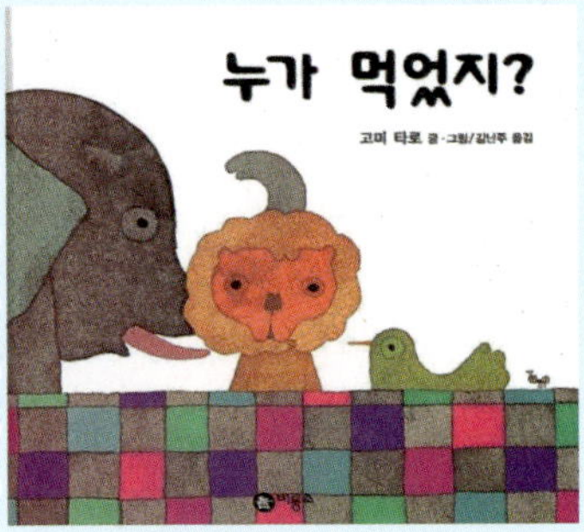

수준 영아

주제 언어

제목 누가 먹었지?

글 / 그림 고미 타로 / 김난주 옮김

출판사 비룡소

출판연도 2002년 9월 3일

1 특징

눈을 과하게 자극하지 않는 중간톤의 원색을 배경으로 하여 그림 대상에 초점을 맞출 수 있도록 장면을 표현하고 있습니다. 동물 그림 속에 숨어 있는 왼쪽에 그려진 음식을 찾아가며 읽는 숨은그림찾기 놀이책이라고 할 수 있습니다. 달걀 프라이를 먹은 건 누구냐며 질문을 던지는 글에 반해 그림에서는 송아지 그림을 보여주고 있어서 송아지가 먹었다고 이야기할 수도 있지만 먹지는 않고 단지 송아지 몸에 숨어 있는 계란 그림 찾기로 이어질 수 있답니다.

2 영아놀이 연계성

다른 친구 찾기

| 준비물 | 여러 개의 블록, 바구니

- 바구니 안에 여러 개의 블록을 담아 준다.
  - 바구니에 엄마가 블록을 왜 넣어 놨지?
  - 어? 여기에 다른 색 장난감이 있네. 어떤 장난감일까?

- 아기가 바구니에서 다른 색의 블록을 찾아보도록 한다.
  - 색깔이 다른 장난감은 어떤 게 있지? 아~ 빨간색 블록이 다르구나.
- 같은 모양의 네모 블록을 한 줄로 놓은 후, 한 가지는 다른 색을 배열하고 다른 것을 찾아보도록 유도한다.
  - 엄마가 이번엔 다른 모양을 넣어 볼까?
  - 모양이 다른 친구가 또 있네. 어떤 친구일까?

3 활동 사진

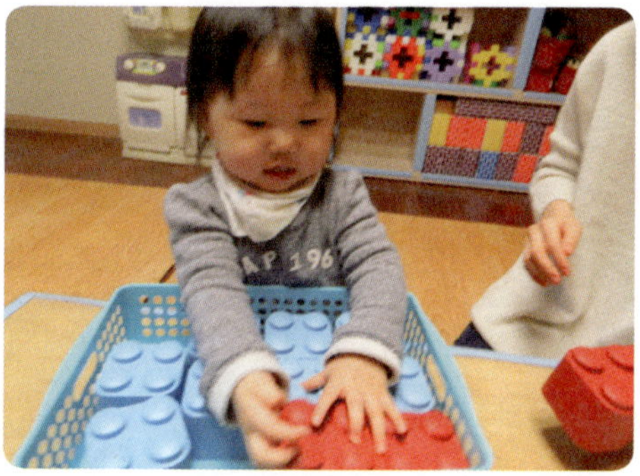

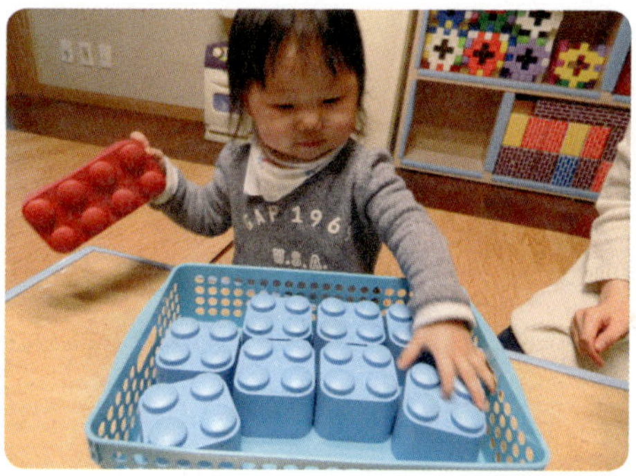

응용해요!

➔ 그림 카드를 놓고 동물 및 사물의 다른 그림을 찾아보는 것을 연습하는 기회를 가진다.

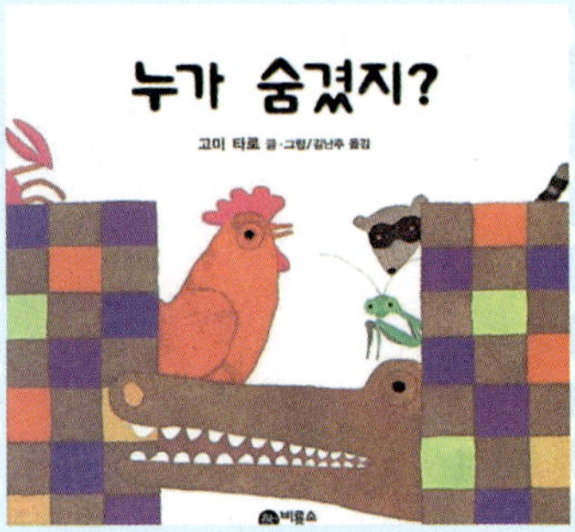

수준 영아

주제 언어

제목 누가 숨겼지?

글 / 그림 고미 타로 / 김난주 옮김

출판사 비룡소

출판연도 2002년 9월 3일

1 특징

숨은그림찾기를 하듯이 단순한 그림으로 장면을 구성하고 있습니다. 숨은그림찾기는 사물의 모양을 인지한 상태에서 전체 그림 속에서 분리해야 한다는 면에서 간단한 과제는 아닙니다. 하지만 원색의 배경에 단순하게 표현된 동물들 사이에서 칫솔이나 양말과 같이 아기가 일상생활에서 사용하는 사물들을 숨겨 놓고 있습니다. 아기와 함께 동물들의 이름을 말해 보며 읽기도 하고 또는 왼쪽에 그려진 사물들을 찾는 놀이로 즐길 수도 있는 그림책입니다.

2 영아놀이 연계성

몸으로 숨바꼭질

| 준비물 | 부드러운 소재의 공, 매트, 음악

- 엄마는 아기에게 몸에 공을 숨기는 모습을 먼저 시범 보이고, 아기가 찾도록 시간을 준다.
  - 꼭꼭 숨어라~ 공 보인다. 엄마가 몸에 꼭꼭 공을 숨겨 봐야지!
  - 어! 엄마 몸에서 공이 사라졌네. 어디에 숨었지? 우리 아가가 찾아볼까?

- 아기가 바로 찾는 것을 알게 되면, 뒤를 돌아 옷 속에 숨기고 아기가 엄마 옷 속에 숨겨진 공을 찾아보도록 한다.
  - 우리 아가 옷 속에도 꼭꼭 숨겨 볼까?
  - 우리 아가가 어디에 숨겼지? 엄마가 못 찾겠네.
  - 우리 아가 배 속에 숨겼나?
  - 간질간질~ 엄마가 찾아봐야겠다!

3 활동 사진

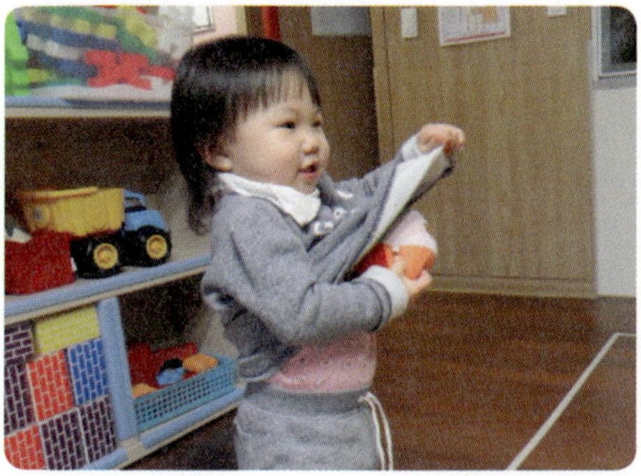

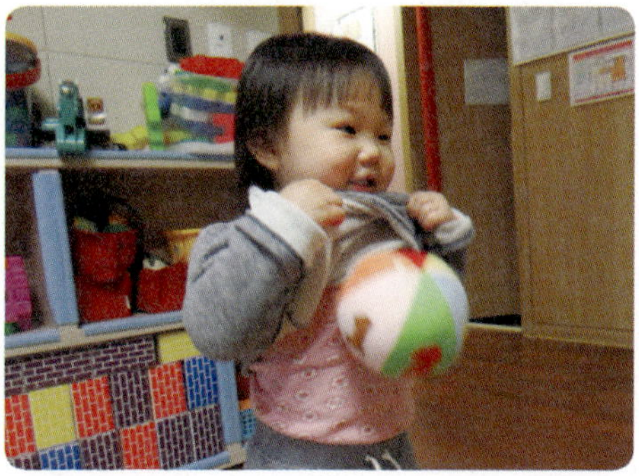

응용해요!

➔ 아기가 간식을 먹을 수 있는 연령이 될 경우 성인 엄지손톱만한 크기의 과자나 간식을 포일에 감싼 후 몸에 숨기고 아기가 숨긴 간식을 찾아서 먹는 활동으로 확장할 수 있다.

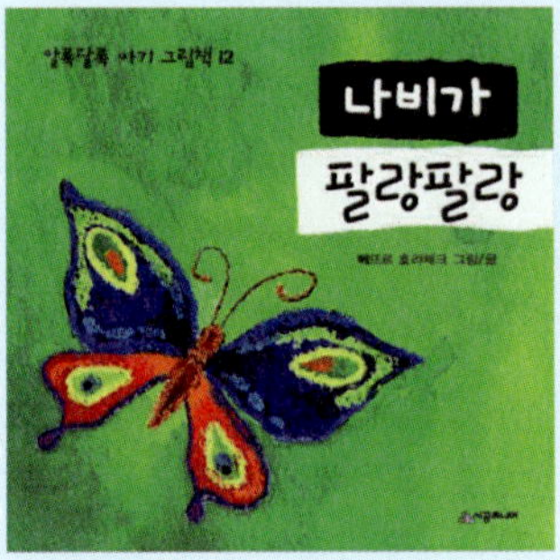

수준 영아

주제 언어

제목 나비가 팔랑팔랑

글 / 그림 뻬뜨르 호라체크

출판사 시공주니어

출판연도 2005년 9월 1일

1 특징

아기들에게 우리 주변의 작은 곤충들은 호기심을 주기에 충분합니다. 무당벌레, 나비, 애벌레 등 곤충의 움직임을 의성어와 의태어를 사용하여 리드미컬하게 묘사하여 보는 즐거움뿐만 아니라 듣는 즐거움도 선사합니다. 장면마다 다른 색깔의 배경을 사용하여 단순한 그림에 초점을 맞출 수 있도록 원색의 미도 보여 주고 있습니다.

2 영아놀이 연계성

스카프 놀이

| 준비물 | 스카프, 음악 자료

- 엄마는 스카프를 들고 아기와 함께 움직여 본다.
  - 팔랑팔랑~ 스카프가 있네! 스카프를 흔들어 볼까?
- 아기는 엄마를 따라 스카프를 흔들고, 엄마는 계속해서 흔드는 과정을 아기에게 이야기해 준다.
  - 팔랑팔랑 엄마가 나비처럼 스카프를 흔들어요~

- 스카프를 들고 춤을 춰 볼까?
- 음악을 듣고 우리 흔들며 율동을 해 볼까?

• 스카프를 손으로 흔든 후, 아기의 어깨에 스카프를 묶어 주며 놀이해 본다.
  - 슈퍼맨처럼 스카프를 매어 볼까?
  - 두 손을 위로 뻗어 볼까?

3 활동 사진

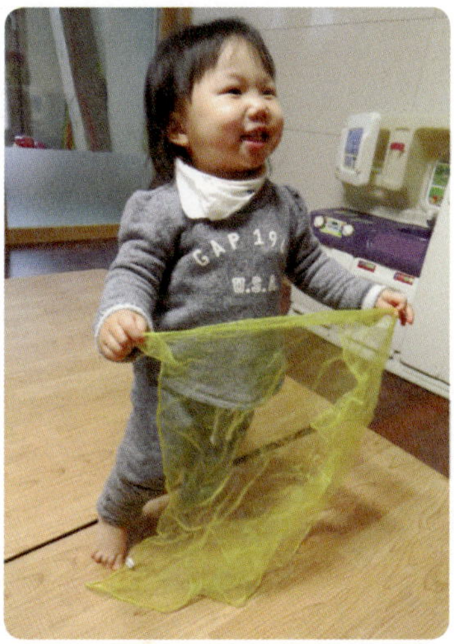

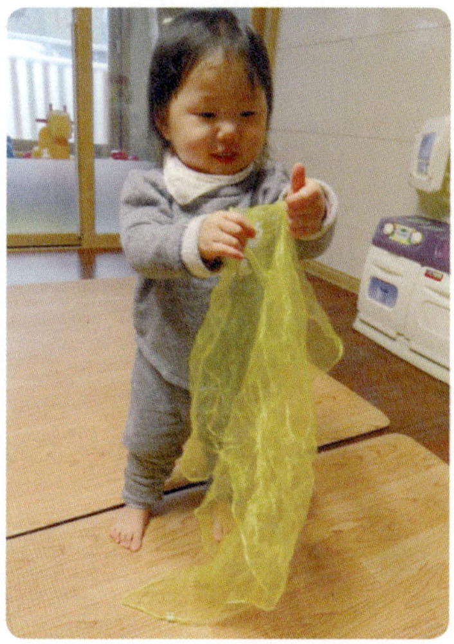

응용해요!

➔ 나비 외에 그림책에 나온 애벌레를 따라 움직여 보며 엄마는 아기가 움직이는 모습을 이야기로 반복해 준다.

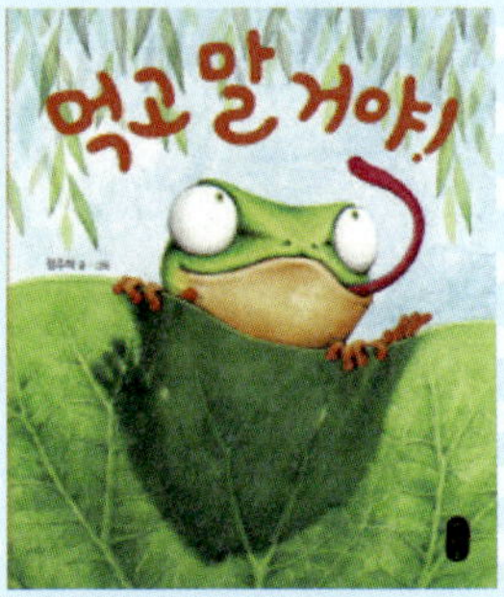

수준 영아

주제 언어

제목 먹고 말 거야!

글 / 그림 정주희

출판사 책읽는곰

출판연도 2016년 4월 15일

1 특징

개구리를 주인공으로 하여 다양한 장소로 옮겨 앉는 파리를 잡아먹는 간단한 이야기 구성입니다. 하지만 각운이 맞는 리듬감이 있는 언어적 구성으로 듣는 즐거움이 있을 뿐만 아니라 토실토실한 파리가 장소를 옮겨 다니며 잡히지 않아 먹고 싶다는 간절한 개구리의 마음이 느껴지네요. 뱀이 뒤에서 오고 있는 위험한 순간에도 파리에만 집중하고 있는 개구리가 안타깝게 느껴지며 긴장감 있게 읽힙니다. 세밀하게 그려진 자연 배경으로 개구리와 파리의 쫓고 쫓기는 장면이 즐겁습니다.

2 영아놀이 연계성

떡방아 찧기 놀이

| 준비물 | 미니 절구, 방망이, 밥

- 그림책에서 새가 땅에 콕콕콕 찍은 모습을 아기와 이야기하며, 작은 새가 어떻게 찧었는지 들려준다.
  - 엄마가 무슨 막대를 들고 있을까?
  - 이 막대기 이름은 방망이라고 해. 그릇의 이름은 절구란다.

- 콩닥콩닥 방망이 절구를 찧어 보자.

• 절구에 밥을 넣고 절구로 엄마가 먼저 "콕콕콕" 말을 하며 찧는 모습을 보인다.
  - 땅에 대고 콕콕콕~ 작은 새가 찧어 보는구나.
  - 두 손으로 잡고 콕콕 찧어 봐요!
  - 찧어 보니 쌀 모양이 변했네.
• 아기에게 절구를 주고, 찧어 보는 놀이를 해 본다.
  - 우리가 찧어 본 것 맛을 볼까? 어떤 맛일까?

3 활동 사진

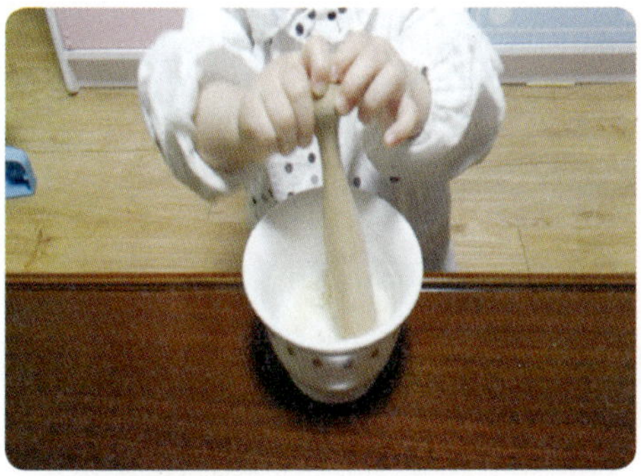

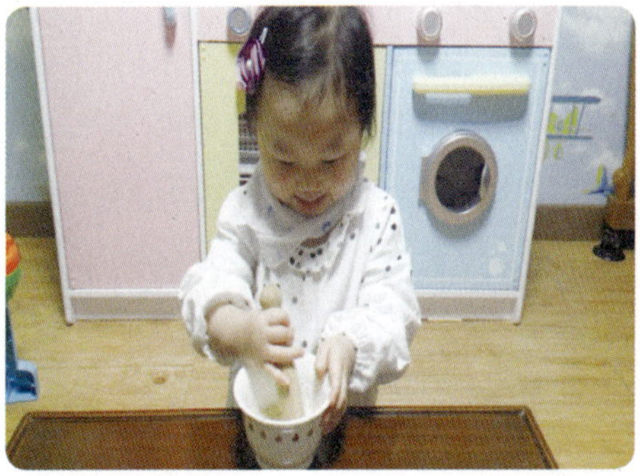

응용해요!

→ 다 찧은 후, 작은 떡 모양으로 만들어 아이와 맛을 보는 놀이로 연계해 볼 수 있다.

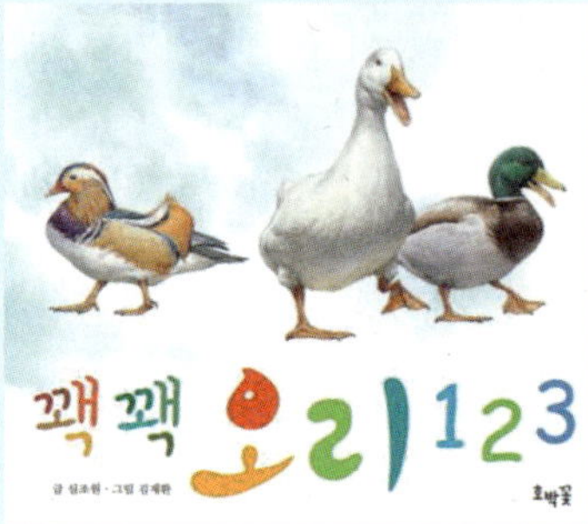

수준 영아
주제 언어
제목 꽥꽥 오리 123
글 / 그림 심조원 / 김재환
출판사 호박꽃
출판연도 2010년 1월 4일

1 특징

오리를 따라가며 숫자 세기를 하는 그림책이랍니다. 오리가 함께 놀 친구를 찾아다닙니다. 겨울을 나기 위해 이사 온 철새들이 있는 얼음 강물을 배경으로 다양한 철새를 보여 주고 있답니다. 오리는 날 수 없으니 철새를 따라 날아갈 수는 없지만 강물에 내려앉은 새들을 쫓아다니며 같이 놀자고 하는 모습이 사랑스럽습니다. 물 위를 헤엄치는 새, 물속에 몸을 처박고 사냥하는 새, 몸단장하는 새 등 다양한 포즈를 취하고 있는 새들을 보는 것도 즐겁습니다.

2 영아놀이 연계성

계란판 숫자 놀이

| 준비물 | 계란판(혹은 일회용 판), 큰 색볼(뽕뽕이), 바구니

- 큰 색볼(뽕뽕이)이 담긴 바구니를 아이와 함께 탐색한다.
  - 엄마가 바구니에 동그란 공을 넣어 왔어.
  - 우리 손으로 만져 볼까?
  - 공을 만지니 어떤 느낌이 드니?

- 손을 이용하여 큰 색볼을 계란판에 옮겨 본다.
  - 공을 집어서 계란판 구멍 안에 넣어 보자. (엄마가 먼저 바구니에 있는 공을 집어서 계란판에 옮기는 시범을 보인다.)
  - 이번에는 우리 아기가 옮겨 볼까?
  - 엄마는 두 개를 옮겨야지. 우리 아가도 두 개를 옮겨 볼까?
  - 이번엔 흰색을 꺼내 볼까?
- 손 외에 다른 도구(숟가락 등)를 활용하여 큰 색볼을 계란판에 옮겨 본다.
  - 이번에는 냠냠 맛있게 밥을 먹는 숟가락을 이용해서 큰 볼을 옮겨 볼까?
  - 공을 떨어뜨리지 않게 조심조심 옮겨 보자.

3 활동 사진

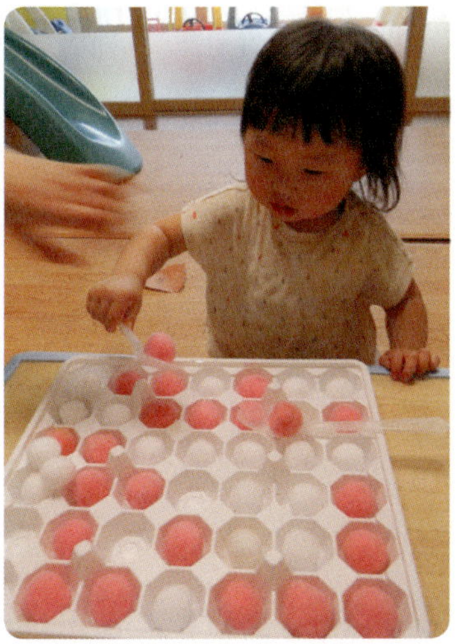

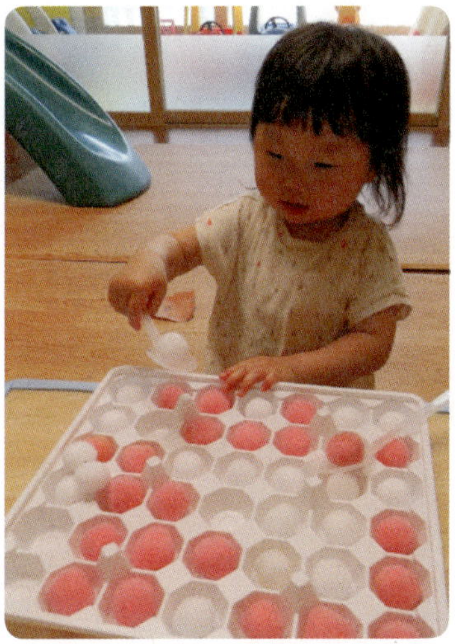

응용해요!

➔ 계란판에 옮기는 것이 익숙해지면 수세기, 색깔 등의 지시어를 주어 옮겨 본다.
예) 바구니에 있는 흰색 공을 옮겨 보자. / 빨간색 공 두 개를 옮겨 보자.

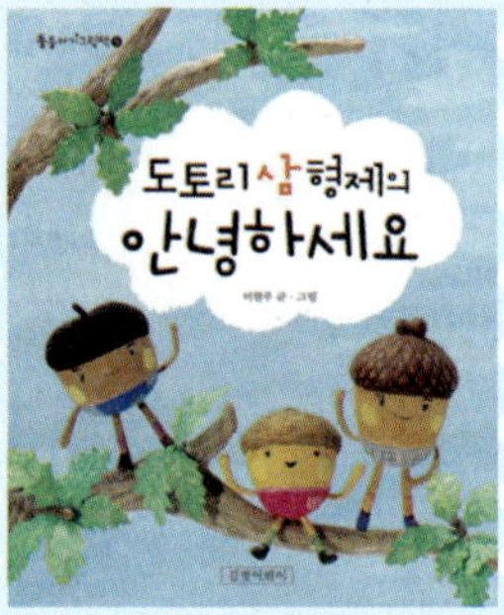

수준 영아

주제 언어

제목 도토리 삼 형제의 안녕하세요

글 / 그림 이현주

출판사 길벗어린이

출판연도 2009년 8월 17일

1 특징

머리 갓을 통해 형제를 구분하여 표현한 도토리 삼 형제가 사랑스럽게 등장합니다. 삼 형제는 무엇이든 함께합니다. 놀이도 함께하고 인사도 함께합니다. 다양한 어른 동물을 만날 때마다 인사도 하지요. 삼 형제가 하는 인사말을 반복적으로 사용하여 오히려 즐겁습니다. 입체적 인형을 통해 묘사한 그림으로 인해 도토리 삼 형제의 행동이 생동감 있게 느껴집니다.

2 영아놀이 연계성

인사 놀이

| 준비물 | 콩주머니, 바구니

- 엄마는 아기의 머리 위에 콩주머니를 올려놓고, 허리를 숙여 바구니에 콩주머니를 떨어뜨리며 "안녕하세요." 하고 인사하는 말을 한다.

  - 이 친구의 이름은 콩주머니야.
  - 콩주머니를 만져 볼까? 콩주머니를 던져 볼까?
  - 주머니로 인사 놀이를 해 보자.

- 아기의 머리 위에 올려놓고, 아기가 엄마를 따라 해 볼 수 있도록 하며, 아기에게도 "안녕하세요." 하고 인사말을 하도록 연습해 본다.
  - 엄마가 먼저 머리 위에 올려놓고 인사해 볼게.
  - "안녕하세요~" 어! 콩주머니가 떨어졌네.
- 아기가 콩주머니를 떨어뜨릴 때는 "안녕하세요." 하고 말하도록 상호작용해 준다.
  - 우리 아가도 해 볼까? 머리에 얹고 인사해 보자.
  - 또 어디에 올려놓을까?

3 활동 사진

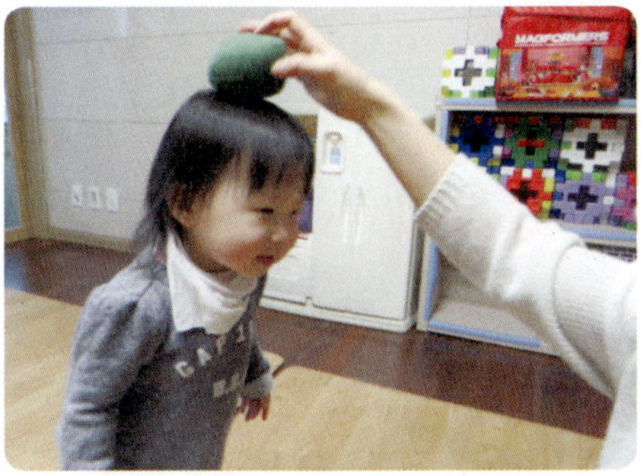

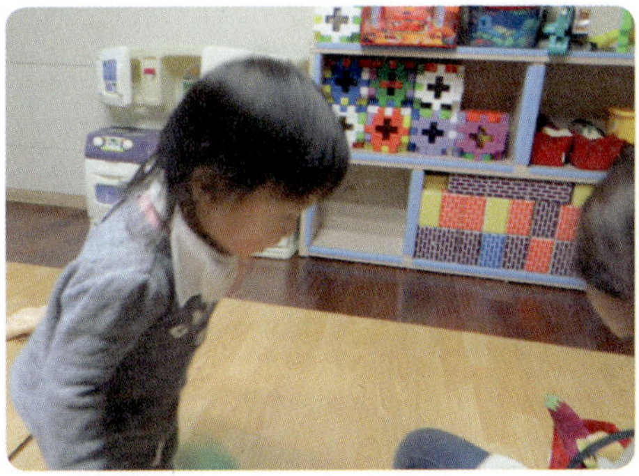

응용해요!

➔ 다양한 인사말을 사용하며, "안녕하세요" 외에 일상에서 많이 사용하는 단어를 알려 준다.

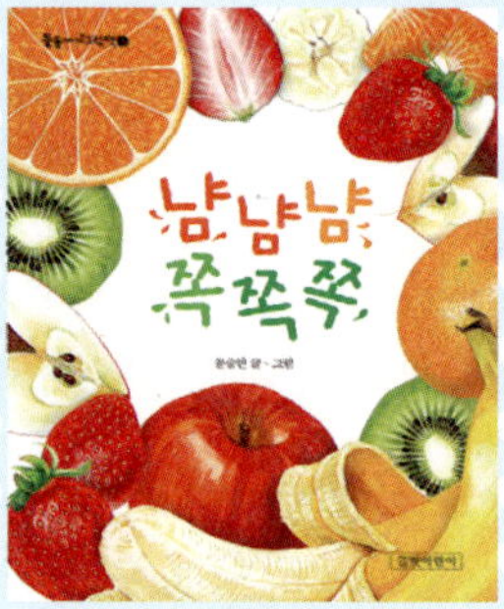

수준 영아

주제 언어

제목 냠냠냠 쪽쪽쪽

글 / 그림 문승연

출판사 길벗어린이

출판연도 2008년 4월 15일

1 특징

우리가 흔히 먹을 수 있는 달콤한 과일을 보여 주고 있습니다. 딸기, 키위, 귤, 사과, 바나나 등을 이름과 함께 소개하여 단어를 익힐 수도 있으며, 동시에 과일을 소개하는 장면에서는 반복적 단어의 사용과 의성어, 의태어로 듣는 즐거움을 함께 선사합니다. 과일의 전체와 반을 자른 단면 모습을 시각적으로 생생하게 보여 주고 있어서 그 맛이 느껴지는 듯합니다.

2 영아놀이 연계성

과일 꼬치 만들기

| 준비물 | 귤, 딸기, 키위 등의 과일, 꼬치, 접시

- 꼬치를 만들기 전 아기가 과일을 탐색할 수 있는 시간을 제공한다.
  - 우와! 맛있는 과일이 있네. 엄마랑 과일을 썰어 볼까?
  - 싹둑싹둑~ 네모로 썰어 볼까?

- 엄마는 먼저 아기에게 과일을 끼우는 방법을 보여 주고, 아기가 꼬치에 끼울 수 있도록 도움을 준다.
  - 기다란 꼬치에 꽂아 보자. 한 개를 꽂고 뒤로 쭈욱~ 넣어 주자.
  - 꼬치에 과일을 콕! 꽂아 볼까?
  - 또 어떤 과일을 꽂아 볼까?
- 완성 후 아기가 맛볼 수 있도록 하며, 맛을 표현하는 단어를 반복적으로 사용한다.
  - 우리 같이 맛을 볼까? 어떤 과일이 가장 맛있니?

3 활동 사진

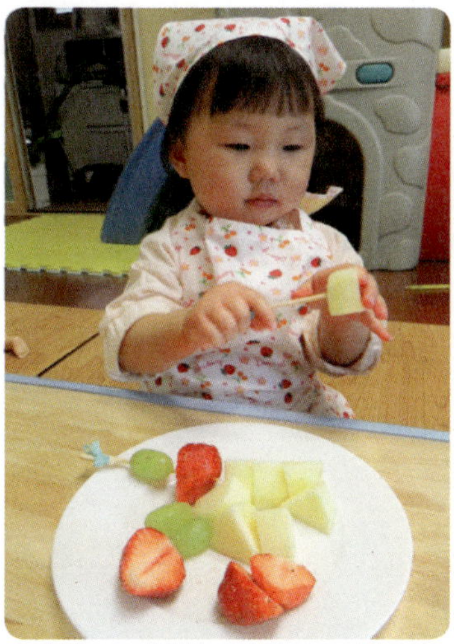

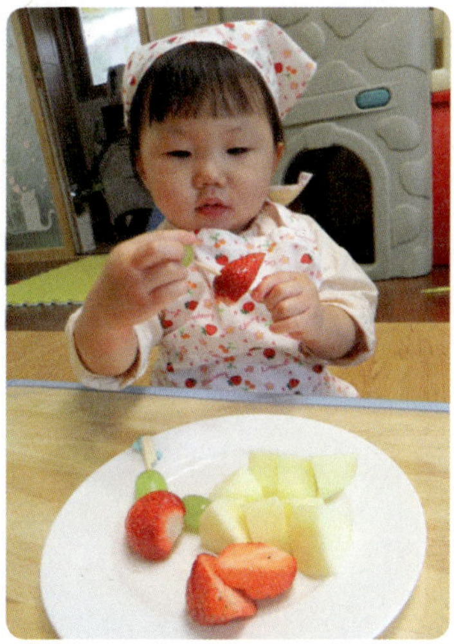

응용해요!

→ 과일을 갈아 보고, 맛이 섞였을 때 표현할 수 있는 단어를 아기에게 들려준다.

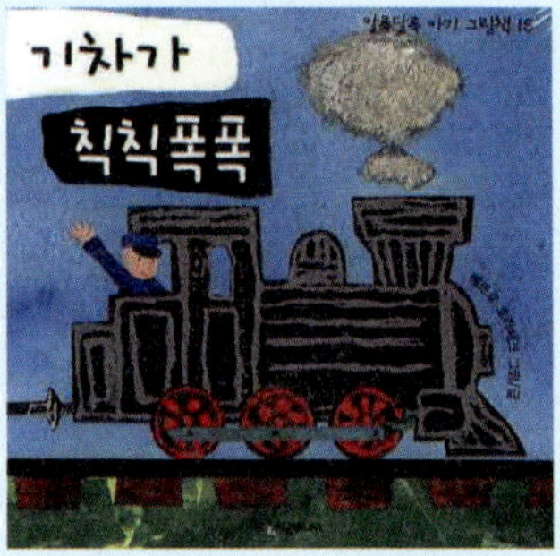

수준 영아

주제 언어

제목 기차가 칙칙폭폭

글 / 그림 뻬뜨르 호라체크

출판사 시공주니어

출판연도 2007년 9월 30일

1 특징

칙칙폭폭 증기기관차가 어린이 친구들을 태우고 출발합니다. 기차는 이 세상 어디로든 우리를 데려다주지요. 기차는 숲속을 지나고 터널을 건너고 아슬아슬한 다리를 건너갑니다. 칙칙폭폭, 덜컹덜컹 등과 같은 다양한 의성어를 사용하고 있어서 듣는 즐거움이 있습니다. 칙칙폭폭은 일상 속 기차놀이할 때 모방할 수 있는 소릿말이기도 하지요.

2 영아놀이 연계성

밴드 기차 놀이

| 준비물 | 밴드, 기차 음악, 매트

- 엄마는 아기에게 늘어나는 밴드의 성질을 먼저 보여 주고, 밴드 안에 아기를 먼저 들어가도록 하고, 엄마가 따라 들어가 기차처럼 움직여 본다.
  - 칙칙폭폭~엄마랑 기차를 타 볼까?
  - 우리 아기는 어디에 타 볼까?

- 그림책에 나온 노랫말을 노래를 부르며 엄마는 아기와 속도를 맞추며 같이 움직여 본다.
  - 우리 아기 기차가 지나갑니다. 길을 비켜 주세요~
  - 기차에 타실 분은 어서 타세요!

3 활동 사진

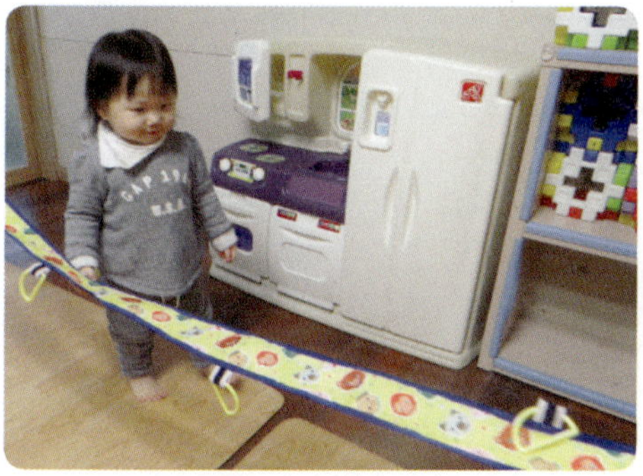

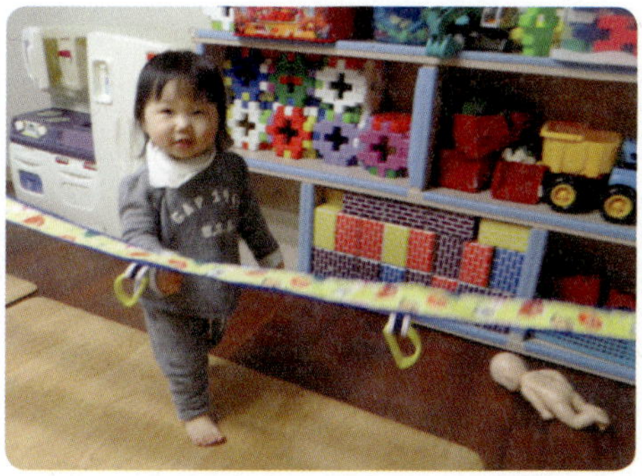

응용해요!

➔ 밴드를 바닥에 두고 기찻길로 바꾸어 걸어 보는 놀이로 표현할 수 있다.

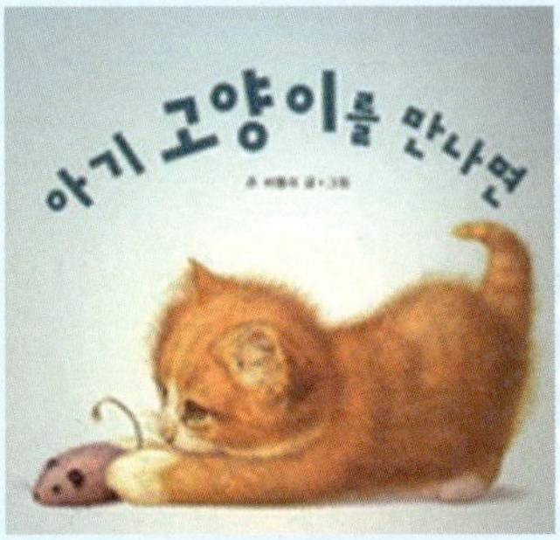

수준 영아

주제 언어

제목 아기 고양이를 만나면

글 / 그림 존 버틀러

출판사 그린북

출판연도 2008년 12월 20일

1 특징

부드럽고 섬세하게 묘사한 그림을 통해 아기 동물들의 모습이 사랑스럽게 느껴지는 그림책입니다. 민달팽이, 공작새 등 쉽게 접하지 못하는 동물도 등장하네요. 여러 동물을 보며 가질 수 있는 느낌을 외마디 외침으로 표현하여 새롭습니다.

2 영아놀이 연계성

미끌미끌 미역 놀이

| 준비물 | 미역, 비닐, 테이프, 볼

- 그림책에서 표현된 동물들의 느낌을 이야기하며, 미역을 아기에게 주고 난 후 미역을 만져 본 아기의 반응을 확인한다.
  - 여기 볼 안에 담겨 있는 게 무얼까?
  - 냄새를 맡아 볼까? 맛은 어떨까?

- 불린 미역의 촉감을 느껴 보며, 다양한 느낌에 대해 이야기하며 놀이해 본다.
  - 손에 미역을 쥐어 볼까? 느낌이 미끌미끌하구나.
  - 아기는 어떤 느낌이 들까?
  - 손바닥으로 미역을 탁탁! 쳐 볼까?
  - 미역을 길게 놓아 볼까? 미역은 참 재미있는 친구구나!

3 활동 사진

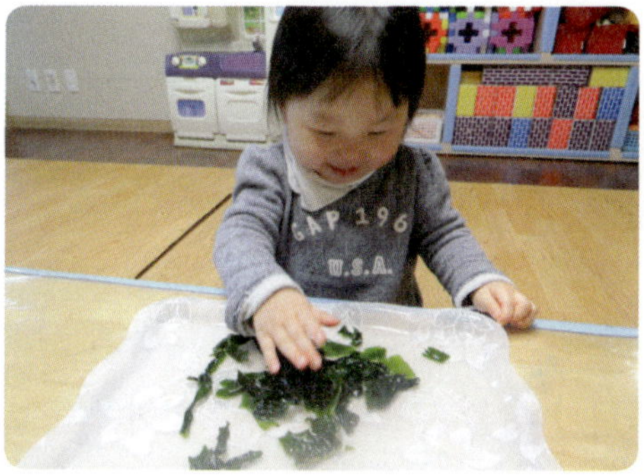

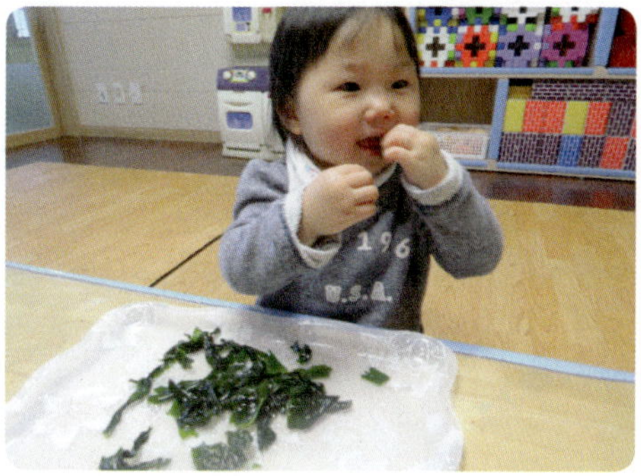

응용해요!

➔ 불린 미역과 불리지 않은 미역을 서로 비교하며, 느낌이 어떤지 촉감을 느껴 보도록 하고 이야기한다.

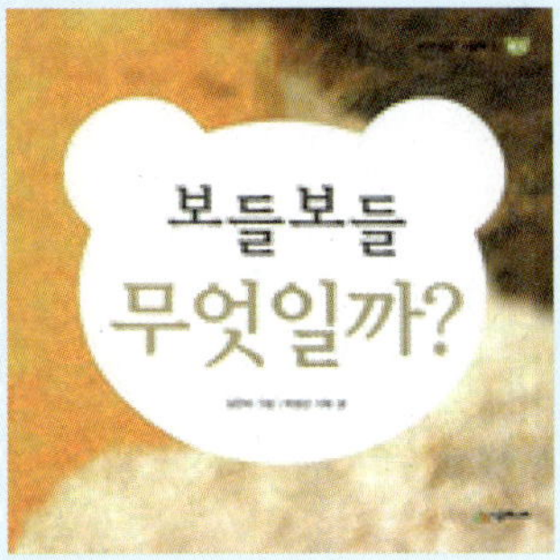

수준 영아

주제 언어

제목 보들보들 무엇일까?

글 / 그림 박정선 / 남은미

출판사 시공주니어

출판연도 2007년 12월 25일

1 특징

우리 주변을 둘러싸고 있는 사물들은 저마다의 촉감을 지니고 있습니다. 영아는 자신을 둘러싸고 있는 환경을 탐색하는 데 감각을 활용한다는 면에서 촉감은 대표적인 탐색 감각입니다. 촉감적 경험을 제공하기 위해 『보들보들 무엇일까?』는 보들보들, 따끔따끔, 미끌미끌, 물렁물렁 등 다양한 느낌이 나는 사물을 보여 주고 있습니다. 책을 읽고 느끼는 데서 그치지 않고 촉감 경험 탐색을 직접 제공하여 확장된 기회를 제공해 보아요.

2 영아놀이 연계성

밀가루 놀이

| 준비물 | 밀가루, 소꿉놀이 도구

- 바닥에 밀가루를 뿌려 주며, 엄마는 아기가 먼저 밀가루를 만져 보게 한다.
  - 하얀 가루구나. 이 가루의 이름은 밀가루야.
  - 밀가루를 뿌려 볼까? 보들보들하구나~
- 물놀이 풀에 아기가 들어가 밀가루로 놀이할 수 있도록 한다.

- 소꿉놀이 도구를 같이 하며, 뿌려 보기, 문지르기 등 다양한 방법으로 놀이하도록 상호작용해 준다.
  - 손바닥에 두고 문질러 볼까?
  - 밀가루에 물을 부어 반죽을 만들어 주세요~
  - 밀가루를 조물조물 주물러 보자.
  - 밀가루로 보들보들한 곰 인형을 만들어 볼까?

3 활동 사진

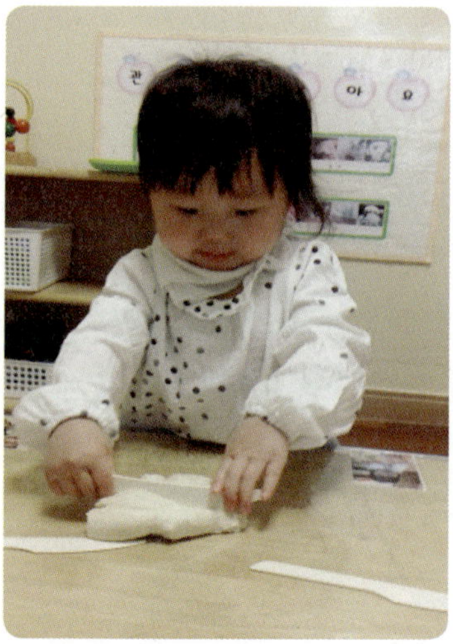

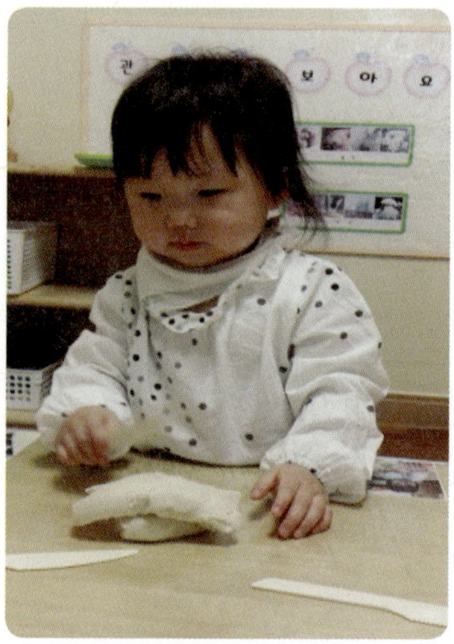

응용해요!

➔ 밀가루 놀이 후 '따끔따끔', '물렁물렁' 등을 표현할 수 있는 놀이로 확장하여 표현하는 시간을 가진다.

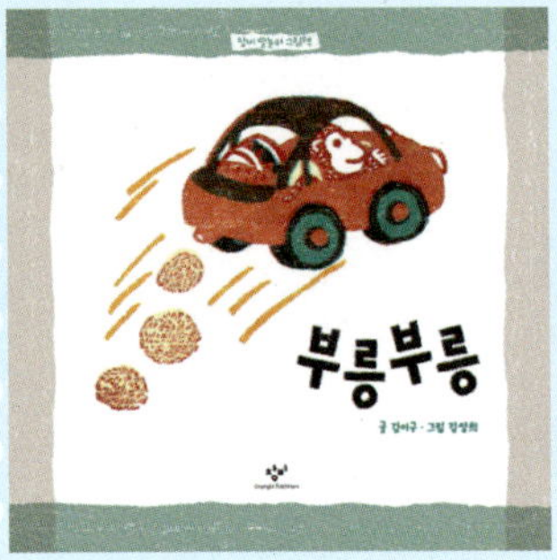

수준 영아
주제 언어
제목 부릉부릉
글 / 그림 김이구 / 김성희
출판사 창비
출판연도 2016년 4월 29일

1 특징

우리 주변의 많은 것들은 저마다의 소리를 지니고 있습니다. 소리에 집중해 보는 것은 주변을 탐색하고 인지하는 첫걸음이 될 수 있지요. 그리고 소리는 말로 표현할 수 있다는 것을 경험하게 합니다. 세탁기는 윙윙, 시계는 째깍째깍, 자동차는 부릉부릉하는 소리 단어를 책을 보며 듣게 된다면 의성어, 의태어에 대한 개념을 경험하게 되는 것이지요. 판화풍의 독특한 그림은 단순화된 표현으로 아기가 사물의 모양을 인지하는 데 호기심을 불러일으킬 만합니다.

2 영아놀이 연계성

우리 집에서 들리는 소리

| 준비물 | 주방도구, 비닐, 시계 등

- 엄마와 함께 방을 오가며, 소리가 나는 것에 대해 이야기 나눈다.
  - 문을 닫으니까 어떤 소리가 나지?
  - 물을 틀었더니 어떤 소리가 나니?
  - 엄마가 오늘은 요리할 때 쓰는 냄비를 줄게.

- 냄비로 무슨 놀이를 할까?

- 아기가 놀이를 하다가 내는 소리에 대해 반응을 보이며, 소리에 대해 반응을 한다.
  - 뚱땅뚱땅 시계 소리를 내 보자.
  - 손바닥으로 문질러 볼까? 쓱싹쓱싹 소리가 나네.

3 활동 사진

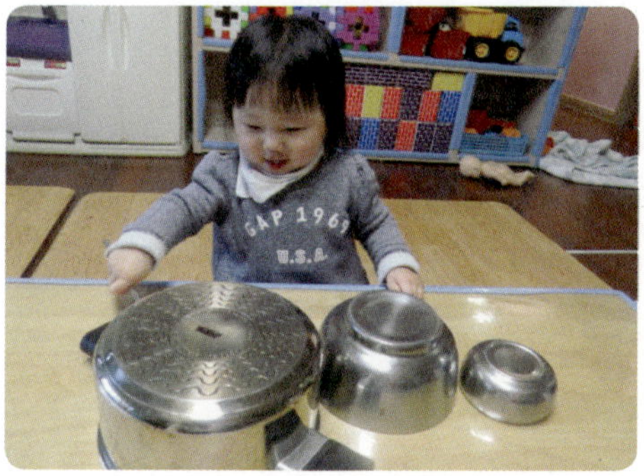

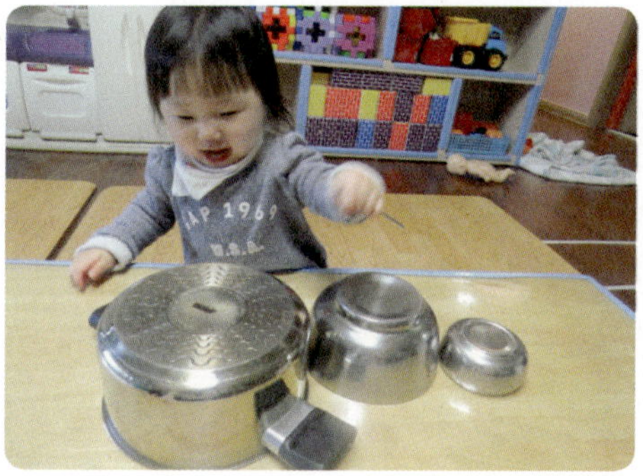

응용해요!

➔ 문밖에서 들려오는 소리에도 아기들은 반응을 보이기 때문에 밖에서 우연히 들리는 소리에 반응을 보일 때 소리의 출처를 알려 준다.

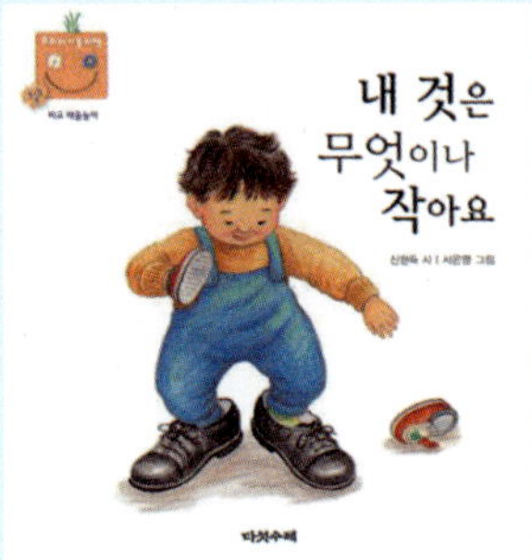

수준 영아

주제 수

제목 내 것은 무엇이나 작아요

글 / 그림 신현득 / 서은영

출판사 다섯수레

출판연도 2009년 5월 25일

1 특징

아동문학가 신현득의 시 「내 것은 무엇이나 작아요」를 재구성한 그림책입니다. 아기는 성장하면서 끊임없이 엄마와 아빠처럼 되고 싶어 하며, 비교 대상으로 삼습니다. 아기는 아빠 것이나 엄마 것은 무엇이든 크고 내 것은 무엇이나 작다는 것을 인식합니다. 엄마의 손이나 양말, 아빠의 구두는 내 것보다 크고 내 것은 작다는 것을 보여 주기 위한 그림에서 아기의 모습이 사랑스럽습니다. 그림책에 등장하는 것 이외에 여러 가지를 비교해 보아요.

2 영아놀이 연계성

엄마 아빠 신발 신고 걷기

| 준비물 | 엄마 신발, 아빠 신발

- 엄마, 아빠의 신발과 아기 신발을 탐색하는 시간을 가진다.
  - 아빠 신발은 아기 신발보다 크네.
  - 아기 신발은 엄마 신발보다 작아.
  - 우리 아기가 엄마 신발을 신고 한번 걸어 볼까?

- 엄마 신발을 주고, 아기가 신은 후 걸어 본다.
  - 하나 둘~ 하나 둘~ 넘어지지 않게 걸어 보자.
- 엄마는 아빠 신발을 신고 걸어 보고, 아기 신발도 신어 본다.
  - 엄마 발은 아기 발보다 커서 우리 아기 신발이 안 들어가네.
  - 아기 신발은 어떨까? 아기 신발은 엄마 발보다 작아서 안 들어가는구나.

3 활동 사진

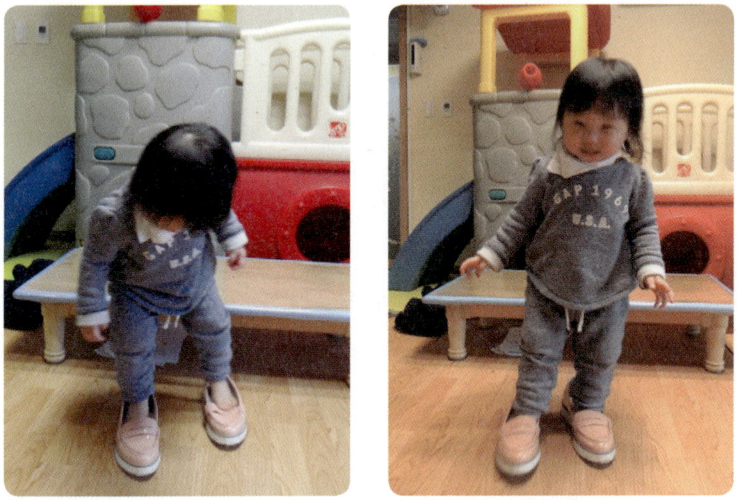

응용해요!

➔ 신발 외에 크고 작은 것을 비교할 수 있는 엄마, 아빠의 물건을 찾아 이야기 나누어 볼 수 있다.

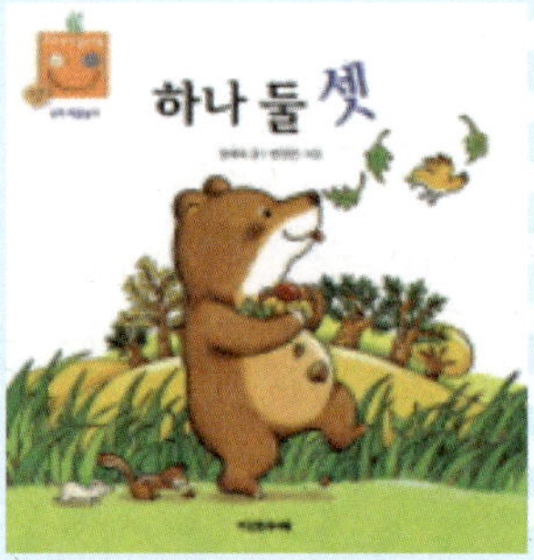

수준 영아

주제 수

제목 하나 둘 셋

글 / 그림 엄혜숙 / 변정연

출판사 다섯수레

출판연도 2009년 5월 25일

1 특징

영아가 말을 배우면서 동시에 나타나는 것은 수개념 언어입니다. 숫자를 놀이로 즐기는 아기의 특성을 반영하여 1에서 5까지의 숫자를 소개하고 있습니다. 동물들이 맛있게 먹는 과일을 소개하며 숫자 세기를 할 수 있답니다. 과일을 먹는 모습을 의성어와 의태어로 표시하며, 단순히 숫자만 세는 것이 아니라 행동 묘사를 나타내는 단어도 들으면서 숫자 세기를 즐길 수 있는 그림책이랍니다.

2 영아놀이 연계성

페트병 방망이 놀이

| 준비물 | 페트병, 벨크로(까슬이), 색볼(뽕뽕이), 바구니, 백업

- 페트병 입구를 자른 후 백업을 끼워 넣어 손잡이를 만들고, 페트병에 벨크로(까슬이)를 돌려 붙인다.
  - 페트병이 방망이가 되었네. 방망이 옆이 까슬까슬하구나.
  - 엄마가 색볼을 준비했는데, 뚝딱! 하고 방망이질을 해 볼까?

- 바구니에 색볼을 담아 보고, “하나 도깨비 뚝딱!” 하며 바구니에 있는 색볼을 페트병 방망이에 붙인다.
  - 엄마랑 하나, 둘, 셋, 하고 색볼에 콩! 찍어 볼까?
- 엄마는 1부터 5까지의 숫자를 세어 보고 아기와 함께 방망이를 두드리면서 엄마가 말하는 숫자만큼 방망이에 색볼을 붙여 본다.
  - 우리 아기가 혼자 해 볼까?
  - 혼자서도 잘하는구나! 한 개만 붙여 보자.
  - 세 개를 붙여 보자! 도깨비 뚝딱!

3 활동 사진

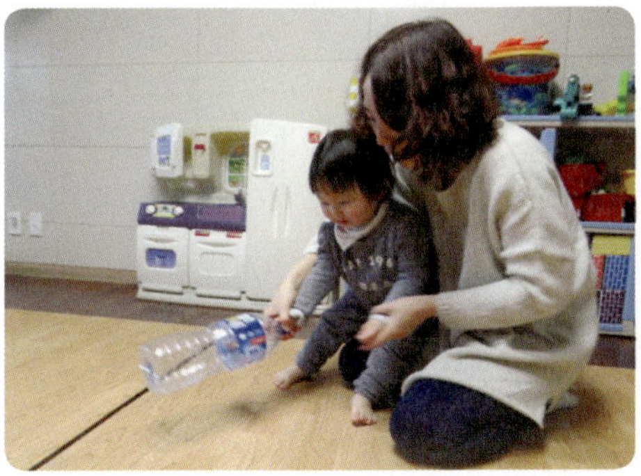

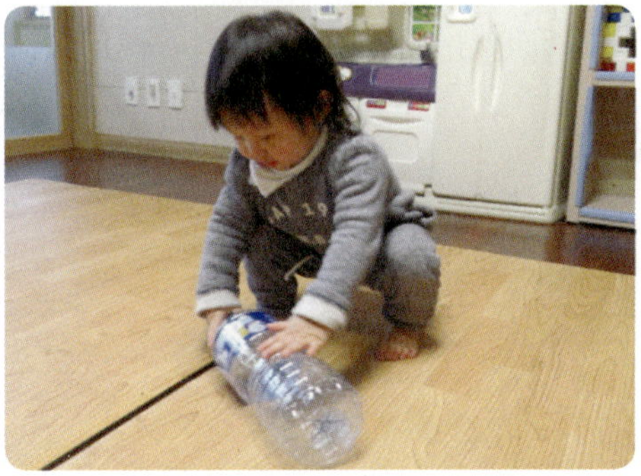

응용해요!

➔ 떼어낼 때도 숫자를 세면서 말을 해 보고, 5 이상의 숫자 또한 방망이 놀이를 통해 경험해 보도록 한다.

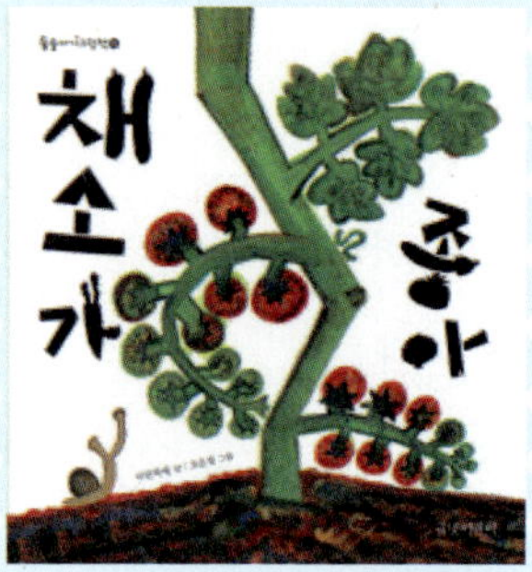

수준 영아

주제 수

제목 채소가 좋아

글 / 그림 이린하애 / 조은영

출판사 길벗어린이

출판연도 2016년 9월 30일

1 특징

식탁에서 흔히 볼 수 있는 식재료인 채소를 소재로 한 그림책입니다. 우리는 마트에서 손질된 야채를 구매하여 자연의 모습은 어떠한지 모르는 경우가 많지요. 『채소가 좋아』는 당근, 토마토, 오이 등 친숙한 채소를 자연의 밭에서 뽑고 따는 과정을 보여 주고 있습니다.

단어를 반복하고 간결한 언어를 사용하여 리듬감이 느껴지고 야채의 수확 상황을 명료하게 보여 줍니다.

2 영아놀이 연계성

모래 놀이

| 준비물 | 실내놀이 모래, 소꿉놀이 도구, 비닐 혹은 물놀이 풀

- 비닐 혹은 물놀이 풀장 안에 모래를 넣어 두고, 아기가 모래를 탐색하도록 시간을 준다.
  - 하얀 가루는 무엇일까? 엄마랑 오늘은 모래 놀이를 해 볼까?
  - 모래 위를 두드려 볼까?

- 모래를 통에 가득 채운 뒤 잘 눌러 준 후 형태를 살려 뒤집어엎는다.
  - 통 속에 모래를 담아 볼까?
  - 모래를 어떻게 꺼내면 좋을까?
- 단단한 모래를 소꿉놀이 중 모형 칼로 분배하는 모습을 보여 준다.
  - 통 안에서 모래가 예쁘게 담겨 나왔구나!
- 수박처럼 "한 조각, 두 조각, 몇 개까지 나누어 볼까?" 하며 조각을 나누는 과정을 이야기로 들려준다.
  - 조각칼로 모래를 잘라 볼까? 쓱싹쓱싹~
  - 수박 모양으로 잘라 볼까?

3 활동 사진

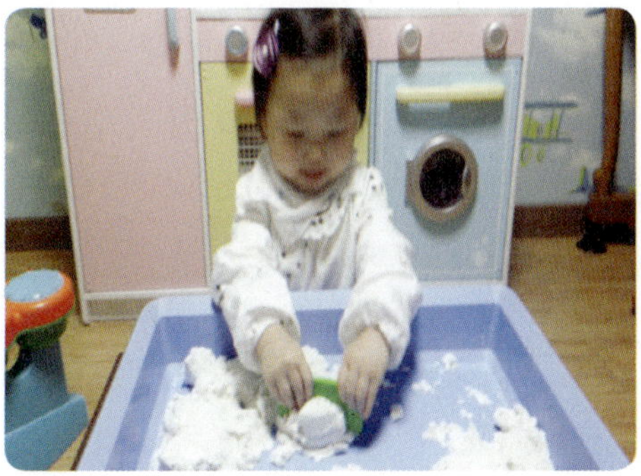

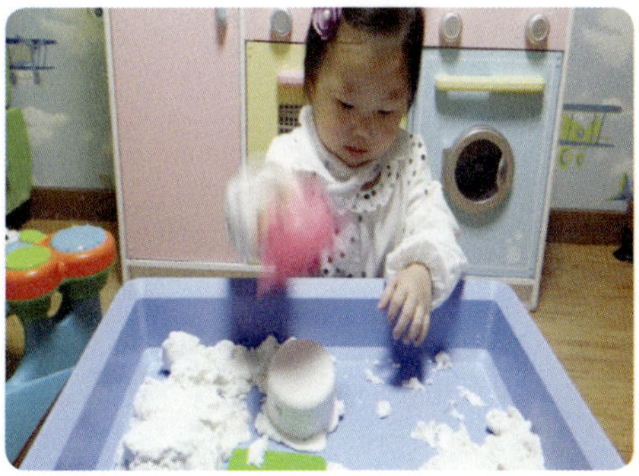

응용해요!

➔ 케이크 놀이로 연계하여 넓은 모래 놀이 통에서 조각을 나누고, 나뭇가지 등으로 케이크를 만들어 볼 수 있다.

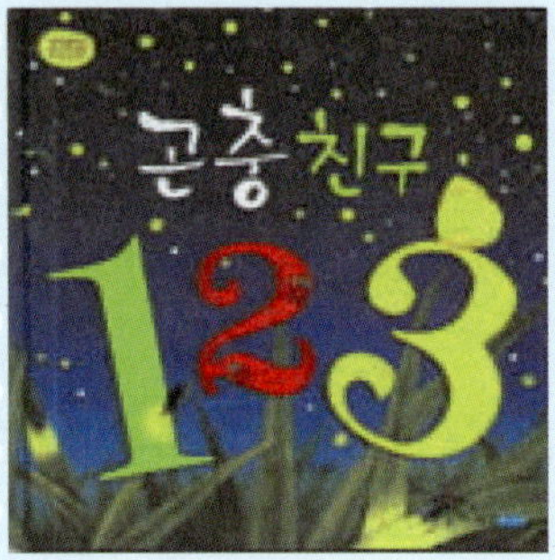

수준 영아
주제 수
제목 곤충 친구 123
글 / 그림 김경미
출판사 웅진주니어
출판연도 2006년 5월 1일

1 특징

작은 곤충은 아기에게 친숙하기 때문에 많은 그림책에 등장합니다. 『곤충 친구 123』에서도 자연 속에 숨어 있는 곤충들을 찾으며 수 개념을 익힐 수 있습니다. 단순히 곤충만 단독으로 그려 보여 주지 않고 꽃잎에 앉아 있거나 풀잎 사이에 숨어 있는 등 자연 속에 존재하는 곤충들의 모습을 찾아볼 수 있도록 하여 숨은그림찾기와도 같습니다.

2 영아놀이 연계성

곤충 잡기

| 준비물 | 파리채, 부직포 곤충 그림, 벨크로(까슬이, 보슬이)

- 파리채에 보슬이를 여러 군데 붙이고, 곤충 그림에는 까슬이를 붙인다. (그림책 속 곤충 그림을 사용하면 연계하기 좋다.)
- 매트 위에 부직포 곤충 그림을 놓고, 엄마는 파리채로 곤충 잡는 방법을 보여 준다.

  - 짝짝짝, 무슨 소리지? 손바닥 모양에서 소리가 나는구나.

- 엄마가 찍찍이를 붙여 보아야겠다.
- 동화에 나온 곤충들이 있구나! 손바닥으로 곤충을 잡아 볼까?

• 엄마의 모습을 따라 하며 아기는 파리채로 잡기 놀이를 해 본다.
  - '하나, 둘, 셋' 하고 곤충을 잡아 보자!
  - 우리 아기가 잡은 곤충의 이름은 무엇일까?
  - 몇 마리 잡아 볼까? 두 마리를 잡아 볼까?

3 활동 사진

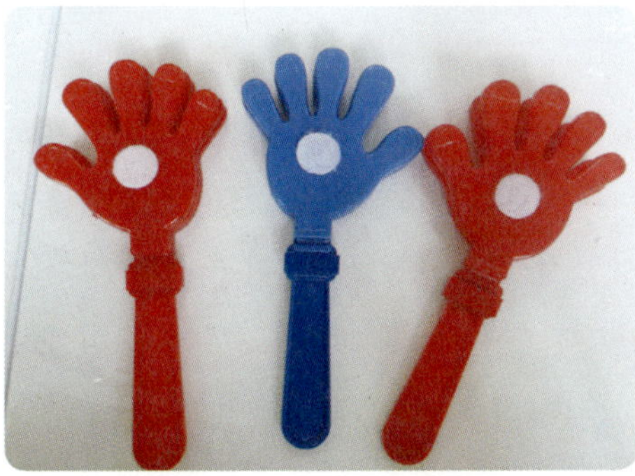

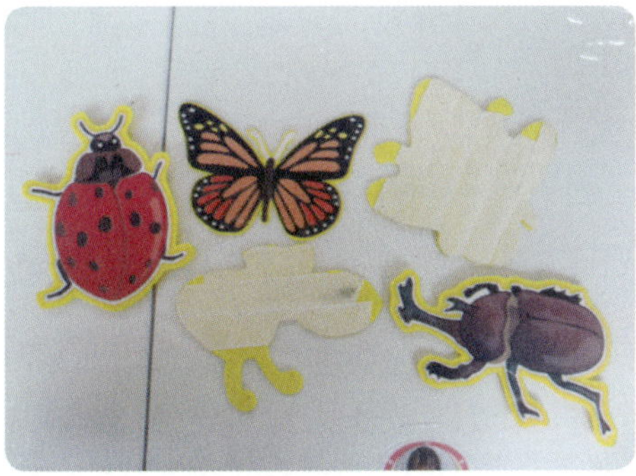

응용해요!

➔ 부직포 그림을 이불에 담아 보거나 바구니에 담으며 아기가 자유롭게 가지고 놀이할 수 있도록 연계할 수 있다.

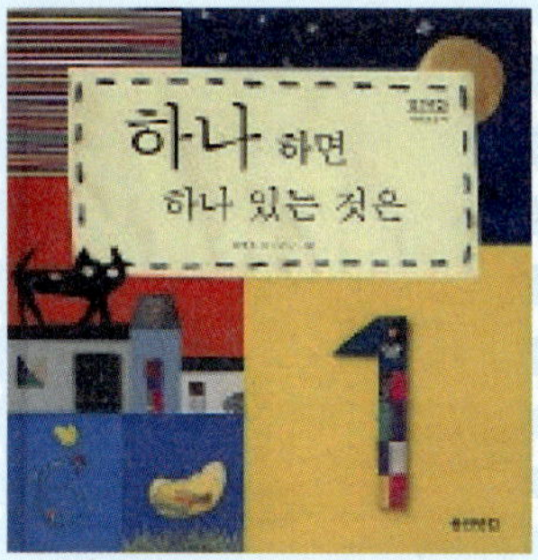

수준 영아

주제 수

제목 하나 하면 하나 있는 것은

글 / 그림 임석재 / 인강

출판사 웅진주니어

출판연도 2004년 5월 15일

1 특징

그림이 아니라 공예품을 만들어 사진으로 보여 주는 방식의 장면 묘사가 새롭습니다. 우리 환경 속에서 하나 있는 것은 무엇인지 질문을 하고 뒤이어 답을 찾아가는 구성입니다. 질문하고 답하는 방식의 반복적 구성으로 1에서 8까지 주변에서 찾을 수 있는 사물을 탐색할 수 있습니다. 답은 하나만이 아니라 책에서 보여 주는 것 이외에 다양한 답변을 할 수 있답니다.

2 영아놀이 연계성

색모래 놀이

| 준비물 | 색모래, 종이, 풀, 도화지

- 1부터 8까지 숫자를 A4 용지 반 크기로 인쇄를 하거나 매직펜을 이용하여 적어 본다.
  - (모래를 흔들며) 어! 통에서 무슨 소리가 나지?
  - 통 속에는 모래가 들어 있구나. 색모래가 안에 있네.

- 엄마는 숫자 위에 풀을 바르고, 아기는 색모래를 뿌려 보도록 한다.
  - 엄마가 종이에 풀칠을 해 볼게. 아기가 모래를 뿌려 보자.
  - 모래를 여기저기 흩어 보자.
  - 빨간색 모래가 숫자 '1'에서 다 만났네.
  - 이번엔 어떤 모래를 숫자에 뿌려 볼까?
- 놀이 과정 중 모래를 입에 넣지 않도록 엄마가 함께 손을 잡고 하며, 풀칠 후 남은 모래는 털어 내어 말린다.

3 활동 사진

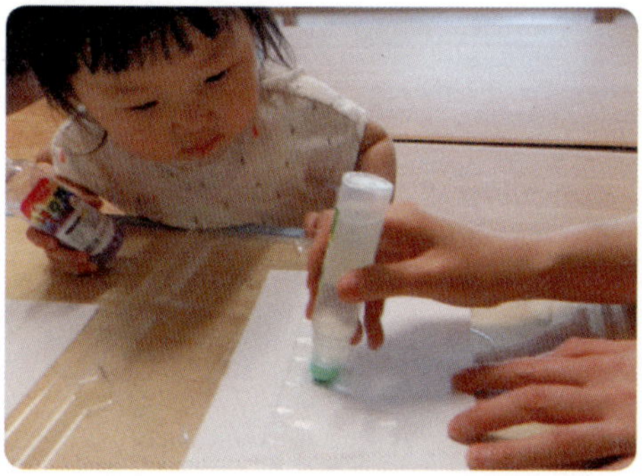

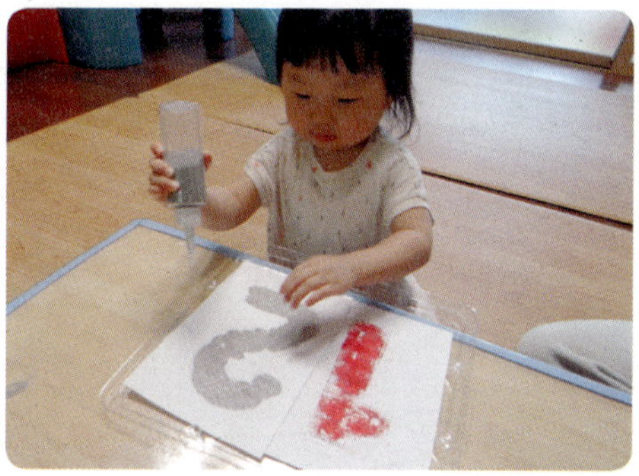

응용해요!

➔ 잘 말린 모래 그림은 가위로 숫자를 오린 다음 비닐에 넣어 모래가 떨어지지 않도록 하며, 아기가 자주 볼 수 있는 곳에 게시해 본다.

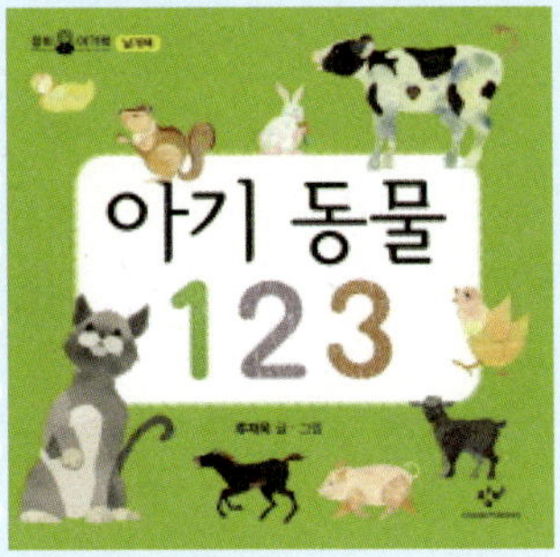

수준 영아

주제 수

제목 아기 동물 123

글 / 그림 류재욱

출판사 창비

출판연도 2012년 1월 30일

1 특징

농장에서 만날 수 있는 동물을 등장시키는 그림책으로 엄마 동물과 아기 동물을 함께 짝지어 보여 줍니다. 어미 동물 곁에 새끼를 함께 보여 주기 위해 플랩을 활용하고 있습니다. 소, 염소, 고양이, 개 등 열 가지 동물을 소개하고 마지막 장면에서 한자리에 모두 모인 동물들을 보여 줍니다. 반려동물까지 포함하여 가족을 세어볼 수 있게 합니다.

2 영아놀이 연계성

동물원에 가요

| 준비물 | 없음

- 동물원에 가서 그림책에서 보았던 동물들을 찾아본다. 엄마는 동물들의 이름을 이야기해 준다.
  - 엄마랑 어디에 갔었지? 동물원에 간 기억이 나니?
  - 동물원에서 어떤 동물을 보았니?

- 동물들의 움직임을 관찰하고 울음소리를 들으면서 동화책에 나오는 동물과 연결 지을 수 있도록 한다.
  - 동물들 울음소리가 기억나니?
  - 소는 어떻게 울었지?
  - 토끼는 어떻게 움직였을까?
  - 또 기억나는 동물이 있니?

3 활동 사진

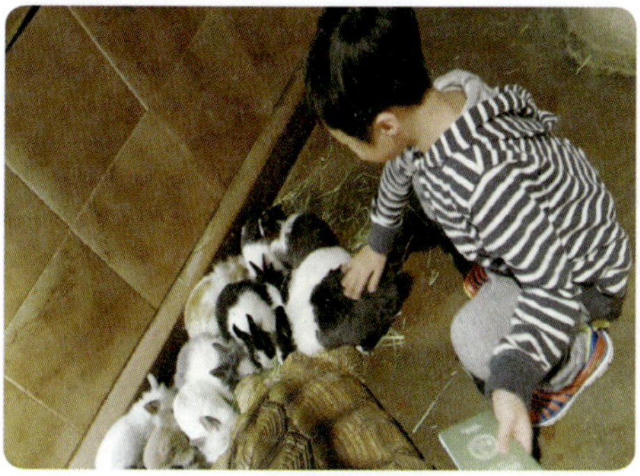

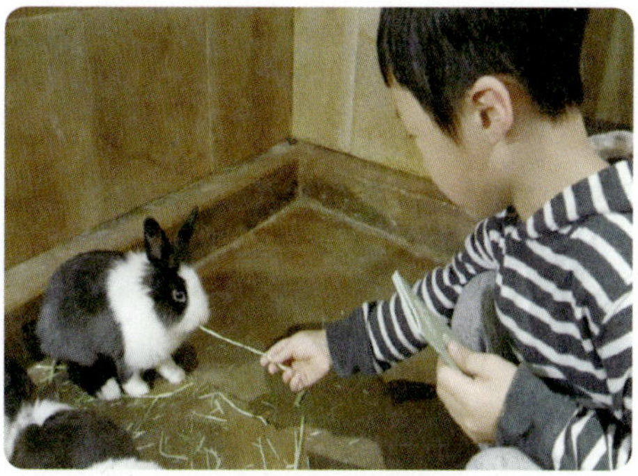

응용해요!

➔ 가정으로 돌아와 동물원에서 보았던 동물 사진을 다시 살펴보며 동물 울음소리를 기억해 본다.

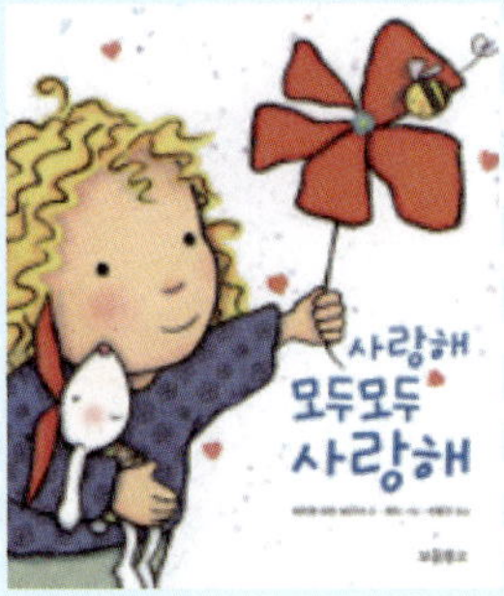

수준 영아

주제 사회성

제목 사랑해 모두 모두 사랑해

글 / 그림 매리언 데인 바우어 / 캐롤라인 제인 처치 / 신형건 옮김

출판사 보물창고

출판연도 2009년 11월 5일

1 특징

엄마에게 아기는 그 어느 것보다 사랑스러운 존재이지요. 엄마는 아기에게 말을 해 줍니다. 이 세상 그 어느 것보다 너를 사랑한다고. 이러한 엄마의 말을 아기가 이해할 수 있을까요? 엄마는 아기가 생활 속에서 많은 것을 보고 즐기고 있다는 것을 알고 있습니다. 그림 속 아기는 즐겁게 노래하는 새를 바라보고, 오리와 함께 소나기 물장난을 즐기며 따뜻한 창가의 고양이를 찾고, 겨울잠에서 막 깨어난 곰과 봄 냄새를 함께 즐기는 등 이미 이 세상 모든 것을 사랑하고 있습니다. 이를 알기에 엄마는 아기와 세상을 함께 바라보며 사랑을 전하고 있습니다.

2 영아놀이 연계성

발등 댄스

| 준비물 | 매트, 음악

- 아기를 엄마 또는 아빠의 발등 위에 올라서서 걸어 보게 한다.
  - 엄마랑 같이 발등 춤을 춰 볼까?
  - 우리 아가, 엄마 발 위에 올라가 보자.

- 아기의 두 손을 잡고 돌아보기도 하며 움직인다.
  - 빙글~ 빙글~ 엄마랑 같이 걸어요♪
  - 하나 둘~ 하나 둘~ 어디로 걸어가 볼까?
- 발등 위를 걸어 보며 아기에게 '사랑해' 단어를 반복해서 사용한다.
  - 우리 아가랑 같이 움직이니까 너무 좋다!
- 박자를 맞추며 걸어 본다.
  - 옆으로 걸어 보자. 꽃게처럼 옆으로~ 옆으로~
  - 뒤로 걸어갈까? 엄마가 뒤로 갈게. 아가는 엄마 따라 걸어 보자.

3 활동 사진

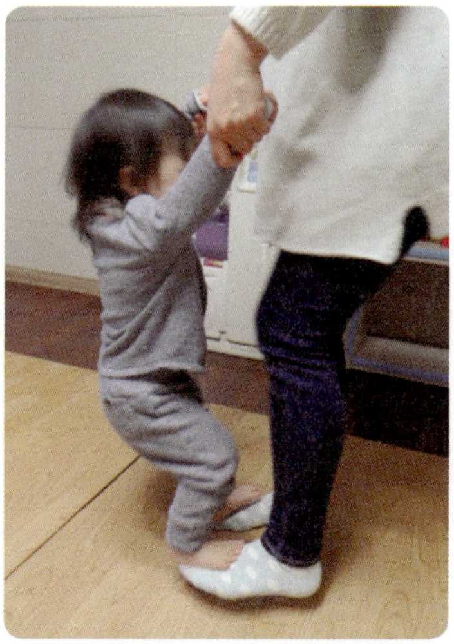

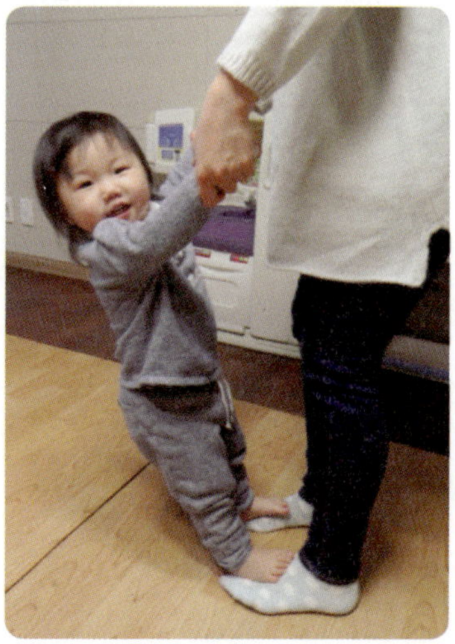

응용해요!

➔ 빠르기를 조절하며 걸어 보고, 하나, 둘 숫자를 말하면서 수 놀이와 연계할 수 있다.

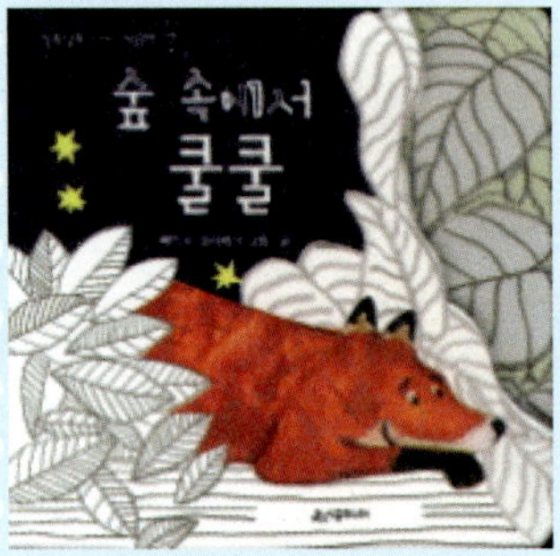

수준 영아

주제 잠자리

제목 숲 속에서 쿨쿨

글 / 그림 뻬떼르 호라체크

출판사 시공주니어

출판연도 2011년 12월 10일

1 특징

모두가 잠드는 밤, 숲 속 작은 동물들도 잠에 듭니다. 저마다의 잠자리에서 서로 서로 몸을 맞대고 새근새근 잠에 들었습니다. 잠에 든 아기 동물들의 행복이 깃든 표정이 눈에 띕니다. 숲 속 동물들이 엄마와 함께 잠을 자는 모습을 보다 보면 우리 아기도 잠을 잘 수 있겠지요. 차분하게 읽히는 글을 듣다 보면 포근하게 잠들 수 있지 않을까 합니다.

2 영아놀이 연계성

야광별 모빌

| 준비물 | 야광별, 별 스티커

- 아기에게 별 스티커를 주고 탐색하게 한다.
  - 반짝반짝 작은 별♬ 별 스티커를 볼까?
  - 엄마가 스티커를 줄게. 우리 아가가 붙여 보자.

- 아기에게 스티커를 붙이고 싶은 곳에 자유롭게 붙여 보게 한다.
  - 스티커를 어디에 붙여 볼까? 엄마는 아기가 잘 보이는 곳에도 붙여 줄게.
  - 우리 아기방에 반짝반짝 별이 있네. 별을 세어 볼까?
  - 별 하나~ 별 둘~ 큰 별도 있고 작은 별도 있네.
- 잠자리에 들기 전 아기와 함께 누워 야광별을 세어 보며 이야기 나눈다.
  - 별이 "잘 자."라고 인사를 하네.
  - 우리 아가도 별에게 인사를 하고 코~ 자자.

3 활동 사진

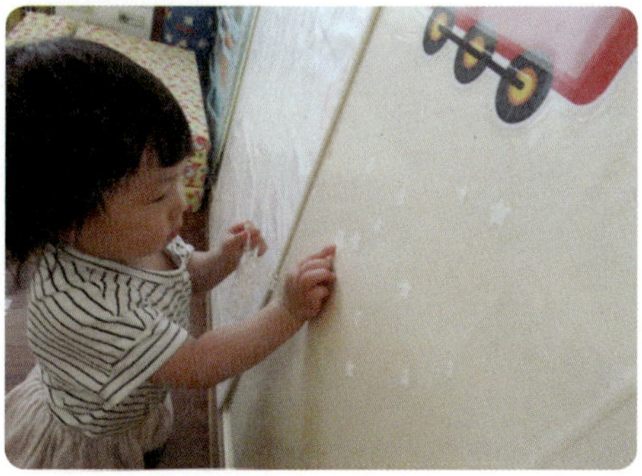
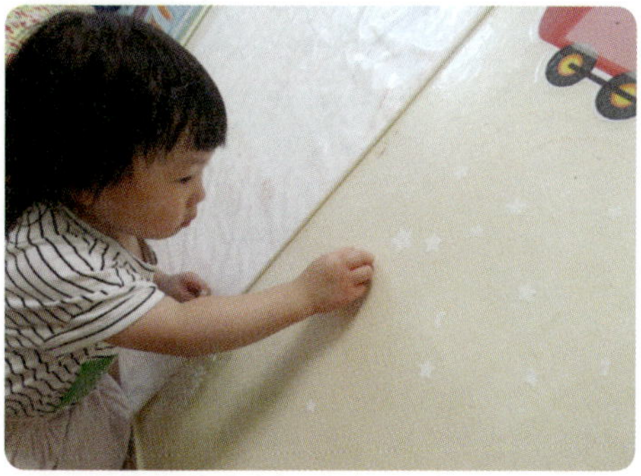

응용해요!

➔ 플라스틱 별을 준비하여 낚싯줄에 매달아 모빌을 만들어 본다.

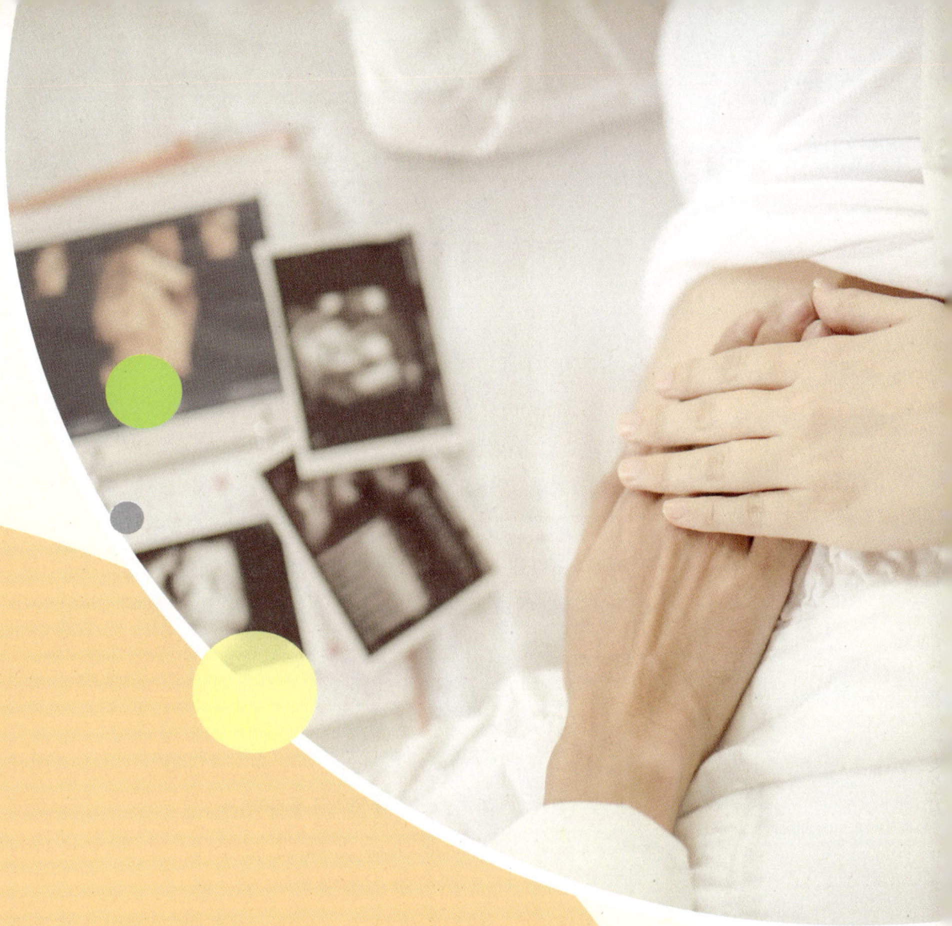

참고문헌 & 저자소개

참고문헌

김영욱 (2010). 증강 현실(AR) 기술이 접목된 그림책으로 보는 상상력의 진화: 팝업북 (popup book)에서부터 디지로그북(digilog book) 너머로. 인문콘텐츠, 19, 465-489.

대한산부인과학회 (2015). 산과학 (제5판). 서울: 군자출판사.

류영아 (2014). 태교음식에 대한 인식 및 실천 조사. 숙명여자대학교 문화예술대학원 석사학위 청구논문.

신혜은 (2005). 영아기 그림책 맥락의 발달적 적합성. 어린이문학교육연구, 6(2), 1-17.

심향분 · 오연주 (2016) 그림책에 담긴 태교 내용에 관한 연구. 인지발달중재학회, 6(3), 39-56.

안인기 (2011). 미술교육의 전화, 시각문화교육의 형성과 이론 체계. 인문과학연구논총, 32, 319-352

안효섭 · 신희영 (2016). 홍창의 소아과학 (제11판). 서울: 미래엔.

조복희 (2014). 아동발달. 서울: 교육과학사.

진애라 (2014).『태교신기』를 통해 본 전통사회의 태교관: 태교의 주체 · 본질 · 방법을 중심으로. 경희대학교 석사학위 청구논문.

질병관리본부 · 대한소아학회 · 소아 · 청소년 신체발육표준치 제정위원회 (2007). 2007년 소아 및 청소년 표준 성장도표. 23-29.

최예린 (2010). 1세 영아의 그림책 읽기 경험의 이해. 중앙대학교 박사학위 청구논문.

Crain Toreson, C. & Dale, P. (1992). Do early takers become early readers? linguistic precocity, preschool language, and emergent literacy. *Development psychology*, *28*(3), 421-429.

DeBryshe, D. B. (1993). Joint picture book ready correlates of early oral language skill.

F. Gary Cunningham, Kenneth J. Leveno, Steven Bloom, & Catherine Y. Spong (2014). *Williams obstetrics* (24th Ed). New York: McGraw-Hill Medical Publishing.

Flavell, J. H., Miller, P. H., & Miller, S. A. (1993). *Cognitive development* (3rd Ed). Englewood cliffs, N. J.: Prentice Hall.

Honing, A. S. (2000). How to read to very your Children scholastic Early Childhood Today, 14(Jan). 28-29.

J. LaPres, B. Kersten, & Y. Tang (2014). *Gunstream's anatomy & physiology* (6th Ed). New York: McGraw-Hill College.

Jalongo. M. R. (1988). *Young children and picture books literature from infancy to six*. Washington, D. C.: NAEYC.

Kagan, J. (1997). Temperament and the Reactions to Unfamiliarity. *Child Development*, *68*(1), 139-143.

Kagan, J. (1998). Biology and the child. In W. Damon & N. Eisenberg (Eds.), *Handbook of child psychology* (5th Ed), Vol. 3(pp. 177-236). New york: Jhon Wiley & Sons, Inc.

Lamme, L. L. & Packer, A. L., (1986). book reading behavior of infants. *The Reading Teacher*, *40*(6), 504-509.

Maurer, D. & Salapatek, P. (1976). Developmental changes in the scanning of faces by young infants. *Child Development*, *47*, 523-527.

McGee, Lea, M., Richgels, & Donald J. (1996). Literacy's Beginnings: Supporting Young Readers and Writers. 김명순 · 신유림 역 (2000). 영유아의 문해발달 및 교육. 서울: 학지사.

Olson, G. M. & Sherman, T. (1983). Attention, learning, and memory in infants in P. H. Mussen (Ed.), *Handbook of Child Psychology*. (Vol. 2). New York: Wiley.

Owens, K. (1993). *The world of the child*. New York: MacMillan Publishing co.

Owens, R. E. (2001). Language Development. 이승복 역 (2001). 언어발달. 서울: 시그마프레스.

Santrock, J. W. (2003). *Children* (7th Ed). New York: McGraw-Hill.

Schaffer, H. R. (1990). *Makiy decisions about children: Psychological questions and answers*. Cambridge, Mass: Basil Black Well Inc.

Siegler, R. S. (1991). *Children's thinking* (2nd Ed.). Englewood cliffs, N. J.: Prentice Hall.

Steinber G. C. & Mayer, R. (1995). *Childhood*. New York: McGraw-Hill Inc.

Steiner, J. E. (1979). Human facial expressions in response to taste and smell stimulation, In H. Reese & Lipsitt (Eds.), *Advances in Child Development and Behavior*. (Vol. 13). New York: Academic Press.

Stickland, D. S. & Taylor, D. (1989). Family storybook reading: Implications for children, families and curriculum. In D. S. Strickland & L. M. Morrow (Eds.), *Emerging literacy: Young children learn to read and write*. New York: IRA.

저자 소개

■ 오연주

이화여자대학교 교육학과 학령전교육 전공(학사)
경희대학교 아동가족 전공(박사)
대림대학교 유아교육과 교수
안양시 건강가정다문화가족센터장

[대표저서]

『보육과정』 창지사(2016)
『영유아를 위한 미술교육』 창지사(2014)
『유아를 위한 심리정서적 접근: 미술치료』 창지사(2014)
『1, 2세 영아를 위한 125가지 뇌발달 놀이』 보육사(2011)

■ 심향분

성균관대학교 생활과학대학 대학원 아동학과(박사)
성균관대학교 생활과학연구소 선임연구원
성균관대학교 생활과학연구소 〈그림책 전문가과정〉 교육 운영
KBBY[국제 아동청소년 도서협의회(IBBY) 한국지부] 부회장
도서추천위원회 위원장
한국어린이문학교육 학회 이사

[대표저서]

『그림책의 그림읽기』 마루벌(2004)
『그림책과 예술교육』 학지사(2007)

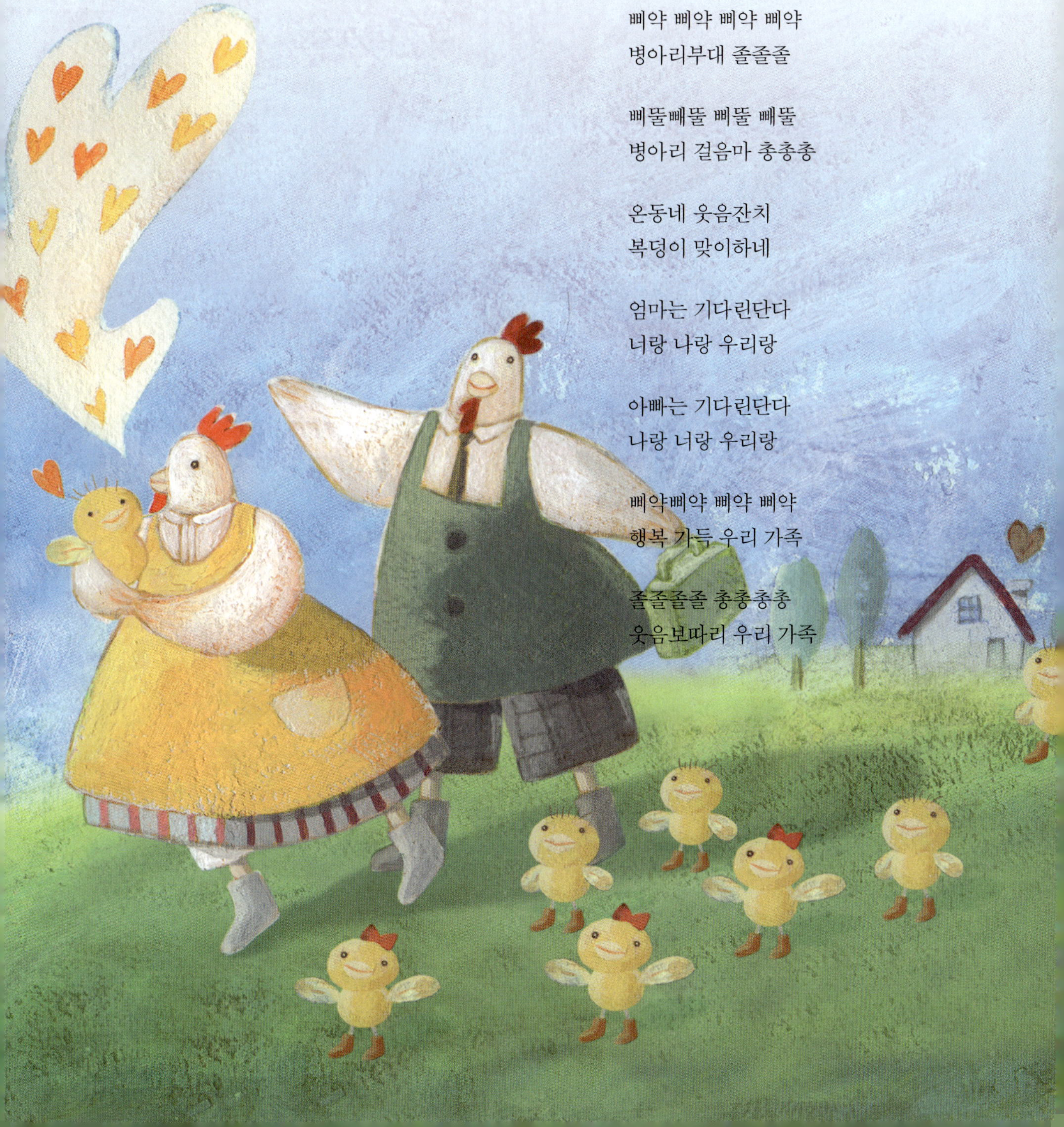

병아리 총총총

글 · 그림 해루 김의숙

삐약 삐약 삐약 삐약
병아리부대 졸졸졸

삐뚤빼뚤 삐뚤 빼뚤
병아리 걸음마 총총총

온동네 웃음잔치
복덩이 맞이하네

엄마는 기다린단다
너랑 나랑 우리랑

아빠는 기다린단다
나랑 너랑 우리랑

삐약삐약 삐약 삐약
행복 가득 우리 가족

졸졸졸졸 총총총총
웃음보따리 우리 가족

태아 · 영아와 함께하는

엄마 배 속에서 듣고 품속에서 듣는 그림책

초판 1쇄 인쇄 2018년 1월 5일
초판 1쇄 발행 2018년 1월 12일

지 은 이 | 오연주 · 심향분
펴 낸 이 | 김기섭
편 집 인 | 이혜란
펴 낸 곳 | 창지사 www.changjisa.com
08589 서울시 금천구 가산디지털 1로 83 파트너스타워 1차 9층
전화 (02)719-2211~3
팩스 (02)701-9386
등 록 | 1977년 4월 28일 · 제1-421호

ISBN 978-89-426-0948-2 (13590)

값 15,000원

「이 도서의 국립중앙도서관 출판예정도서목록(CIP)은 서지정보유통지원시스템 홈페이지(http://seoji.nl.go.kr)와 국가자료공동목록시스템(http://www.nl.go.kr/kolisnet)에서 이용하실 수 있습니다.(CIP 제어번호 : CIP2018000733)」

2014년 정부(교육과학기술부)의 재원으로 한국연구재단의 지원으로 연구되어짐(NRF-2014S1A2A01016090)